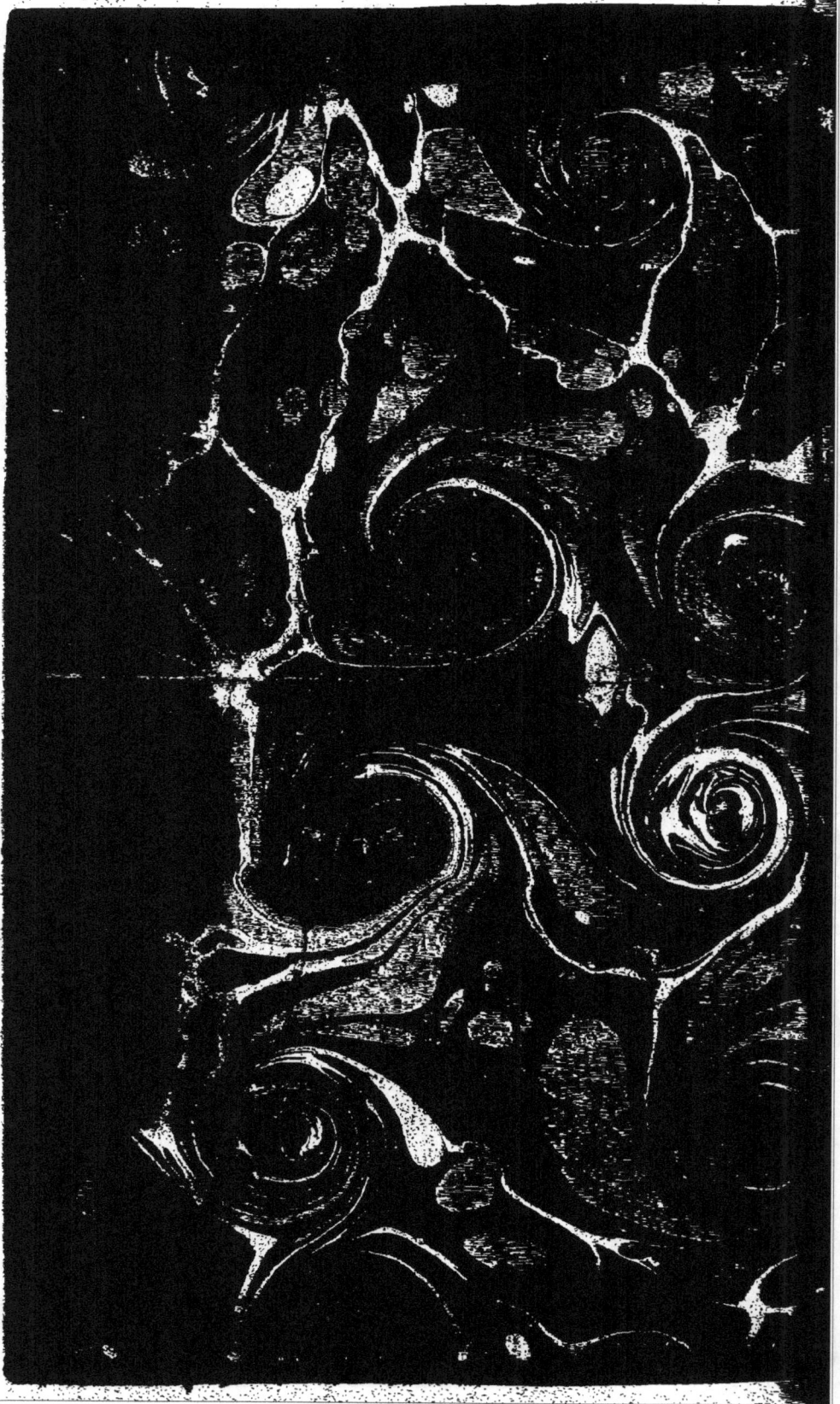

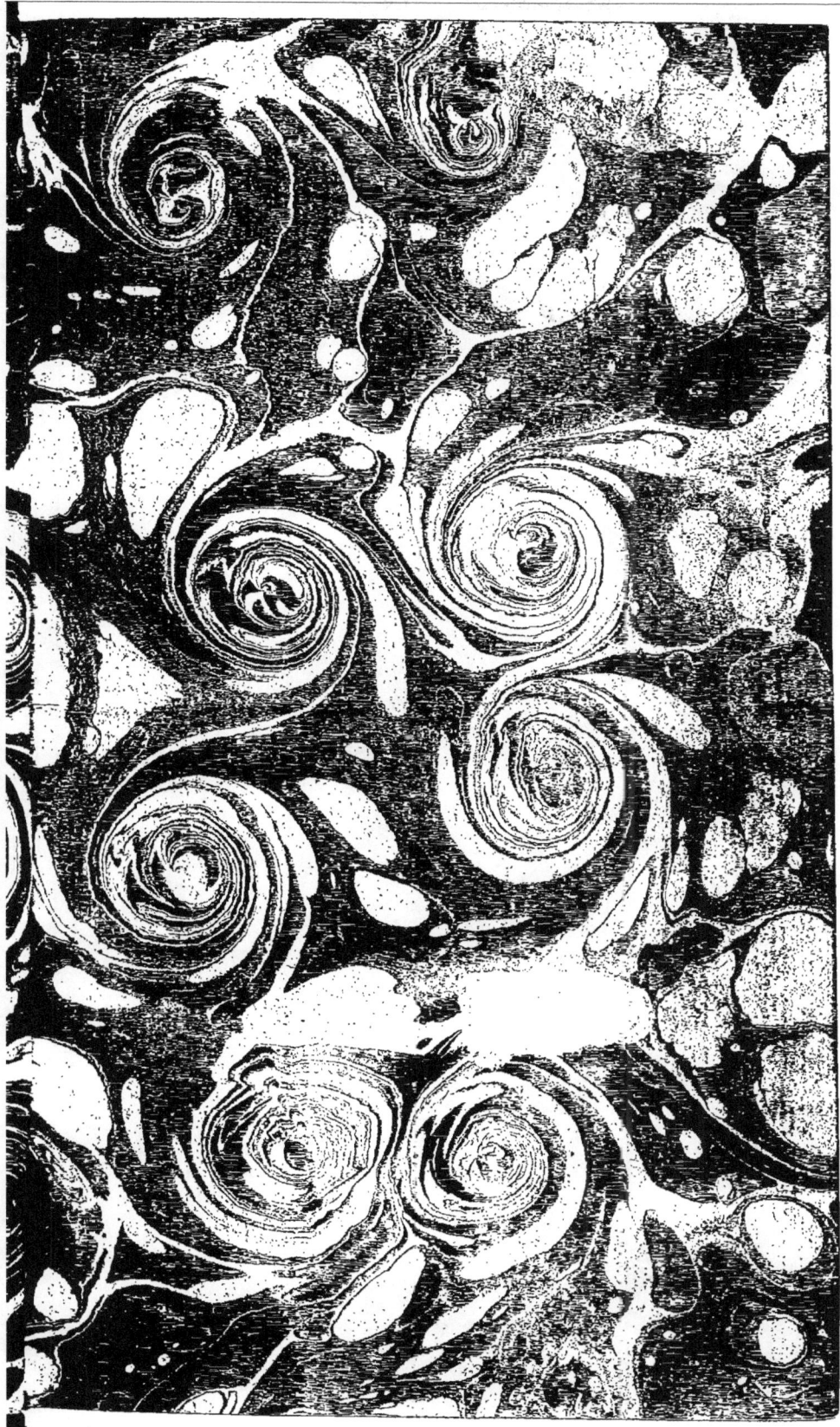

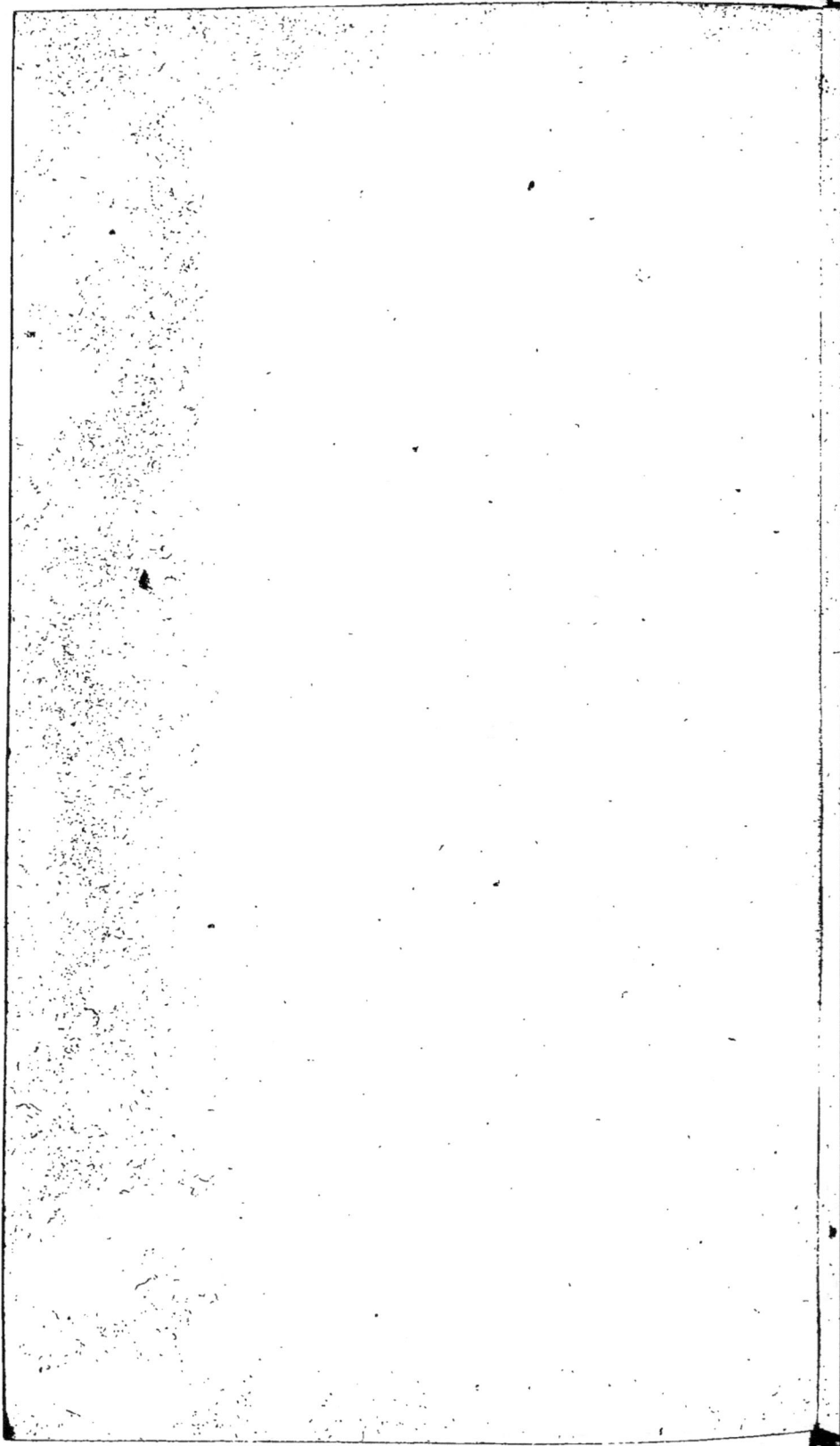

NOSOLOGIE

MÉTHODIQUE.

NOSOLOGIE

MÉTHODIQUE,

O U

DISTRIBUTION DES MALADIES

EN CLASSES, EN GENRES ET EN ESPECES,

Suivant l'Esprit de SYDENHAM, & la Méthode des BOTANISTES.

Par François Boissier de Sauvages, Conseiller & Médecin du Roi, & ancien Professeur de Botanique dans l'Université de Montpellier, des Académies de Montpellier, de Londres, d'Upsal, de Berlin, de Florence, &c.

TRADUITE sur la derniere édition latine, par M. GOUVION, Docteur en Médecine.

On a joint à cet Ouvrage celui du Chev. VON LINNÉ, intitulé Genera Morborum, avec la Traduction françoise à côté.

TOME SIXIEME

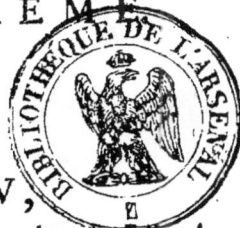

A LYON,

Chez JEAN-MARIE BRUYSET, Imprimeur-Libraire.

M. DCC. LXXII.

AVEC APPROBATION ET PRIVILEGE DU ROI.

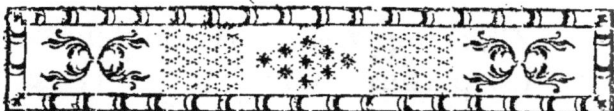

SOMMAIRE
DE LA SEPTIEME CLASSE.

DOULEURS.

ORDRE I. *Douleurs & an-xiétés souvent universelles ou cutanées, qu'on ne doit point mettre au nombre des phleg-masies.*

I. Goutte, *Arthritis*, douleur spon-tanée & périodique des articles.

II. Douleur des os, *Oftocopus*, douleur fixe & profonde dans les os des membres.

III. Rhumatisme, Fourbure, *Rheuma-tifmus*, douleur continue dans la partie charnue des membres.

Tome VI.   A

IV. Catarrhe, *Catarrhus*, douleur dans les parties voisines du cou, occasionnée par le froid, & accompagnée de toux, de coryza, &c.

V. Inquiétude, *Anxietas*, agitation excessive, qui oblige le malade à changer sans cesse de place.

VI. Lassitude, *Lassitudo*, anxiété compliquée de foiblesse, qui invite à prendre du repos.

VII. Engourdissement, *Stupor*, désordre de la faculté animale, qui émousse le sentiment du tact.

VIII. Prurit, Démangeaison, *Pruritus*, sentiment incommode qui oblige à se gratter.

IX. Froideur, froid excessif, *Algor*, sentiment incommode, pareil à celui que cause la froideur excessive de l'air.

X. Chaleur excessive, *Ardor*, sentiment incommode, pareil à celui que cause la chaleur excessive de l'air.

ORDRE II. *Douleurs de tête, savoir, de la partie chevelue ou du visage.*

XI. Céphalalgie, *Cephalalgia*, douleur de tête gravative.

XII. Céphalée, *Cephalea*, douleur de tête périodique, invétérée & tensive.

XIII. Migraine, *Hemicrania*, douleur aiguë qu'afflige la moitié de la tête, soit du côté droit, soit du côté gauche.

XIV. Ophthalmie, *Ophthalmia*, douleur des yeux, accompagnée de rougeur, qui met hors d'état de supporter la lumiere.

XV. Otalgie, *Otalgia*, douleur d'oreille.

XVI. Odontalgie, *Odontalgia*, douleur des dents ou des mâchoires.

ORDRE III. *Douleurs de poitrine ou de gorge sans essou-flemens, qui n'ont rien de commun avec l'asthme.*

XVII. Difficulté d'avaler, *Dysphagia.*

XVIII. Crémason, *Pyrosis*, chaleur ex-cessive de l'œsophage, qui se com-munique à l'estomac.

XIX. Anévrisme du cœur, *Cordiogmus*, douleur du cœur, accompagnée de battement.

ORDRE IV. *Douleurs inter-nes du bas-ventre.*

XX. Cardialgie, *Cardialgia*, douleur d'estomac, accompagnée de dé-faillances.

XXI. Colique d'estomac, *Gastrodynia*, douleur violente de l'estomac ou de l'épigastre.

XXII. Colique, *Colica*, douleur des intestins.

XXIII. Douleur du foie, *Hepatalgia*,

douleur de l'hypocondre droit ou du foie.

XXIV. Douleur ou anxiété dans la région de la rate, *Splenalgia.*

XXV. Colique rénale, *Nephralgia*, douleur dans les lombes, qui s'é-tend le long des ureteres, accom-pagnée de nauſée, & de la rétrac-tion des teſticules dans les hom-mes, & d'une ſtupeur dans les jambes dans les femmes.

XXVI. Accouchement laborieux, *Dyſtocia*, douleur utérine dans les femmes groſſés, accompagnée d'efforts pour accoucher.

XXVII. Mal de mere, *Hyſteralgia*, douleur de matrice ſans effort pour accoucher.

ORDRE V. *DOULEURS* locales des membres & des parties ex-ternes.

XXVIII. Douleur des mamelles, *Maſ-todynia.*

XXIX. Colique de Poitou, *Rachialgia*, douleur dans le bas-ventre & dans l'épine du dos, qui ſe termine par la paralyſie des bras, ou par des convulſions.

XXX. Mal des reins, *Lumbago*, douleur dans les lombes, qui fait qu'on ne peut tenir le corps droit.

XXXI. Sciatique, *Iſchias*, douleur du baſſin & du coccyx, qui fait ſouvent boiter.

XXXII. Douleur du fondement ſans teneſme, *Proctalgia*.

XXXIII. Douleur des parties génitales ſans dyſurie, *Pudendagra.*

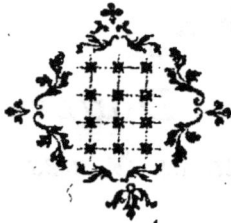

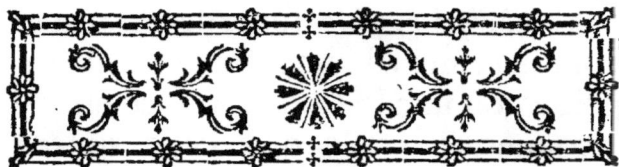

NOSOLOGIE
MÉTHODIQUE.

THÉORIE
DE LA SEPTIEME CLASSE.

MALADIES DE DOULEUR,
OU DOULEURS.

1. ELLES font appellées par les Grecs *Algemata*, & ce mot dans *Hippocrate* fignifie en général quelque efpece de maladie que ce foit. Par les François *Douleurs, maladies de douleur;* par les Anglois, *Pein, Afch;* par les Efpagnols , *Laftimas ;* par les Italiens, *Dolori.*

A iv

2. *Caractere*. Ce font des maladies dont le principal fymptome eft une fenfation, ou une imagination fâcheufe & incommode, telle que celle qui eft occafionnée par le déchirement, l'érofion, la brûlure, la preffion, ou la diftraction des parties nerveufes.

3. Toute fenfation incommode n'eft pas une maladie de douleur, car il n'y a point de maladie qui ne caufe une pareille fenfation, d'où vient qu'*Hippocrate* définit la maladie, une fenfation incommode; il faut pour la rendre telle, une douleur conftante ou notable qui l'emporte fur les autres fymptomes; & lors, par exemple, que la fievre, l'inflammation, la convulfion, le tranfport, l'évacuation, font accompagnées de douleur, pour lors la maladie appartient à cette claffe.

Théorie mécanique de la Douleur.

4. La douleur eft une perception confufe & incommode, telle que celle qui eft caufée par la diftraction, l'érofion, le picotement, ou autre femblable léfion des parties nerveufes.

5. La perception incommode qui

naît de la senfation ou de l'action de quelque corps que ce foit fur les fibres nerveufes, eft une douleur fenfitive ; mais celle qui provient d'une pareille action fur les fibres médullaires du cerveau, ou qui, fans qu'on agiffe fur le corps, dépend de l'affection de l'ame, eft une douleur imaginaire, pareille à celle que fentent les perfonnes qui rêvent, les hyftériques, ceux à qui on a coupé un membre, ou qui font agités de quelque paffion, fans aucun vice corporel.

6. La douleur fenfitive ordinaire dépend matériellement de la violence que l'on fait aux nerfs, & qui les met en danger de fe rompre ou d'être détruits ; & formellement de la perception, ou de la crainte du danger dont on eft menacé.

7. L'action de cette caufe eft proportionnelle à la force qui agit fur les fibres, & à l'attention que l'ame donne au danger qu'elles courent de fe rompre.

8. Plus les fibres nerveufes font déliées, nues, ifolées, tendues, & plus elles font aifées à rompre.

9. Plus un corps eft gros, plus il a de force, & plus il déchire de fibres,

& plus fa vîteffe eft grande, & plus il
pénetre avant, & offenfe un plus grand
nombre de fibres à la fois.

10. Si la force des corps qui agiffent
fur nous, diminuent la réfiftance des
parties, plus la maffe qui agit fur celles-
ci eft grande, plus la douleur eft étendue; mais elle eft moins intenfe, parce
que leur action eft répartie à un plus
grand nombre de fibres.

11. Lorfque l'action des corps qui
agiffent fur nous, l'emporte fur la réfiftance des parties, la douleur qui réfulte de l'activité de leur action eft extrêmement vive, mais paffagere, parce
que les fibres nerveufes venant à fe
rompre, perdent leur fentiment, &
que la douleur s'évanouit.

12. C'eft ce qui fait que l'on fent
infiniment plus de douleur lorfqu'on
nous tire un cheveu, que lorfqu'on
nous les prend par touffes, & que la
fenfation que nous caufe une plume
qu'on nous paffe fur les levres, eft
plus incommode que celle que nous
éprouvons lorfqu'on nous tiraille les
chairs du bas-ventre avec la main, parce
que les fibres nerveufes étant feules,
dépouillées & plus tendues, fouffrent

infiniment plus que les troncs nerveux qui font lâches & enveloppés dans les chairs.

13. Lorſqu'un corps ſphérique choque contre notre main, ſon action eſt comme ſa vîteſſe totale, lorſque la main reſte immobile ; elle eſt moindre lorſque la main cede, & nulle lorſque la main recule avec la même vîteſſe que le globe l'a frappée ; mais elle eſt extrêmement grande, lorſque la main va au·devant du globe. On peut juger par-là du degré de colliſion & de douleur que cauſent l'action & la réaction d'un corps contendant.

14. Il ſuit de là que la douleur doit être extrêmement grande, ſoit que le corps choque contre une muraille, ou que la muraille tombe ſur lui, ſoit qu'un calcul choque les reins d'un homme qui eſt en voiture, ou que les reins ou la veſſie étant affectés d'une contraction ſpaſmodique, compriment le calcul avec plus de force.

15. L'action d'un corps qui agit ſur le nôtre lorſque la réſiſtance eſt égale, eſt comme ſa force, ou comme la maſſe & le quarré de la vîteſſe enſemble, quelle que ſoit ſa figure. Par exemple,

une petite balle de plomb suffit pour briser les parties les plus dures de notre corps, pourvu qu'elle s'émeuve avec beaucoup de vîteffe.

16. Pour que les petites molécules d'un fluide puiffent ronger & diffoudre les parties folides de notre corps, il faut que leur petiteffe foit compenfée par la vîteffe avec laquelle elles s'é-meuvent, ou leur petit nombre par le temps qu'elles mettent à agir.

17. C'eft donc fans fondement que quelques-uns attribuent la force corro-five, ftimulante & diffolvante d'un corps à la figure aiguë & à la roideur de fes parties, vû que la figure aiguë ne fait rien à l'action, & ne fait que la faciliter, lorfqu'on y applique une force fuffifante.

18. L'eau pure ronge les métaux les plus durs, l'huile la plus douce diffout le cuivre, & de même les molécules d'un fluide, quoique dénuées de fels, & de particules aiguës & roides, peu-vent lacérer & ronger les nerfs ; mais il ne s'enfuit pas de ce qu'un fluide pof-fede une qualité corrofive & irritante, que fes particules foient roides & ai-guës.

19. Les molécules des fluides agiſ-
ſent avec d'autant plus de force ſur les
corps auxquels ils s'attachent, que leur
contact mutuel eſt plus grand, ce qui
dépend de l'affinité de leur gravité ſpécifique, & de celle des molécules &
des pores qui les reçoivent; d'où il ſuit
que les molécules des fluides peuvent
agir avec plus ou moins de force ſur
les fibres nerveuſes du corps, quoiqu'elles ſoient ſphériques, obtuſes &
molles.

20. Les corps les plus mous, l'eau,
par exemple, étant frappés avec la main
avec beaucoup de vîteſſe, ne répercutent pas moins que s'ils étoient durs,
& la même choſe a lieu par rapport aux
fluides qui choquent les parties d'un
corps dur qui oppoſe une réſiſtance,
vu que la colliſion eſt égale de part &
d'autre; d'où il ſuit qu'un corps peut
agir fortement ſur les nerfs ſans avoir
pour cela aucune dureté.

21. Voilà comment on peut bannir
les erreurs que la Philoſophie de *Deſ-
cartes* a introduites dans les écoles, &
qui ont ſi ſouvent abuſé les Mécani-
ciens; mais il n'eſt pas ſi aiſé d'en revenir, lorſqu'on leur a laiſſé prendre ra-

cine, & que le préjugé les a autorifées.

22. Les principes des maladies de douleur font, 1°. les inftrumens piquans, les efquilles pointues, les calculs raboteux engagés dans les reins, ou qui les preffent, de même que ceux qui font fphériques, liffes ; tout ce qui eft capable de luxer les os & de les faire fortir de leur place ; tout ce qui caufe des plaies ou des contufions ; l'action des corps qui nous choquent, notre corps même qui heurte contre ceux qu'il trouve fur fon chemin.

23. Ou 2°. l'engorgement ou l'obftruction des vaiffeaux occafionnée par un fluide abondant ou épais, lors furtout que le fluide qui fuit l'augmente ; les vaiffeaux engorgés s'appefantiffent, fe diftendent, d'où s'enfuit une douleur gravative, ou bien ils fouffrent une diftraction violente, ce qui caufe une douleur diftenfive ; ou bien la partie enflammée fe déchire à fon fommet, d'où s'enfuit une douleur poignante, lancinante, pulfative, lorfque les arteres s'engorgent avant que de former le réfeau ou les veines.

24. Cet engorgement eft d'autant plus grand, que les émiffaires du fluide

s'opposent davantage à son écoulement, soit à cause de la contraction ou
de la compression des solides, soit à
cause de la viscosité & de la densité du
fluide, & que les immissaires en reçoivent une plus grande quantité, ce qui
peut venir de la trop grande contraction du cœur, de la pulsation trop forte, ou de la contraction spasmodique
de l'immissaire ; il arrive de là que la
partie engorgée se distend avec plus de
force, souffre une pression & une con-
cussion violente, comme il arrive dans
le phlegmon, ce qui cause une très-
forte douleur.

25. 3°. La douleur peut venir du
vice des solides, par exemple, de leur
trop grand éréthisme, de leur tension,
de la trop grande affluence du fluide
nerveux, d'une phlogose, de leur sensibilité, que la crainte, la foiblesse, les
passions, une action subite & inaccou-
tumée ont augmentée, de la délicatesse
de la partie. C'est ainsi que la crainte
rend la titillation douloureuse & insupportable ; que l'habitude où l'on est de
se couvrir la tête & le visage, les rend
sensibles au moindre froid ; que les yeux
qu'on a tenus long-temps couverts à

caufe d'une ophthalmie, ne peuvent
fupporter la lumiere après qu'elle eft
guérie; qu'une partie qu'on a long-
temps fomentée & ramollie, a beaucoup de fenfibilité; que les malades que
le mal a affoiblis font très-délicats, &
font affectés de la moindre chofe; que
les fibres nerveufes font extrêmement
fenfibles aux atteintes de l'air, que les
tendons qui ont été tiraillés, ne peuvent fouffrir la moindre preffion; que
les yeux affectés d'une phlogofe, ne
peuvent point fupporter la lumiere, &
que les convulfions des inteftins caufent la colique & le miféréré.

26. 4°. L'*acrimonie* des humeurs,
telles que la bile, l'urine, l'ichor, le pus,
le virus vérolique, l'humeur tabide,
fcabieufe, chancreufe, &c. caufe des
douleurs prurigineufes, corrodantes,
âcres, chaudes, brûlantes dans les parties
où elles s'attachent; & comme les divers vifceres folides du corps, de même
que les couloirs, ont une gravité fpéci-
fique différente, comme nous l'apprenons des expériences ftatiques de *Ham-
berger*, le même fluide âcre s'attache à
une partie plutôt qu'à l'autre, par la
même raifon que la fecrétion de la bile

ſe fait plutôt dans le foie qu'ailleurs, parce qu'elle a la même gravité ſpécifique, celle de l'urine dans les reins, celle de la ſalive dans les parotides, & non point dans d'autres parties. On voit par là d'où vient que la matiere arthritique ſe fixe dans les articles, la rhumatique dans les muſcles, la vérolique invétérée dans le périoſte, la ſcabieuſe dans la peau, &c. & y cauſe des douleurs.

27. 5°. Les efforts que fait la nature pour chaſſer ou corriger la matiere morbifique, ſoit âcre ou douce, qui incommode par ſon abondance ou ſa ſituation, ſoit que ces efforts ſoient raiſonnables ou erronés, volontaires ou involontaires, cauſent ſouvent des douleurs. Les maux de tête ſont ſouvent occaſionnés par les efforts que fait la nature pour exciter un ſaignement de nez ; celles de la poitrine par ceux qu'elle fait pour procurer l'expectoration de la matiere morbifique ; & de là vient que tant de douleurs opiniâtres de tête, de poitrine, d'uterus, ceſſent d'elles-mêmes lorſqu'il ſurvient une hémorrhagie, un crachement de ſang, un flux menſtruel. Les douleurs de l'en-

fantement ne font certainement point causées par la pefanteur du fœtus; car fi cela étoit, elles fe feroient fentir avant. D'où vient donc que ces douleurs furviennent à la fin du neuvieme mois, & que le poids étant le même, elles ceffent & reviennent dans des intervalles plus courts? Ces douleurs font excitées par les contractions naturelles de la matrice, qui diftendent les ligamens larges; elles reviennent le jour fuivant après que le fœtus eft forti, lorfqu'il eft queftion d'évacuer les caillots de fang qui reftent dans la matrice; & comme la même force qui fait contracter l'uterus, dilate avec violence fon orifice qui eft encore douloureux, il faut néceffairement que les douleurs foient extrêmes. Perfonne n'ignore que dans l'accouchement la volonté vient fouvent au fecours de la nature pour hâter la fortie du fœtus.

28. L'indication raifonnée eft la connoiffance de l'utilité ou de l'opportunité du fecours qu'on doit employer dans une maladie; c'eft elle qui détermine la volonté à faire ou à prefcrire ce que nous connoiffons être utile & avantageux.

29. L'indication empirique eſt le ſouvenir de l'utilité dont on a été un remede dans un cas pareil à celui où nous nous trouvons, quoique nous ignorions la maniere de l'employer, & la cauſe ou l'état de la maladie. Cette indication a lieu dans l'uſage des ſpécifiques & des arcanes, dont on ne connoît l'utilité que par l'expérience ou l'hiſtoire.

30. Les remedes indiqués dans toute douleur ſenſitive ſont, 1°. les laxatifs, qui diminuent la trop grande tenſion des fibres; 2°. les anodins, qui détruiſent ou émouſſent la ſenſibilité de l'ame. Car, comme les laxatifs & les anodins détruiſent néceſſairement la ſenſibilité & la diſtraction, qui jointes enſemble conſtituent la douleur, il eſt aiſé de ſentir que le malade doit en recevoir du ſoulagement, & par conſéquent on doit les employer.

31. Mais comme la laxité des parties nuit à leurs fonctions, & que le ſommeil & la ſtupeur de l'ame empêchent ſes actions libres, cet état ne peut durer long-temps ſans nuire à la ſanté, & l'on ne peut continuer l'uſage des narcotiques. Il faut donc néceſſairement détruire les principes de la douleur, ou les

caufes de cette trop grande tenfion. Ces principes font ou les inftrumens tranchans, ou l'engorgement, ou l'acrimonie, ou l'éréthifme, ou enfin les efforts de la nature, & ces principes détruits, on fait ceffer la tenfion qui eft la caufe matérielle de la douleur; d'où il fuit qu'on doit employer les remedes propres à détruire ces principes.

32. Les irritans mécaniques font ou externes, comme un juftaucorps qui ferre la poitrine, un foulier qui preffe le pied, un collier qui ferre le cou, & il faut les ôter; ou internes, comme un calcul dans la veffie, qu'il faut extraire par la lithotomie; un fœtus mort, dont il faut procurer la fortie; des excrémens endurcis, des faburres qu'il faut évacuer par des lavemens, des émétiques, ou des cathartiques; un fragment du crâne, qu'il faut lever avec le trépan; le pus enfermé dans un abfcès, dont il faut procurer l'iffue, par les moyens que la Chirurgie prefcrit.

33. L'engorgement eft occafionné, ou par une fluxion, comme dans le phlegmon & l'éryfipele, dont il faut chercher les remedes à la claffe des in-

flammations ; ou par une congestion
causée par la viscosité , la densité où
la sécheresse des humeurs , lesquelles
indiquent des résolutifs , ou des remedes
physiques qui rendent aux humeurs
leur premiere fluidité. Ces remedes
agissent en diminuant la cohésion de
l'humeur épaissie , ou en interposant
entre ses parties des molécules aqueuses sphériques , comme les délayans &
les émolliens ; ou en mettant entre deux
des particules ignées , qui divisent les
molécules adhérentes , comme les remedes chauds ; ou en entremêlant des
particules d'un fluide plus léger , comme
les gommes , les résines , les onguens ;
ou en empêchant la perspiration , ou la
rassemblant , au moyen de quoi la partie engorgée se trouve comme dans un
bain de vapeurs , à quoi servent les em-
plastiques & les substances onctueuses.

34. Mais comme l'engorgement dolorifique est accompagné de la tension
des nerfs , & que cette tension diminue à l'aide des laxatifs & des anodins ,
il faut préférer les résolutifs , qui sont
tout à la fois émolliens & anodins , &
qui pénetrent assez avant dans la peau
pour arriver jusqu'à la partie affectée.

35. De ce nombre ſont les fleurs de camomille & de mélilot, les feuilles de ciguë & de juſquiame, qu'on fait cuire dans de l'eau ou du lait, & dont on fait des cataplaſmes, ou dans leſquels on trempe des linges qu'on applique tout chauds ſur la partie; les quatre farines réſolutives, d'orobe, de lupin, de fenugrec, réduites en pâte, auxquelles on ajoute un peu de ſafran, d'huile de lin, &c. les jaunes d'œufs le blanc de baleine, les petits chiens, les pigeons, les poulets, qu'on ouvre & qu'on applique ſur le côté ou ſur la tête malade ou contuſe, ainſi que ſur le bubonocele, & qui réſolvent & appaiſent très-bien. On peut employer au même uſage les axonges, les graiſſes, les huiles, le beurre de lait, le cacao, que l'on applique chaudement ſur les parties dont la douleur eſt produite par une cauſe froide, & que l'on couvre enſuite d'un papier brouillard; le vin rouge dont on fait un cataplaſme réſolutif avec de la mie de pain; on fait encore avec une once de camphre & une livre d'eſprit de vin un réſolutif pénétrant & antiphlogiſtique; le ſavon diſſous dans l'eau-de-vie, & appliqué ſur la partie malade,

les arrofemens, les demi-bains d'eau thermale fulfureufe, appaifent les douleurs rhumatiques qui ont befoin d'être réfoutes.

36. Les réfolutions internes propres à calmer les douleurs font les racines de fquine, la falfepareille, la dulcamara, & fur-tout l'électrifation. On pile la racine de fquine & on la fait bouillir dans de l'eau ou dans du bouillon, à la dofe de demi-drachme jufqu'à une; on compofe encore avec demi-once de falfepareille, & une livre d'eau une boiffon excellente; les tiges de dulcamara cuites dans du lait, lui communiquent une vertu réfolutive & anodine, pourvu qu'on en boive tous les jours copieufement. Mais dans les douleurs rhumatiques caufées par une lymphe épaiffie; dans la fciatique, rien n'eft meilleur que de fe faire électrifer journellement, & de fe faire tirer des étincelles du cou, ajoutant à la fin une légere fulmination, ce qui guérit tous les jours quantité de malades. On peut encore employer les étuves, ou les fomentations chaudes faites avec des feuilles d'hieble ou de lierre cuites dans l'eau ou fous la cendre, & appliquées fur

la partie douloureufe ou œdémateufe.

37. En cas d'acrimonie , & dans les
douleurs chaudes occafionnées par l'ap-
pauvriffement du fang, & la féchereffe
de la lymphe, rien n'eft plus utile que
les adouciffans compofés avec de jeunes poulets, des grenouilles, de la chair
de veau, que l'on donne au malade en
forme de tifane ou de bouillon , après
avoir fait précéder les remedes généraux & les bouillons, & donné entre-
deux un léger cathartique. Le lait d'a-
neffe, de vache, de chevre ont auffi
leur utilité, & on les ordonne avec
fuccès pour toute nourriture à ceux
qui ont la goutte & des rhumatifmes.
Les fleurs de mauve, de violette, les
racines de guimauve, la graine de lin
infufée dans une quantité fuffifante
d'eau, fourniffent une boiffon excellente à ceux qui ont le calcul ou la
dyffenterie. Les adouciffans externes
font les cataplafmes faits avec de la mie
de pain, du lait & du fafran , la pulpe
de racine de guimauve, les axonges
récentes , le beurre fans fel, l'onguent
d'althæa, pourvu qu'il foit nouveau,
l'huile d'olive, d'amande.

38. Rien n'eft meilleur pour calmer
l'éréthifme

l'éréthifme & les efforts de la nature
que les laxatifs & les anodins, tels que
les bains d'huile, de décoction de feuilles de mauve, de violette, les lavemens de la même décoction, les linimens, les potions délayantes & adou-
ciffantes, fur - tout l'huile d'amandes
douces employée tant au dehors qu'au
dedans. La faignée & les fangfues ont
auffi leur utilité dans les douleurs aiguës ou fébriles. Enfin lorfque la douleur n'eft point gravative, & que le
malade n'a point de maux de tête internes, rien ne calme plus ces éréthif-
mes & ces efforts effrénés de la nature
que les anodins & les narcotiques,
fur - tout dans les douleurs fpafmodiques, où l'on n'a point de léthargie à
craindre, dans les affections hyftériques, dans les divulfions violentes des
membranes, dans la colique, le miféréré, la néphritique.

39. Les plus doux font le firop de
pavot blanc, que l'on donne aux enfans à la dofe d'une drachme, & aux
adultes depuis demi-once jufqu'à une ;
le diacode, compofé avec une partie
d'opium, que l'on donne en plus petite

Tome VI.   B

dofe. On fait auffi bouillir une tête ou
deux de pavot blanc dans une petite
quantité d'eau, & l'on fait boire cette
décoction au malade. Dans le cas où
une dofe de firop de pavot ne fuffit
point, on a recours au laudanum liquide, on le fait auffi avaler aux enfans
depuis une goutte jufqu'à fix ; & l'on
pouffe la dofe jufqu'à vingt & plus pour
les adultes qui en ont déjà pris une
moindre dofe. On donne le laudanum
folide à la dofe d'un demi-grain, & on
l'augmente peu-à-peu, ou bien on le
réitere toutes les quatre heures, ou bien
on commence par une plus forte dofe,
lorfque la douleur eft violente. On ufe
auffi de la thériaque récente, dont chaque drachme contient un grain d'o-
pium ; ou bien du diafcordium, dont
chaque drachme contient à peine un
demi-grain d'opium ; ou bien des pilules de cynogloffe, dans huit grains defquelles il en entre un d'opium & un
de graine de jufquiame, ou du favon
de Starkey, dont on a fait jufqu'ici peu
d'ufage dans ces occafions.

40. En mêlant trois grains de laudanum folide avec une once d'onguent

d'althæa, on compose un liniment ano-
din, & avec quelques grains de laudanum, & de tacamaacha où de galbanum, on fait des emplâtres que l'on applique sur les tempes.

41. On peut quelquefois employer
en forme de topiques les narcotiques
qu'on ne peut donner intérieurement,
tels que les feuilles de jusquiame, de
cynoglosse, de stramonium, que l'on
fait bouillir dans de l'eau ou dans du
lait, & que l'on réduit en pulpe ou en
cataplasme. Par exemple, en pilant du
suc du solanum des jardins avec de
l'huile dans un mortier de marbre, on
compose un onguent pour les ulceres
carcinomateux; on applique de même
le baume tranquille chaud sur les parties.

42. Dans le cas où il est besoin de
réparer les forces, de fortifier l'estomac,
de résoudre des humeurs épaissies, de
réjouir l'ame, d'appaiser des douleurs
spasmodiques, on use des gouttes minérales anodines que l'on saupoudre
avec un peu de sucre. On peut employer le nitre dans les douleurs néphrétiques accompagnées de douleurs

& d'altération ; dix ou vingt grains fuffifent pour chaque livre de tifane ; il
tempere la chaleur & diffout le fang.

43. Le fel fédatif d'*Homberg* eft excellent dans les douleurs hyftériques ;
on en donne deux grains , ou en forme
de tifane, dix dans les anxiétés de l'ame,
l'infomnie. La liqueur éthérée d'*Hoff-*
mann , ni le nitre , ni le fel fédatif
d'*Homberg*, ne caufent aucun affoupiffement.

44. Si l'on emploie les opiats avant
que d'avoir évacué les premieres voies,
il eft à craindre qu'elles ne caufent des
cardialgies & des naufées ; & lorfque
le fang n'eft point édulcoré, & les folides relâchés, le délire , un affoupiffement turbulent , inquiet , qui eft pire
que l'agrypnie.

45. Les narcotiques fuppriment les
évacuations, fufpendent les efforts de la
nature , & de là vient qu'on doit s'en abftenir lorfque ces évacuations & ces efforts font néceffaires, comme dans l'afthme. Ils réparent les forces qui ont été affoiblies par des évacuations immodérées
telles que la dyffenterie , le cholera
morbus, & n'empêchent point le cours

du flux menftruel que la douleur & les
fpafmes ont interrompu. Mais il eft difficile de les abandonner lorfqu'on s'en
fait une habitude, à moins qu'on ne
les remplace peu-à-peu par des édulcorans.

46. On ne vient jamais plus heu-
reufement à bout de réprimer les efforts de la nature, qu'en détruifant
leurs principes; je veux dire, en détruifant la matiere morbifique, par
exemple, en faifant arracher la dent cariée dans l'odontalgie, en évacuant les
finus frontaux dans la migraine, en évacuant les faburres qui excitent la cardialgie; en tirant du fang dans le rhumatifme chaud, & dans les maladies
inflammatoires; en extrayant le calcul
dans la dyfurie qu'il occafionne; 2°.
ou en corrigeant la matiere morbifique,
par exemple, le virus vénérien avec le
mercure; la matiere fcorbutique, avec
le laitage; la matiere fcabieufe, avec le
foufre, &c. Ce font là les remedes les
plus doux qu'on puiffe employer pour
calmer les douleurs; 3°. ou en la dé-
tournant ailleurs avec des irritans, ce
qui eft une méthode qu'il faut laiffer

B iij

aux Empiriques. Par exemple, les habitans de Java guériffent la colique au
moyen d'un cautere actuel appliqué
aux pieds. Les Chinois brûlent le dos
du malade avec du *moxa* pour calmer
la douleur du côté, l'abducteur du pouce, pour calmer le mal de dents, que
nous guériffons en faifant couler du jus
d'ail dans l'oreille. *Homberg* a vu guérir
une céphalalgie en mettant le feu aux
cheveux. *Hippocrate* guériffoit la fciatique en appliquant le feu fur la cuiffe,
& il affuroit que le feu guériffoit ce que
le fer ne pouvoit guérir, comme on
peut le voir dans la differtation de *Her-*
telius qui a pour titre *de ftimulantium*
effectu fedativo. On voit par là d'où vient
que les émétiques appaifent la céphalalgie.

47. On peut mettre au rang des fé-
datifs la preffion mécanique des nerfs
qui aboutiffent à la partie malade ; par
exemple, celle du maxillaire inférieur
qui paffe près de l'oreille, ou de l'artere temporale dans la céphalalgie, la
ligature de la tête dans la même maladie, laquelle appaife les efforts de la
nature qui caufent la douleur.

Théorie pſycologique de la Douleur.

48. La Pſycologie eſt la ſcience des choſes qui ſont poſſibles à l'ame. Wolf. *Pſychologia rational. prælim.*

49. La raiſon & l'expérience nous apprennent que l'ame n'agit point paſſivement dans les maladies, & qu'elle a ſi fort la douleur en horreur, qu'elle emploie tout le pouvoir qu'elle a, en tant que principe actif, pour éloigner ou pour détruire les principes qui l'occaſionnent.

50. La théorie pſycologique de la douleur nous inſtruit des motifs qui font agir l'ame dans ces maladies, des fins qu'elle ſe propoſe, & des moyens qu'elle met en uſage pour la faire ceſſer.

51. Il n'y a point de propoſition géométrique plus certaine que celle-ci, ſavoir, que l'homme déſire de jouir d'un bonheur continuel & non interrompu, & que c'eſt là l'unique but de ſes penſées & de ſes actions; de ſorte qu'on peut dire que c'eſt l'amour de ſoi-même qui conduit & dirige toutes ſes actions.

B iv

52. Ceux qui ont le mieux écrit sur les passions, entr'autres, *La Chambre*, nous enseignent que l'amour de soi-même n'est pas moins la source des actions libres que des actions naturelles; & ceux qui regardent les mouvemens de la colere, de la crainte, de la convoitise, comme des mouvemens purement fortuits & mécaniques, & dirigés par le cours du fluide nerveux, ne font pas moins dans l'erreur que ceux qui regardent les mouvemens des yeux, des paupieres, de la prunelle comme fortuits, parce que nous ne nous en appercevons point, quoiqu'ils tendent à rendre la vision plus parfaite.

53. L'amour de soi-même exige que l'ame se réjouisse autant de l'intégrité, de la force, de la beauté & de la santé de la machine, qu'elle s'afflige de sa destruction, de sa foiblesse, de sa difformité & de ses infirmités. Car la tristesse n'étant qu'une connoissance intuitive de notre imperfection, & la machine n'étant parfaite qu'autant qu'elle est entiere, robuste, belle, saine, & qu'elle concourt avec toutes ses parties au bonheur de l'homme, il faut

nécessairement, lorsque sa structure est altérée de quelque maniere que ce puisse être, & qu'elle devient imparfaite, que l'ame, qui lui est unie & qui veille à sa conservation, s'en afflige.

54. Toute plaie en général coupe, rompt, déchire les nerfs; & comme ceux-ci font l'office d'une sentinelle, & avertissent les sens du danger dont ils font menacés, il faut nécessairement que la lésion, le déchirement qu'ils souffrent, foient extrêmement incommodes; & c'est cette sensation incommode que le tact apperçoit lorsque les parties font fur le point de fouffrir une rupture qu'on appelle *douleur*.

55. On divise toute perception en *fenfitive* & en *imaginaire*. La perception fenfitive est celle qui se rapporte à l'objet qui est hors du cerveau, & qui est produite par fon action; ainfi la vifion d'une étincelle est fenfitive, fi tant est qu'une étincelle extérieure agisse fur les organes de la vifion.

56. La perception imaginaire ou phantaftique, est celle qui, quoiqu'elle fe rapporte à un objet extérieur, est cependant produite par le feul chan-

B v.

gement qui se fait dans le cerveau ,
sans qu'aucun objet semblable agisse
sur les organes ; c'est ainsi que quoique nous ne voyions aucune étincelle
dans certaines maladies du cerveau ,
nous ne laissons pas d'en voir, de même que lorsque nous recevons un coup
dans l'œil dans l'obscurité ; & c'est cette
vision qu'on appelle imaginaire.

57. Le tact est également sujet à des
illusions. Quelques-unes de ses opéra-
tions sont sensitives , & se rapportent
à l'objet qui est présent, telle que la
douleur que cause une aiguille qui nous
pique la main ; il y en a d'autres qui sont
purement imaginaires , comme la douleur qu'on ressent dans la main, & qui
est pareille à celle que cause la piqûre
d'une aiguille , quoiqu'on nous l'ait
coupée depuis plusieurs années. Nous
avons vu il y a quelques années un
exemple de cette douleur imaginaire ,
dans un mendiant à qui l'on coupa
l'humerus , dans l'Hôpital de Saint
Eloy.

58. Comme l'ame ne peut être attris-
tée qu'elle ne néglige tous les autres
objets, pour s'occuper entiérement de

celui qui cause son chagrin, de là vient
que la douleur fait languir toutes les
fonctions qui dépendent de son action,
comme d'un principe mouvant, & que
les actions libres, telles que la parole,
le marcher, les travaux les moins utiles
à la vie, toutes les actions des membres soumis à la volonté languissent,
font interrompues, retardées, ou exé-
cutées mollement.

59. Les actions naturelles dépendent
de l'ame, quoique l'entendement ne
les dirige point, & que la volonté n'y
ait aucune part. On peut mettre de ce
nombre le mouvement du cœur, la
respiration, les excrétions, qui font
excitées par les choses qui nous flat-
tent, témoin celle de la salive, lorsque
nous voyons quelque mets qui nous
plaît, & qui languissent, & cessent dès
que la nécessité le requiert. Par exemple, dans les douleurs violentes, le
pouls est petit, foible, rare ; la respiration éprouve les mêmes altérations,
elle est poussive, interrompue, trou-
blée, plaintive, le pouls est quelquefois intermittent, troublé.

60. A l'égard des actions qui ne font

point néceffaires à la vie actuelle, telles
que les excrétions dont on vient de
parler, l'action de manger à certaines
heures réglées, la promenade, on les
fufpend quelquefois des heures & des
jours entiers. Rien ne flatte l'odorat ni la
vue, tout déplaît, les alimens, les boiffons, les femmes, le tabac, le café, &c.
quoique ces chofes ayent fait autrefois
nos délices. On remarque même que
ceux qui ont du chagrin, ont peine à
avaler, & que lorfqu'ils s'efforcent de
manger, les alimens leur reftent fur l'eftomac, & leur caufent une indigeftion.

61. Toutes les parties agiffent de
concert, ou s'aident mutuellement;
par exemple, nous ne pouvons nous
tenir debout, que les mufcles des pieds,
des tibias, des jambes, des lombes,
de la poitrine, du cou, &c. ne favo-
rifent cette pofture; nous ne pouvons
même changer le pied de place, que
les mufcles dont on vient de parler
n'agiffent tous enfemble, à notre infu
& malgré nous; mais fi un mufcle, par
exemple du cou, nous fait mal, il fouffre
confidérablement lorfqu'il vient à fe
contracter, & lorfque nous remuons

le pied étant debout, il se contracte
sans que nous le voulions, & à notre
insu, & ce mouvement du pied rend
sa douleur plus vive. Il en est de même
des autres parties plus éloignées ; lorsque nous avons un pied luxé, que les
mariscas que nous avons au fondement
nous font mal, pour peu que nous remuons le bas ou le tronc, la douleur
augmente, elle s'irrite pour peu que
nous toussions ou que nous crachions.

62. De là cette attention scrupu-
leuse des personnes qui ont la goutte,
un rhumatisme, un membre fracturé ou
luxé, ces efforts qu'elles font pour empêcher le mouvement sympathique des
parties les plus éloignées ; de là ce
choix de situation dans ces maladies,
qui épuise une partie de leurs forces,
& les affoiblit.

63. L'aversion que nous avons pour
la douleur, excite en nous un violent
désir de détruire sa cause, & ce désir
est si grand, que les personnes les plus
patientes ne peuvent souffrir dans ces
occasions le moindre délai, attendent
les remedes avec impatience, & se
mettent en colere contre ceux qui ne

peuvent les foulager. La douleur les
force à changer de fituation, à en chercher de nouvelles; ils font inquiets, ils
s'agitent, quoiqu'ils fachent que ce
changement de pofture augmente leurs
douleurs, épuife leurs forces, intercepte la refpiration, & leur caufe fouvent de plus grands maux. L'homme
eft extrêmement affecté du mal préfent,
il ne connoît rien de pire, & il aime
mieux tenter des remedes incertains,
que de fupporter avec patience l'état
où il fe trouve.

64. Dieu s'eft fervi des paffions pour
lier les hommes entr'eux; & le confeil
que nous donne fa divine fageffe, de
ne faire à autrui que ce que nous vou-
lons qu'on nous faffe, s'accorde parfaitement avec l'amour de nous-mêmes.
Voulez-vous que je pleure? commen-
cez à pleurer le premier. Les paffions
ont quelque chofe de contagieux; &
foit qu'elles foient agréables ou défa-
gréables, elles fe communiquent à
ceux qui en font témoins, lors même
qu'ils font étrangers, & qu'ils n'entendent point notre langue. Lorfque
nous voyons quelqu'un dans la fouf-

france, soit qu'il l'ait mérité ou non,
nous prenons part à ses peines, & nous
nous sentons du penchant à le secourir.
Que les Savans m'expliquent par quel
mécanisme un homme que la douleur
presse, pleure comme un enfant, se
plaint, sanglotte, met tous ses voisins
en alarme par ses cris & ses gémisse-
mens, & exprime par des contor-
sions de visage, d'ailleurs ridicules, involontaires, & dont on ne peut rendre raison, la douleur qu'il souffre.
Qu'un Stoïcien se moque tant qu'il lui
plaira de ces mouvemens déréglés &
inutiles de la nature, qui ne font qu'irriter la douleur : pour moi j'admirerai la
bonté de l'Etre suprême, qui a établi
ces signes pour émouvoir la pitié de
ceux qui ont des sentimens d'humanité,
& pour les porter à secourir leur semblables, lorsqu'ils se trouvent dans la
peine. On comprend maintenant avec
quelle sagesse ces mouvemens, ces dis-
torsions du visage, que l'on trouve ridicules, parce qu'on n'en connoît point
la fin, ont été établis par la nature ;
c'est la langue dont elle se sert lorsqu'elle est dans la peine, & qu'elle a

befoin de fecours ; elle fe fait enten=
dre à tous les hommes, de quelque na-
tion qu'ils puiffent être ; ils en com-
prennent le fens malgré le défordre
qui y regne , & elle nous fait obtenir
ce que nous ne faurions nous procurer avec le fecours ordinaire de la parole.

65. On voit encore par là d'où vient
que les grandes douleurs font muettes,
& pourquoi les maux qu'un ennemi
nous fait de propos délibéré, n'excitent
en nous aucunes larmes ; c'eft que nous
n'attendons aucun fecours, & qu'elles
nous feroient inutiles ; mais fi nous
voyons quelqu'un qui prenne part à
notre peine , & que nous manquions
de forces pour nous venger nous-mêmes, nous avons auffi-tôt recours aux
larmes & aux gémiffemens.

66. Qu'on ne m'objecte point que
la même chofe fe paffe dans les animaux, que la nature ne fe propofe
aucune fin dans cette conduite, & que
ces mouvemens ne font que l'effet d'un
mécanifme aveugle. Il faudroit, pour
que cela fût, que les animaux n'euffent
aucun fentiment , & ne cherchaffent

aucun remede phyfique ou moral à leur douleur, ce qui eft démenti par l'expérience. L'entendement n'a pas befoin d'agir pour difcerner ces fins, l'inftinct fuffit, & les animaux, non plus que nous, ne peuvent être dans la douleur, qu'ils ne cherchent auffi-tôt les moyens de s'en délivrer, & qu'ils ne mettent les mouvemens, tant libres que naturels, en ufage pour la faire ceffer.

67. Les mouvemens libres ont lieu toutes les fois que le principe matériel de la douleur affecte les fens. Un os s'arrête-t-il dans le gofier, & y caufe-t-il de la douleur, les animaux eux-mêmes contractent auffi-tôt les mufcles qui font dans le voifinage, pour l'en faire fortir, au cas qu'ils ne puiffent l'avaler ; ils baiffent la tête, & appuient leur cou fur quelque corps voifin ; ils s'efforcent de le tirer avec leurs pattes, ils touffent, pour que l'air forte avec plus de vîteffe & l'entraîne ; ils s'efforcent de vomir à différentes reprifes, & ils continuent leurs efforts jufqu'à ce que les forces leur manquent, ou que l'os foit forti. Une étincelle de feu tombe-t-elle fur la patte d'un chat ;

il s'enfuit auffi-tôt, & fecoue en cou-
rant fa patte pour la faire tomber ; fi
quelque arête lui pique le tendon &
s'y arrête, il tâche de la tirer avec les
dents, ou de la faire tomber en fecouant
fa jambe. Ces efforts qui font purement
naturels dans les brutes, font fouvent
volontaires dans l'homme.

68. Si le piquant eft tellement en-
foncé qu'on ne puiffe l'appercevoir, la
nature met alors en ufage le feul remede qui refte, & elle l'emploie tant
à l'égard des hommes que des animaux.
Ce rémede confifte à détruire le piquant, ou à le faire fortir : ce moyen
n'eft pas fûr ; mais peu importe, dit
Celfe, qu'il le foit ou non, lorfqu'il
n'y en a point d'autre. Il fe forme un
abcès, & le piquant fe pourrit, ou fi
c'eft une particule métallique, elle fur-
nage fur le pus, & ne fait plus aucun
mal ; & comme prefque tous les abcès
s'ouvrent en dehors , elle fort enfin
avec la matiere qu'il renferme. L'inflammation eft ici néceffaire, elle augmente la douleur , & caufe dans les
vaiffeaux & les tendons des foubrefauts, qui brifent le corps nuifible &

le détruifent. Mais comme l'inftinct ignore la dureté de la matiere morbifique, & que dans le cas en queftion les douleurs font fouvent caufées par un fluide qui féjourne, par un fang coagulé, pour lors les foubrefauts, les contractions fpafmodiques, & l'action des vaiffeaux fuffifent pour détruire la caufe du mal, d'où vient que la nature met ces moyens en ufage.

69. Le favoir & l'intelligence du Médecin ne font jamais plus néceffaires que dans ces circonftances, & il doit s'en fervir pour connoître la caufe du mal, & pour y apporter les remedes convenables. Ces remedes font pour l'ordinaire inutiles, lorfque la nature n'entre point pour fa part dans la cure.

70. Je viens de déduire les principaux fymptomes de la douleur tels que l'anxiété, les gémiffemens, les larmes, la foibleffe, des principes pfycologiques que j'ai établis. Il m'en refte plufieurs autres à expliquer, entr'autres la veille, mais on peut la déduire des mêmes principes. Par exemple, les lois de la fenfation font telles, que

nous ne pouvons nous former une idée vive d'un objet, que celles qui lui font néceffaires ne fe réveillent auffi-tôt en nous, & comme la veille n'eft qu'une fuite de plufieurs idées fenfitives, il aifé de comprendre pourquoi elle rend les douleurs plus vives.

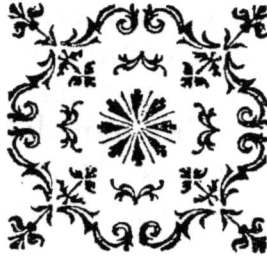

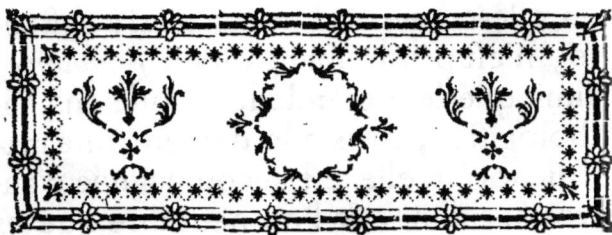

CLASSE SEPTIEME.

DOULEURS.

HIPPOCRATE les appelle *Ponoi* & *Algemata*, & comprend sous ce nom toutes les autres maladies, lorsqu'il dit que *toute douleur est un mal.* Les Arabes les appellent *Passions*, comme la passion colique, iliaque, &c. Galien, *Odynes;* & plusieurs, *Copoi;* d'où vient qu'on appelle la douleur des os *ostocopus.* Le mot d'*algeia* a la même signification, & c'est de là que sont dérivés les mots de *cardialgie*, d'*otalgie*, douleur de cœur, d'oreille. On appelle encore la douleur *agra*, proie, capture, d'où l'on a fait les mots *podagra*, *gonagra*, *&c.*

La douleur considérée simplement

en elle-même & d'une maniere abstraite, n'est proprement qu'un *symptome*, ainsi que le prétendent les anciens Pathologistes ; mais elle devient une maladie lorsqu'elle est accompagnée d'autres accidens, & l'on peut dire que les douleurs notables font des maladies, toutes les fois que la douleur en est le principal symptome ; mais dans le cas où elle accompagne une maladie grave, comme une fievre, une inflammation, une convulsion, un flux, &c. on doit la regarder comme un accident de ces maladies. Les Méthodistes ont mis les douleurs dans la classe des maladies qui viennent de constriction, comme on peut le voir chez Prosper Alpin, *medic. method. lib.* 9. Felix Platerus, *lib.* 3. *de doloribus*, a institué le premier cette classe, & l'a divisée par ordre anatomique ; mais il a eu tort de mettre les fievres au rang des douleurs.

Juncker & *Nenter* les désignent par le nom de *congestions*, substituant la cause à la place de la maladie.

Les Anciens ont divisé les douleurs en *graves*, *fixes*, *mordicantes*, *poignantes*, *aiguës*, *pulsatives*, *tensives*, *froides*, & un grand nombre d'autres qu'*Archigene*

a imaginées ; mais il vaut mieux diſtinguer les maladies par leur ſiege que par
l'idée de la douleur, vu qu'elle eſt très-
confuſe, & qu'on ne ſauroit la définir
quoiqu'elle ſe faſſe très-bien ſentir.
Ajoutez à cela, que dans la même maladie, par exemple, la colique, le mal
de dent, la douleur paroît ſouvent différente, quoique le genre de la maladie
ſoit le même & ne varie que par rapport au degré, comme chacun en eſt
convaincu par ſa propre expérience.

Ceux qui poſſedent la théorie des
douleurs n'auront point de peine à connoître les accidens qui accompagnent
celles qui ſont notables, ni pourquoi,
lorſqu'elles ſont violentes, elles ſont
ſuivies d'inſomnie, d'anorexie, d'impuiſſance, de foibleſſe, de maigreur,
de pâleur, de ſyncope, &c.

Comme l'ame s'occupe continuellement de la conſervation du corps, il
n'eſt pas étonnant qu'elle ſoit affectée
de la douleur qu'il ſouffre & qu'elle néglige les beſoins les moins urgens, &
c'eſt l'attention qu'elle donne à la partie
malade, qui cauſe l'inſomnie inſépara-
ble de la douleur, qui bannit le ſommeil, & produit les phénomenes qui
en ſont la ſuite.

Le sommeil produit une secrétion plus abondante du fluide nerveux, & ranime la faculté motrice ; au contraire le défaut de sommeil épuise les forces, & cet épuisement est suivi de la langueur & de la foiblesse des membres & des organes.

Le fluide nerveux qui suinte par les extrémités des nerfs, se mêle avec les sucs digestifs, & par conséquent il ne sauroit diminuer que ces sucs ne perdent leur force & leur activité, & ne deviennent moins propres à procurer la digestion & à exciter la faim, d'où s'ensuit l'anorexie. La même chose a lieu par raport aux organes de la génération : si ce fluide s'y porte en moins grande quantité qu'à l'ordinaire, & que les forces languissent, on ne sent aucun désir amoureux, ou l'on devient impuissant, de même que l'on prend du dégoût pour ce qui flatte les sens, par exemple, le tabac, le café, la promenade, les affaires, le jeu, &c. lorsque les forces du cœur languissent, & que la circulation se ralentit ; à quoi l'on peut ajouter que ce fluide ne circulant que dans les gros vaisseaux, & ne pénétrant point dans les vaisseaux capillaires,

capillaires, il faut de toute néceffité que la pâleur s'empare du corps. Il n'y a perſonne qui ne ſente la raiſon pour laquelle la diffipation continuelle du fluide nerveux, le défaut de digeſtion, l'épuiſement des forces ſont ſuivies de la maigreur du corps.

J'appelle douleur, non-ſeulement cette ſenſation vive qu'occaſionne la diſtraction des fibres nerveuſes, ainſi qu'on le croit communément dans les écoles; mais encore tout ce qui affecte l'ame, l'inquiete, l'afflige par une ſuite de la diſpoſition du corps, en quoi elle differe des paſſions morales. Par exemple, je mets au rang des douleurs le prurit, l'anxiété, le froid, la châleur exceſſive; au nombre de celles du foie & de la rate, cette anxiété, ce ſentiment de peſanteur, qui proviennent ſouvent de l'engorgement de ces viſceres; en quoi elles different du chagrin, de la triſteſſe purement pathétiques inſéparables de la folie, laquelle ne dépend point d'un vice d'une partie déterminée, mais de l'erreur ou de l'hallucination de l'ame, ainſi qu'il arrive dans la mélancolie.

La dure-mere, la plevre coſtale, le

périoſte & les aponévroſes ſont douées
d'un ſentiment exquis, de même que
la langue, la peau, la tunique velou-
tée des inteſtins, & la membane qui
tapiſſe l'intérieur de la trachée artere.
Le ſentiment eſt moins vif dans la plevre pulmonaire, dans le médiaſtin,
dans le péricarde, dans la partie du
péritoine qui enveloppe les viſceres du
bas-ventre, ainſi que dans les muſcles,
ſi on excepte ceux qui ſont parſemés
d'un grand nombre de nerfs, tels que
ceux du cou. Le tiſſu cellulaire & la
partie du péritoine qui tapiſſe l'abdo-
men, ne ſont point ſenſibles. Cet ex-
poſé peut faire connoître le ſiege des
douleurs les plus aiguës qui accompagnent les maladies.

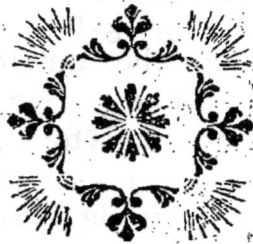

ORDRE PREMIER.

Douleurs vagues.

CE font celles qui affligent les divers membres, & qui n'empruntent point leur caractere d'aucun fiege déterminé & individuel, ni de la partie droite ou gauche du corps.

On appelle membres, les bras, les jambes, qui font les principaux organes du mouvement local, d'où vient que je comprends dans cet ordre la difficulté ou l'impoſſibilité de ce mouvement, du moins dans la partie affectée; & comme on a befoin des pieds & des jambes pour tranſporter ſon corps de côté & d'autre, dans les cas où la douleur s'empare de ces membres, ce mouvement de tout le corps devient difficile ou impoſſible, ce qui n'a point lieu à l'égard des extrémités ſupérieures.

On met les maladies qui empêchent le mouvement local de tout le corps, ou qui affectent pluſieurs parties à la fois, ou ſucceſſivement, comme la goutte, le rhumatiſme, la ſciatique,

au nombre des maladies générales, &
les autres, comme la colique, la céphalalgie, au rang des particulieres; ce
qui n'empêche point que celles - ci,
lorfqu'elles font violentes, n'épuifent
les forces & n'affoibliffent le corps au
point que le malade eft obligé de garder le lit.

Les douleurs vagues violentes caufent fouvent au commencement une
fievre paffagere, en quoi elles different
des phlegmafies membraneufes comme
la phrénéfie, la pleuréfie, l'inflammation du foie. Celles même qui commencent par la fievre, ne font point accompagnées de froid ni de friffon, à l'exception du catarrhe, en quoi on peut
les diftinguer des fievres. Les douleurs,
en tant que telles, font des maladies
qui fe manifeftent par la continuité
de la fenfation incommode qui les accompagne, par fon intenfité ou fon
étendue, & de là vient qu'on ne doit
point rapporter à cette claffe les maladies des autres claffes dans lefquelles
cette fenfation eft fimplement paffagere & fymptomatique. Par exemple,
la diarrhée, la dyffenterie, le tenefme
font accompagnés de douleur; mais le

flux de ventre étant évident & conftant, on doit les rapporter au flux plutôt qu'aux douleurs, de même qu'on
doit regarder la pleuréfie & la péripneumonie comme des phlegmafies,
plutôt que comme des maladies de douleur. Mais de peur que les Médecins
ne fe trouvent arrêtés dans la pratique,
lorfqu'ils rencontrent des maladies qui
tiennent de l'une & de l'autre claffe, par
exemple, des flux & de la douleur, ou
même des phlegmafies, j'ai jugé à propos
de rapporter les efpeces douteufes à
l'une & l'autre claffe, & de répéter deux
fois les mêmes chofes, plutôt que de
leur laiffer le moindre doute fur ce
fujet, d'autant plus que cela pourroit
retarder leurs études.

I. ARTHRITIS; *la Goutte.*

On la connoît à la douleur fpontanée, vague & périodique des articles.
Elle eft fpontanée, en tant qu'elle furvient pour l'ordinaire fans aucun principe évident ; car on ne fauroit dire
qu'un homme ait la goutte, lorfque la
douleur qu'il reffent dans les membres

eſt la ſuite des coups ou des bleſſures qu'il a reçues.

Les Anciens l'ont appellée *goutte*, dans la fauſſe perſuaſion où ils ont été qu'elle étoit cauſée par une fluxion de quelque humeur ſur les articles.

Si l'on confond le genre avec l'eſpece de goutte ordinaire qu'on appelle *podagre*, ainſi qu'on le fait ordinairement, il en réſultera des erreurs très-dangereuſes, & cependant cela arrivera tant que les Médecins ne renonceront point aux préjugés dont ils ſont imbus, & qu'ils ne diſtingueront point les genres des eſpeces.

1. *Arthritis podagra*; *Podalgia Dioſcoridis*; Goutte ordinaire ou réguliere. *Podagra* de Boerhaave, *aph. 1244.* Les malades *Podagres*, Chirac, *conſult. 1.*

C'eſt une goutte réguliere ſimple, ſoit héréditare, ſoit accidentelle, qui attaque fréquemment les adultes & les vieillards, rarement les femmes; ſi ce n'eſt celles qui ſont âgées, & jamais les enfans. Elle commence par le gros orteil, & gagne enſuite le talon : elle produit dans ces endroits des douleurs plus ou moins aiguës, accompagnées de

rougeur & de tenſion; elle s'appaiſe au
chant du coq, elle attaque le lendemain l'autre pied, & après pluſieurs
petits paroxyſmes elle ceſſe pour revenir de nouveau dans le printemps ou
dans l'automne.

Sydenham décrit cette maladie d'une
maniere qui ne laiſſe rien à déſirer; il
y étoit ſujet, & il remarque qu'elle attaque plutôt les ſages que les fous, les
riches que les pauvres, ſur-tout ceux
qui ſe ſont livrés de bonne heure au
vin & aux femmes, qui paſſent d'une
vie tumultueuſe & agitée par les paſſions, à une vie tranquille & ſédentaire,
qui mangent beaucoup, & qui ne mâ-
chent point aſſez leurs alimens.

Le venin de la goutte paroît être une
terre calcaire ſemblable à célle qui entre dans la compoſition des os, qui ſe
ſépare de la lymphe avec laquelle elle
eſt mêlée dans les cavités des articles,
& y engendre des tophus gypſeux.
C'eſt cette même terre, qui forme des
calculs dans les reins des podagres; il
eſt très-vraiſemblable, d'après l'hiſtoire
de la ſixieme eſpece de diabete, de la
dixieme d'aſthénie, & de la huitieme
de rachialgie, que la baſe calcaire des

C iv

os se laisse dissoudre par quelque acide, & que de cette dissolution résultent ces filamens que *Dover* a observés dans les urines des goutteux & qu'il prétend être un signe de la goutte; c'est cette matiere blanche & crétacée, que le sang tient en dissolution, que la nature dépose quelquefois sur les articles ou sur d'autres parties.

M. le Baron du *Bouchet* sujet à la goutte, quoiqu'il ne boive que de l'eau, & qu'il se donne beaucoup d'exercice à la chasse, a coutume d'être délivré du paroxysme de sa goutte par un crachement abondant d'une espece de poudre sableuse, grenue, dure, semblable à du tartre, qui crépite sous les doigts, il mouche aussi en abondance une pareille matiere; le paroxysme lui durant une fois plus long-temps que de coutume, le Docteur *Fontfrede*, son Médecin, accéléra l'excrétion de cette matiere sableuse au moyen des sialogues & des vapeurs qu'il lui fit recevoir par la bouche & par les narines, ce qui dissipa le paroxysme. Ce Baron vit encore, sujet à la néphralgie calculeuse.

L'opinion commune de *Sydenham*

& de *Boerhaave* eſt que cette maladie doit ſa premiere origine à la débilité de l'eſtomac. Il eſt certain que ſon accès eſt précédé pendant quelques ſemaines de ſignes d'indigeſtion, quoique l'appétit augmente la veille ; enſuite pendant tout le temps que durent les paroxyſmes, l'appétit languit, le bas ventre eſt ſerré, l'urine peu abondante, haute en couleur, & le malade ſent vers le ſoir une eſpece de friſſon. Ce paroxyſme, au commencement, & avant que la podagre ſoit invétérée, eſt plus court, plus inconſtant dans le période ; mais à meſure que le ſujet avance en âge, il devient plus violent, & ſon type plus certain.

Le paroxyſme fini, on ſent de la démangeaiſon dans le pied affecté, la peau ſe détache par écailles furfuracées, l'appétit & la ſanté reviennent. Plus les accès ſont violens, & plus ils ſont long-temps à revenir, & au contraire, & dans cette eſpece réguliere, ils ne durent pas plus de deux ou trois mois, & même ils ſont extrêmement courts lorſque la maladie commence.

Quoique cette eſpece réguliere ſoit accompagnée de douleurs extrêmement

C v

aiguës, qui augmentent au plus léger mouvement du pavé, qu'elles mettent le malade de très-mauvaise humeur, & qu'elles foient compliquées d'une petite fievre au commencement, le malade n'en a rien à craindre pour fa vie, & elle préfage plutôt fa durée que fa fin ; & qui plus eft, dans les intervalles des paroxyfmes, les malades font vermeils, bien portans de bonne humeur, & enclins à l'amour & aux plaifirs ; mais lorfque la maladie devient invétérée, ou qu'on la traite mal, elle devient anomale & dangereufe.

Cure. La faignée ne vaut rien dans cette maladie, & encore moins lorfqu'elle eft réitérée. On peut à la vérité l'employer dans le fort du paroxyfme, & lorfque le fujet eft jeune pour calmer la douleur ; mais on ne fauroit la réitérer impunément. Les purgations réitérées ne valent rien non plus, & l'on ne doit y avoir recours qu'après le paroxyfme, & encore doit on fe borner à purger le malade avec la manne & le petit-lait. On ne doit pas non plus ufer de fudorifiques, malgré le fuccès qu'ils ont fouvent eu dans les tempéramens froids ; tous ces remedes

font caufe que les paroxyfmes fuivans
font plus forts & plus opiniâtres , &
qui pis eſt , ils rendent la goutte anomale. Le Médecin doit principalement
s'attacher à fortifier l'eſtomac de fon malade , & à tempérer l'acrimoine & la
chaleur exceſſive des humeurs , fur
quoi l'on peut conſulter *Sydenham.* Le
fujet goutteux doit s'abſtenir de toute
nourriture , à l'exception de la viande
bouillie & rôtie , ne boire que de l'eau
de fontaine , fur laquelle il mettra un
cinquieme , & s'il eſt âgé , un quart de
vin vieux , fur-tout d'Eſpagne , s'abſte-
nant avec foin des vins blancs de France,
principalement de ceux qui font verts.
Il doit faire tous les jours de l'exercice,
fe promener , monter à cheval , aller
en voiture ; éviter le froid , les veilles ,
tout ce qui occupe l'eſprit , ne point
étudier après avoir mangé , s'abſtenir
des femmes , ou du moins n'en uſer
que modérément. Il prendra , s'il en
eſt befoin , un bol de thériaque pour
fe fortifier l'eſtomac , il garantira fes
mains & fes pieds du froid , & fe cou-
chera de bonne heure. Les perfonnes
âgées qui ne boivent que de l'eau , af-
foibliſſent leur eſtomac , & aigriſſent

leur maladie ; il s'eſt trouvé des jeunes gens bilieux qui ont été guéris de la goutte, en ſe réduiſant à cette ſeule boiſſon.

Les jeunes gens dont les humeurs ont beaucoup d'acrimonie, ſe délivrent ſouvent de la goutte, en ne vivant conſtamment que de lait.

Les chauſſons de toile cirée ſont très-propres à attirer la goutte ſur les pieds ; mais il eſt à craindre qu'ils ne répercutent la ſueur.

Pluſieurs perſonnes ont prévenu les accès de goutte dont elles étoient menacées, en uſant pendant trois jours d'une diete légere, & d'une tiſane ſudorifique dont *Helvetius* donne la compoſition.

Rien n'eſt meilleur pour calmer l'accès qu'une nourriture légere, une boiſſon légérément diaphorétique, & un cataplaſme fait avec de la mie de pain, du lait & du ſafran. Dans le cas où la douleur eſt très-violente, le malade doit prendre du laudanum en ſe couchant. Le Docteur *Lazerme* a guéri un goutteux que ſes affaires obligeoient de voyager, en le ſaignant du pied malade.

Variétés de la Goutte.

2. *Arthritis hiemalis* ; Goutte froide.
L. P.

Cette espece de goutte revient presque pendant toute l'année , à l'exception de trois mois d'été ; & l'on peut
en voir la description dans *Sydenham* ,
qui y étoit peut-être sujet. Elle est très-
familiere aux personnes âgées & pitui-
teuses , & elle est accompagnée d'une
moindre chaleur pendant le paroxysme , & d'une démangeaison moins forte
après qu'il a cessé. Elle demande des
sudorifiques , comme une tisane de
racine de squine , de salsepareille , de
gayac , de sassafras , des électuaires sto-
machiques & antiscorbutiques composés avec le jonc odorant , l'angélique ,
le quinquina , l'énule campane , l'extrait de genievre , la noix muscade ,
la thériaque. Cette goutte est la plus
fréquente de toutes : on l'appelle *chaude* , lorsque la tumeur de la partie malade est rouge , chaude , tendue , compliquée , d'une petite fievre , & que le
sang est couvert d'une croûte inflammatoire. On dit qu'elle est *froide* , lorsqu'on n'apperçoit aucun de ces symp-

tomes; mais ce ne font là que des variétés, qui ne different que par le plus
ou le moins.

3. *Arthritis rheumatica; Arthritis rheumatifmo fuperveniens*, Mufgrave, *cap.*
2. Goutte rhumatique, de Meyferey,
n°. 396. P. L.

Cette efpece êft prefque femblable à
la froide, mais elle n'eft que fymptomatique, je veux dire, qu'elle fuccede
au rhumatifme, lequel engendre dans
les parties mufculeufes des tumeurs ova-
les de la groffeur d'une noix. Elle n'engendre jamais des tophus dans les articles comme la podagre, fes périodes
ne font pas non plus réguliers; mais
elle caufe continuellement des accès
légers non-feulement aux pieds, mais
aux mains & aux genoux.

On la croit occafionnée par la lenteur & la vifcofité de la lymphe, laquelle dépofe dans les articles une fynovie femblable à de la gelée. Ses paroxyfmes font très-fréquens en automn-
ne; ils reviennent en hiver, pour peu
qu'on fe refroidiffe, & il furvient une
enflure œdémateufe dans la partie malade. Elle affecte fur-tout les doigts, la
main fe retire, & fouvent elle dure

toute la vie. Son accès survient de même
que celui de la goutte chaude , quoiqu'on ne fasse aucun abus des cardia-
ques , & le sang que l'on tire dans le
paroxysme est couenneux de même que
dans le rhumatisme. Les tumeurs dans
cette espece de goutte ne tendent pas
à la suppuration.

La cure exige des atténuans. Le sang
& la lymphe , si l'on en croit *Musgrave*,
ont une qualité si alkalescente dans cette
maladie , qu'ils teignent en vert le sirop
violat. Cependant il prescrit non-seu-
lement les antiscorbutiques , comme la
rave sauvage, l'oignon , le pied de veau,
le cochlearia , le sysimbrium , qui contiennent un alkali volatil ; mais encore
l'esprit de corne de cerf , d'urine , de
suie , de sel ammoniac, qui sont les plus
forts alkalis de cet ordre. Il prétend que
quelques personnes robustes ont été
guéries de cette goutte par des émétiques réitérés , les efforts qu'elles faisoient pour vomir ayant atténué la lymphe ; mais cette méthode convient à
peu de gens. Il veut aussi que le malade
prenne en se couchant quatre gouttes
d'huile de térébenthine , & qu'il oigne
deux fois par jour avec du baume de

foufre térébenthiné les membres qu
ont perdu leur mouvement. Il prefcrit
aufli le camphre tant pour l'intérieur
que pour l'extérieur, & veut que l'on
pompe la fynovie qui s'eft amaffée dans
les jointures par le moyen d'un petit
chalumeau qu'on introduit dans les
chairs, que l'on baffine enfuite les articles avec du vin brûlé, & qu'on applique deffus un emplâtre magiftral. Une
femme âgée de quarante ans, habituellement bien réglée, douée d'une bonne
conftitution, fut attaquée au commencement de l'hiver d'une goutte rhumatique qui dura deux mois; elle fe plaignoit de douleurs dans toutes les articulations des extrémités avec enflure
aux mains, aux pids, & aux genoux;
les bouillons délayans ne lui procurerent aucun foulagement; mais ayant
pris de l'extrait de jufquiame blanche,
elle fe trouva beaucoup mieux au bout
d'une femaine; la dofe de cet extrait
eft depuis un grain jufqu'à dix en l'aug-
mentant par degrés; cela lui fit naître
l'efpece de berlue appellée *danaes*. Elle
fut entiérement rétablie au bout d'un
mois par ce feul remede.

4. *Arthritis æftiva* ; Goutte chaude,
L. P.

Je vais décrire celle dont je fuis affligé depuis dix ans, & que j'appelle chaude, parce qu'elle me fatigue durant tout l'été, & qu'elle me quitte l'hiver. Elle diffère de la réguliere, en ce qu'elle n'obferve aucun période conftant ; & d'ailleurs elle eft fi douce, qu'elle ne me retient jamais au logis, & que j'en fuis quitte pour marcher avec un peu plus de peine. Son premier accès fut très-violent, il me prit dans l'automne, & me retint un mois au lit. Il m'a laiffé une douleur dans le pied & la main gauche, qui s'étend rarement jufqu'au coude, & qui après qu'elle a ceffé, y laiffe une foibleffe & une fenfibilité, fans aucune altération dans l'enflure ni la couleur. Dès que le printemps ramene la chaleur, les pieds & les mains me font mal ; la douleur s'appaife dès que l'air fe refroidit, & revient à l'inftant que l'atmofphere s'échauffe ; elle augmente dans le fort de l'été, & ceffe tout-à-fait dès que le froid de l'hiver fe fait fentir. Je dois cette maladie partie à mes parens, & partie à ma trop forte application à l'étude. Les accès violens font fuivis de démangeaifons violentes dans le dos ; j'étois extrême-

mént fenfible au froid du côté gauche ; mais depuis neuf ans l'hiver ne
m'incommode prefque plus. Quoique
la matiere de cette maladie foit extrêmement âcre, que la chaleur de l'air
la mette en mouvement, & que les
bains domeftiques me foulagent, je fais
rarement ufage de lait & de bouillons
rafraîchiffans, tant parce que j'ai l'eftomac foible, qu'à caufe que je fuis d'un
âge avancé ; je ne faurois m'abftenir
de vin, que je n'aye auffi-tôt la diarrhée, & j'emploie quelquefois des ftomachiques chauds ; l'électrifation ne
m'a procuré aucun foulagement.

5. *Arthritis chlorotica*, Mufgrave, *de
arthrit. ex chlorofi*, *vel arthritis alba*, du
même ; *Goutte chlorotique*. L. P.

Cette efpece attaque les femmes qui
font nées de parens goutteux, qui ne
font point réglées, ou qui ont les pâles couleurs, même dans leur plus tendre jeuneffe. Elle eft familiere auffi aux
femmes ftériles qui font mal réglées,
corpulentes, fédentaires, qui ont la
voix mâle, & fouvent auffi à celles qui
ont de la barbe.

Elle approche de la froide, elle attaque les femmes avancées en âge ; &

quoique fort incommode , elle leur
assure une longue vie.

Les jeunes femmes en guériffent par
l'ufage des emménagogues , tels que
les chalybés, le borax , &c. mais plus
fûrement encore par le mariage &
l'accouchement. Dans le cas où elles
font ftériles , il faut tenter les emménagogues , & même les cathartiques ,
-tant qu'on a efpérance de rappeller
leurs ordinaires , mais feulement une
fois par mois ; mais cet âge paffé , on
doit recourir aux cauteres & aux décoctions ameres.

Ce que je viens de dire a lieu pareillement , par rapport à la goutte qui
fuccede à l'afcite , avec cette différence
qu'il faut réitérer la purgation.

6. *Arthritis melancholica* , Mufgrave ,
cap. 5. Goutte caufée par la mélancolie. L. P.

Cette efpece eft familiere aux perfonnes que l'étude, les chagrins & les
foucis ont affoiblies, de même qu'aux
fujets hypocondriaques & hyftériques ;
le chagrin & la goutte fe fuccedent
tour à tour , elle vient lorfque le chagrin ceffe , & elle s'en va , lorfque
celui-ci revient. L'Auteur appelle ici

mélancolie, ce que l'on nomme vulgairement tristesse, & non point le
délire, quoique les vrais mélancoli-
ques n'en soient point exempts. Cette
espece est aussi douce que celle à laquelle je suis sujet, & dont j'ai donné
la description ci-dessus. Elle n'exige
point dans le paroxysme d'autre traitement que les autres; mais il convient
pour la prévenir, 1°. de tenir le ventre libre; 2°. de rétablir la digestion;
& pour cet effet, le malade usera en
été d'eau acidule ferrugineuse avec la
manne, d'une infusion de thé avec des
martiaux préparés, par exemple de limaille de fer dans une cuillerée de sou-
pe. L'usage du quinquina est aussi fort
salutaire, pourvu que la dose en soit
modérée, & l'on peut y joindre la
décoction de racine d'esquine, de salsepareille, &c. On doit prendre garde
de ne point employer la limaille de fer
en trop forte dose, elle rendroit les
accès plus fréquens; & le plus sûr, est
de n'en prendre que quelques grains
à la fois.

7. *Arthritis scorbutica*, Musgrave,
cap. 6. Goutte scorbutique.

Cette espece attaque les personnes

fujettes au fcorbut chaud ; elle reffemble à la podagre chaude ordinaire , avec
cette différence qu'elle eft plus douce ,
& que fes accès durent plus long-temps ;
elle eft ordinairement accompagnée de
la gale , de taches livides , d'ulceres aux
gencives , d'un prurit âcre , du craquement des os.

On appliquera dans le paroxyfme
fur la partie malade de légers attraʧifs ,
tels qu'un cérat vert , dont on fait les
étuis de chapeaux. Ne feroit-ce point
de la toile cirée , ou des feuilles de
chou ?

Le paroxyfme fini , on travaillera à
corriger l'acrimonie du fang , par le
moyen du mercure , du calomel , des
anti-fcorbutiques , des cathartiques ,
des martiaux , &c. en prenant garde
cependant de ne point détourner l'humeur qui fe porte aux pieds.

Il y a aʧuellement à l'Hôpital-géné-
ral deux hommes fexagénaires qui fe
plaignent depuis fix mois d'une douleur
brûlante continuelle dans l'intérieur
des pieds, qui n'eft accompagnée d'aucune enflure , qui les tourmente principalement la nuit , les empêche de
dormir , & ne leur permet point de

fouffrir la plus légere couverture, à
caufe de la chaleur qu'ils reffentent
dans ces parties. Ils font tous deux
maigres, pâles, & ils ont la peau obf-
cure & prefque jaune ; mais on n'apperçoit aucune altération dans la couleur
de leurs yeux. L'un n'a prefque point
de dents, & celles qui lui reftent font
cariées. L'autre a les gencives molles,
fanguinolentes ; ils ont tous deux depuis fix mois le dégoût & la diarrhée.
Le laudanum eft jufqu'ici le feul remede
qui leur ait procuré du foulagement. Il
y en a un dont les jambes commencent
à devenir livides ; le métatarfe s'eft
roidi, a noirci & s'eft defféché. La
noirceur & la féchereffe ont gagné
les pieds & une partie de la jambe dans
l'un & dans l'autre.

Perfonne n'a décrit jufqu'ici exactement cette maladie, quoiqu'elle ne foit
pas rare. Ses fymptomes effentiels font
une douleur chaude qui augmente la
nuit, & qui eft accompagnée d'une
contracture fcorbutique, de la noirceur
des pieds, fans aucun figne de gangrene, & d'un *ftomacace*. Voyez catochus
fcorbutique.

Les remedes indiqués dans cette ma-

ladie, indépendamment des cathartiques légers, composés avec le rhapontic, sont les opiats absorbans, les
bouillons avec les cloportes, l'énula
campana, & le lait; & en cas de diarrhée, les bouillons faits avec les plantes antiscorbutiques, ameres & stoma-
chiques.

8. *Arthritis syphilitica*, Musgrave,
cap. 7. Arthritis patursæ succedens, du
même. Goutte vérolique. L. P.

Je l'ai observée deux fois derniérement, & quoi qu'en dise *Musgrave*, je
l'ai vue accompagnée d'éruptions véroliques & de pustules, tantôt aux pieds,
tantôt aux mains, & de douleurs arthritiques qui augmentoient la nuit. Cette
espece est souvent causée par une gonorrhée supprimée, & on la guérit par
les frictions ordinaires. Lorsqu'on emploie les préparations nécessaires, non-
seulement les symptomes véroliques,
tels que les pustules, les rougeurs dispa-
roissent; mais il arrive même souvent
que les douleurs arthritiques s'appaisent
entiérement; ce qui n'arrive cependant
que plusieurs mois après les frictions.
Lorsque la vérole se joint à la goutte
& que celle-ci est essentielle, je doute

qu'on puiffe calmer les douleurs qui
l'accompagnent. Je n'ai employé ni la
falivation ni le mercure doux, quoique
Mufgrave recommande l'un & l'autre.
Les fumigations dont on fe fervoit jadis
en Italie, ont guéri un malade pour
quelques mois. *Mufgrave* prétend que
cette goutte, lorfqu'on la néglige, conduit plus fouvent que les autres à l'apoplexie. Je n'ai connu que des vieillards
qui en fuffent attaqués.

9. *Arthritis afthmatica*, Mufgrave,
cap. 8. Goutte afthmatique. L. P.

C'eft celle qui fe joint à l'afthme humide vers l'âge de cinquante ans, &
pas plutôt. Elle eft affez douce, fans
nœuds, elle ceffe l'hiver, & par conféquent elle eft chaude. Elle s'aigrit ou
revient lorfqu'on ufe de purgatifs draftiques.

Cette goutte appaife l'afthme, & eft
par conféquent falutaire aux afthmati-
ques; de forte qu'au cas qu'elle manque
ou qu'elle ceffe, il faut la rappeller avec
un cérat vert, ou tel autre épipaftique
léger. Le paroxyfme fini, on purgera
légérement le malade, après quoi l'on
paffera aux décoctions ameres, aux
martiaux & aux béchiques.

10.

10. *Arthritis febrifequa;* Goutte qui fuccede à la fievre ou continue, ou éryfipélateufe, ou quarte intermittente. *Mufgrave, cap. 9.*

Cette efpece de goutte eft fort rare, & l'on peut voir ce que l'Auteur en dit. Je l'appelle *febrifequam*, parce qu'elle accompagne la fievre, comme une fuivante fa maîtreffe.

11. *Arthritis febricofa*, Werlhof, *obf. de febribus, pag. 55.* Goutte fébrile. A. P.

C'eft une goutte vague, ou un rhumatifme goutteux compliqué d'une fievre rémittente, ou d'une quarte continue double dans le cas de l'Auteur, & occafionnée par un virus fébrile.

Après avoir employé les remedes généraux, & obfervé le type pendant trois femaines, le Docteur *Werlhof* prefcrit dans la rémiffion le quinquina avec la poudre des vers de terre, & ordonne de le continuer même après que la fievre a ceffé, en y ajoutant de la racine de pied de veau, infufée dans du vin. La fievre & la goutte cefferent pour toujours; la malade recouvra l'appétit, fes ordinaires revinrent, & elle ne fut

Tome VI. D

plus fujette au vomiffement , à la débilité , &c.

12. *Arthritis rachialgica* ; *Arthritis à
colicá* , Mufgrave , *cap.* 10. Goutte caufée par la colique de Poitou. L. P.

Cette efpece fuccede à la colique de
Poitou , laquelle eft très-familiere dans
certains pays à caufe du cidre verd &
acide dont on fait ufage , comme *Muf-*
grave & derniérement *Huxham* l'ont
obfervé. Elle eft entiérement femblable à la Podagre , & demande le même
traitement dans le paroxyfme. A l'é-
gard des prophylactiques , ils fe rédui-
fent aux ftomachiques & aux cordiaux,
aux eaux thermales , fulfureufes , &
aux cathartiques doux.

13. *Arthritis exanthematica* ; *Arthritis*
morbis cuticularibus fubjecta , Mufgrave ,
cap. 11. Goutte exanthémateufe. L. P.

C'eft celle qui fuccede aux maladies
cutanées exanthémateufes , foit aiguës ,
comme la miliaire , l'éryfipele , foit
chroniques , comme les dartres , les
ulceres , les hémorrhoïdes , les marifca , &c. fur quoi l'on peut confulter
l'Auteur.

Dover établit pour figne de la goutte

en général les filamens qui nagent dans
l'urine ; je les ai cherchés sans avoir
pu les trouver.

14. *Arthritis rachitica*, voyez Duverney, *malad. des os*, *tom.* 2. du Rachitis,
obs. 1. pag. 296. d'après Saviard. Goutte
rachitique. C. P.

C'est celle dans laquelle on sent de
la douleur dans presque tous les os &
dans laquelle ils se fracturent au moindre effort que l'on fait. Elle est sans fievre, mais accompagnée des symptô-
mes du *Rachitis.*

Une femme âgée de trente ans souffroit depuis quatre mois des douleurs
cruelles dans tout le corps, sans avoir
aucune fievre, ce qui obligea ses parens
à la faire conduire à l'hôpital. Sa maladie lui laissoit la liberté d'agir, mais les
douleurs augmentoient pour peu qu'on
la touchât. Elle fut enfin obligée de
s'aliter ; au bout de trois mois ses os se
fracturerent, les douleurs augmenterent,
& elle mourut au bout de dix après
avoir souffert différentes fractures. On
lui trouva les os du fémur extrêmement
tendres, fracturés, & si fragiles, qu'ils
se brisoient entre les doigts comme une
écorce d'arbre vermoulue ; ils étoient

pleins d'une moelle rougeâtre. Les os
du crâne s'affaissoient sous les doigts ;
ses chairs étoient molles & blanchâtres ;
les cartilages, les articles & les visceres n'avoient souffert aucune altération.

15. *Arthritis Americana ;* le Pian. C. P.
C'est une maladie qui commence par
des douleurs arthritiques, chroniques,
auxquelles succedent des tumeurs de
la grosseur d'une aveline, crustacées,
des ulceres phagédéniques, la carie des
os, & enfin des rhagades aux pieds &
aux mains, d'où naissent des excroissances fongueuses, appellées *frambesia*. Les
remedes mercuriels ne sont d'aucun
secours dans cette maladie, & les seules
qui lui conviennent sont les sudorifiques, par exemple, la décoction de
salsepareille, d'esquine, &c. *Voyez* le
mot *Frambesia*, dans la classe 10.

16. *Arthritis Bahamensis, Philos. transf.*
n°. 114. art. 5, 6.
Les poissons qu'on pêche dans les
environs de l'île de *Bahama*, excitent
à ceux qui en mangent, de violentes
douleurs dans les articulations. Ces douleurs se terminent quelque temps après
par un prurit, qui dure trois jours.

II. OSTOCOPUS, Gorræi, *Definit. Dolor offium ;* Douleur des os.

C'eft une douleur conftante & notable dans les os, occafionnée par un vice du périofte interne, laquelle augmente la nuit par la preffion du corps.

Elle differe de la goutte en ce qu'elle n'eft point périodique, qu'elle n'augmente point par la preffion, & qu'elle n'affecte point les épiphyfes feules. Elle eft ainfi appellée d'*ofteon*, os ; & *copos*, douleur.

1. *Oftocopus ab fpinâ ventofâ ;* Epine venteufe ; en Grec, *Teredon. Spina ventofa*, de Rhafes ; Freind, *hiftor. medic. anno 900. pag. 102.* Petit, *maladie des os, de l'exoftofe, chap. 16.* C.

C'eft une douleur profonde dans les os tubuleux, tels que le tibia, le péroné, le fémur, occafionnée par la carie de la moelle & du périofte interne, accompagnée de l'enflure de l'os ou d'exoftofe. *Voyez* les diverfes efpeces d'exoftofe, *claffe 1. ordre 5.* La chancreufe & la vérolique font de toutes ces efpeces celles qui caufent les

D iij

douleurs les plus cruelles, elles corrompent la moelle, elles carient les lames internes, le périofte externe fe gonfle en même temps ou après, & la douleur fubfifte auffi long-temps que l'enflure continue. Lorfque l'exoftofe externe ne fait plus de progrès, la douleur fe calme, & l'on peut toucher l'os fans que le malade fouffre ; mais l'oftéocope & la douleur interne ne laiffent pas que de continuer. L'indication curative confifte à trépaner l'os, ainfi qu'*Argillata* l'a pratiqué le premier, vers le milieu du quinzieme fiecle. On le perce dans plufieurs endroits, furtout vers le bas, avec un maillet de plomb & un cifeau. On découvre la cavité pour pouvoir déterger la carie avec un fer rouge, ou par tel autre moyen ufité en pareil cas.

Lorfque le fpina ventofa eft vérolique, & que les frictions font adminiftrées comme il faut, on peut fe difpenfer de l'opération que je viens d'indiquer. *Voyez* Petit, *de l'exoftofe.* Heifter, *differt. de tumorib. offium.*

2. *Oftocopus cancrofus ;* Douleur des os caufée par un cancer. C.

Une femme qui avoit un cancer à la

mamelle de la groffeur de la tête, ayant paffé par les frictions fans aucun foupçon de vérole, fe trouva foulagée au point que fon cancert fe réduifit à la groffeur du poing ; mais dans le cours de fa maladie, elle fut attaquée d'une douleur violente dans le milieu de l'humerus, qui ne changeoit point de place lorfqu'on y touchoit. Elle mourut, & lorfqu'on vint à lui difféquer le bras, on trouva dans l'endroit où la douleur s'étoit fixée, le périofte quelque peu détaché de l'os, une goutte d'eau entre deux, & rien de plus. L'ichor chancreux n'auroit-il pas corrodé la partie, & affecté la moelle ? Cet exemple eft rare, mais il n'eft pas unique. Cette affection paroît avoir beaucoup d'affinité avec le panaris du périofte.

3. *Oftocopus à pædarthrocace. Pædarthrocacé* de Severinus, *de abfconditâ abfceffuum naturâ.* C.

Le pædarthrocacé differe du fpina ventofa, en ce que dans celui-ci la douleur & la tumeur commencent par le milieu de l'os, au lieu que dans le pædarthrocacé elles affectent les apophyfes, & que la douleur au commencement eft légere ou nulle, qu'elle augmente

ou qu'elle furvient dans la fuite ; à quoi
l'on peut ajouter que le pædarthrocace
eft familier aux enfans, & approche
du rachitis ou de l'exoſtoſe, ſoit ſcrophuleuſe ou variolique. Petit, *de l'exoſ-*
toſe.

On ne fait point au juſte ce que les
Grecs entendent par *oſtocope* ou *oſteoco-*
pe, à moins, comme le prétend *Gorrée*,
qu'ils ne veuillent déſigner par là un
certain degré de laſſitude. Ceux qui en
font affectés ne ſauroient ſe mouvoir
d'un pas ; ils ſentent dans les tendons
qui entourent les os, une chaleur mordicante, accompagnée de tenſion, laquelle provient d'une humeur vicieuſe
répandue dans tout le corps.

4. *Oſtocopus à gummatis*, Heiſter.
Differt. de offium tumoribus, 1740. Douleur des os cauſée par des gommes. C.

Les gommes (*gummata*) font des
tumeurs ou des tubéroſités inégales,
qui affectent les os du viſage & ſur-tout
ceux du crâne dans la vérole invétérée, & qui ont la conſiſtance d'un tuf
friable.

Quelques-uns appellent *tophus*, certains *nodus* qui ne cauſent aucune douleur au commencement, mais qui au

troifieme degré affectent les os qui font deffous, & occafionnent quelquefois des douleurs cruelles.

La cure exige 1°. les remedes généraux, comme la faignée chez les adultes, la purgation avec le jalap & le mercure doux chez les enfans. 2°. Que l'on corrige le fang avec des décoctions fudorifiques, faites avec les racines de glouteron, d'efquine, de falfepareille, de pimprenelle blanche ; les bois de faffafras, de gayac, de génévrier, avec le mercure doux, la panacée, l'æthiops minéral en petites dofes fouvent répétées. 3°. Après que ces gommes font venues à fuppuration, il faut promptement les ouvrir jufqu'à l'os, que l'on trouve prefque toujours carié jufqu'aux meninges. 4°. Après que le pus eft forti, on couvre la plaie avec de la charpie, & on le laiffe couler pendant quelque temps. 5°. On déterge enfuite les os avec une effence de fuccin & de myrrhe, que l'on mêle avec de la teinture d'euphorbe, & quelque peu d'onguent digeftif, retirant avec la tenette la partie de l'os qui eft cariée, ce que l'on doit faire tous les jours. Il convient même de panfer la

D. v

plaie deux fois par jour en été; & au bout de quelques mois, il fe forme un nouveau calus, une nouvelle chair, mais il refte une cicatrice profonde. Il eft bon fur ces entrefaites que le malade ufe de lait, prenne les bains, & le foir des narcotiques.

5. *Oftocopus fcorbuticus*, Lind. *de fcorbuto*; Douleur des os fcorbutique. C.

C'eft une douleur aiguë dans les os, accompagnée de craquement, de carie & d'érofion; les côtes craquent même quelquefois pendant qu'on refpire, & après la mort; la partie offeufe fe trouve féparée de la cartilagineufe, de maniere que l'on diftingue dans les articles les apophyfes du corps de l'os; les côtes, lorfqu'on les preffe, rendent un fang noir; & l'on trouve dans les articles, au lieu de la fynavie, une humeur verdâtre. Tels font les fymptomes que *Lindius* a obfervé dans le fcorbut invétéré. *Voyez* Goutte fcorbutique.

Lindius prétend, contre l'opinion de tous les Médecins, que les douleurs fcorbutiques ne font pas plus fortes la nuit que le jour.

6. *Oftocopus fyphiliticus*, Aftruc, *liv. 4. chap. 11. des maladies vénériennes*,

où l'on trouve l'hiftoire & la cure de cette maladie. *Douleur des os, caufée par la vérole.* C. P.

Cette douleur, fuivant l'illuftre Profeffeur que je viens de citer, eft occafionnée par la fuppuration & la putréfaction de la moelle, d'où il s'enfuit qu'on ne peut la guérir qu'en perçant l'os & détergeant l'ulcere, ce qui eft extrêmement difficile. Cette douleur réfifte non-feulement aux frictions mercurielles, elle en eft même fouvent la fuite, & elle eft accompagnée de l'exoftofe de la partie malade, par exemple, de l'humerus, du tibia.

7. *Oftocopus ab ofteocofarcofi, Tranf. philof.* n°. 470. à Sylvano Bevan.

Cette efpece fe manifefte par des douleurs aiguës, qui commencent & fubfiftent avec le diabete. Elles ont leurs fieges dans les épaules, au dos, aux extrémités, & font accompagnées d'anorexie & de fievre lenté; tous les os du dos fe ramolliffent, même ceux qui étoient les plus durs; la moelle rougeâtre & membraneufe conferve encore affez de fermeté dans les épiphyfes. Cette maladie paroît être l'effet de la diffolution de la fubftance calcaire

des os par un acide, & semble indiquer l'usage de l'eau de chaux, propre
à énerver cet acide. On sait que l'usage
de cette eau est très-utile dans le diabete des Anglois.

III. *RHEUMATISMUS ; Rhuma-tisme, Fourbure.*

C'est une douleur de longue durée
qu'on sent dans les muscles; sur-tout
dans les membres, sans coryza, ni enrouement, ni rhume.

Il diffère de la *goutte* & de l'*ostéocope*,
en ce que la douleur a son siege dans
les parties charnues, & non dans les
articles & dans les os.

Du *catarrhe* & de la *lassitude fébrile*
par sa durée, qui est de plusieurs mois
& même de plusieurs années, (il faut
en excepter celui qui est aigu;) & en
outre, parce que le catarrhe commence
par le coryza, l'enrouement, &c.

De la *céphalalgie*, de la *douleur de
poitrine*, de la *sciatique*, du *mal des reins*,
&c. en ce que le rhumatisme affecte
tantôt les bras, tantôt les jambes, &
n'a point de siege fixe, en quoi il differe
aussi des phlegmasies douloureuses.

telles que la pleuréfie, la phrénéfie, &c.

De la *colique de Poitou*, de la *douleur du foie*, de la *colique rénale*, par les fignes qui font propres à ces genres.

Ce genre tient quelquefois des maladies inflammatoires, à caufe de la fievre aiguë, de la croûte inflammatoire dont le fang eft couvert; de forte qu'on feroit peut-être mieux de le divifer en deux autres, l'un aigu & l'autre chronique.

Le genre du rhumatifme eft moderne ; *Cælius Aurelianus* donne ce nom à la diarrhée, *Riviere*, à la goutte vague. Les malades font appellés *rheumatici*, ou plutôt *rheumatifmales*, pour ne point confondre le rhumatifme avec le rhume.

Frédéric Hoffmann comprend plufieurs genres fous ce nom de rhumatifme, comme le mal de dent, d'oreille ; & qui plus eft, la colique & tous les maux de douleur, ce qui eft contraire aux regles de la faine Logique.

1. *Rheumatifmus acutus ; Rhumatifme chaud. Rheumatifmus* de Sydenham, *cap. 5. fect. 6.* appellé par quelques-uns *arthritis vaga;* goutte vague. A.

Cette espece de rhumatisme est accompagnée d'une fievre continue aiguë, savoir du synochus, qui cesse dans la suite.

Il differe du fébrile, qui est dû au venin de la fievre intermittente, & que l'on guérit avec le quinquina.

Il commence par le frisson & le frissonnement, la chaleur & la fievre se succedent ensuite avec des douleurs qui se font sentir nuit & jour dans divers muscles des membres & du tronc, & qui empêchent le malade de se mouvoir. Il survient une sueur, quelquefois abondante & continue, & la douleur augmente pour peu qu'on se refroidisse : la fievre est cependant exempte de putréfaction, la langue est nette, nul rapport, nulle cardialgie, le sang est couvert d'une couenne blanche, transparente, épaisse, molle, en quoi elle differe de la pleurétique, qui est ferme & épaisse. Au bout d'environ deux semaines, à l'aide de quelques saignées & d'une boisson délayante, la fievre cesse, & pour lors on emploie des purgatifs légers, les bouillons rafraîchissans, les crêmes, & les douleurs qui restent se dissipent enfin par l'usage du lait.

Cette maladie attaque fur la fin de l'automne les jeunes gens qui font bonne chere, qui font de l'exercice, & qui font bilieux, pléthoriques.

Le pronoftic en eft affez fûr, fi ce n'eft qu'étant mal traitée, elle dégénere en un rhumatifme chronique fans fievre.

Cette efpece eft vraiment inflammatoire. Si les fueurs font peu abondantes, il faut les provoquer avec une tifane chaude de chicorée, de capillaire, & fi elles le font trop, on doit les modérer avec une tifane rafraîchiffante, par exemple, de l'eau & de la crême de riz. Il faut, après que la fueur a ceffé, que le malade fe leve tous les jours, ou refte affis pour tempérer la chaleur du lit. On doit ufer avec précaution de narcotiques, ils fixent la matiere morbifique, ou retardent la cure. On faigne chez nous les malades cinq fois & plus dans les fept premiers jours. Ce font là les principaux remedes de cette efpece.

Avant *Sydenham* on n'avoit aucune hiftoire exacte de cette efpece.

2. *Rheumatifmus vulgaris ; Rhumatifme fimple chronique*, appellé vulgai-

rement *Douleurs rhumatismales.* L.

Cette espece revient par intervalles
sans fievre, sans sueur, & a beaucoup
d'affinité avec les douleurs catarrhales,
excepté que les signes du catarrhe manquent. On croit qu'elle est occasionnée
par l'épaississement ou la viscosité du
sang & de la lymphe; & comme elle
se fait principalement sentir en hiver,
& qu'on la guérit avec des diaphorétiques, on l'appelle vulgairement rhumatisme froid, ou occasionné par une
cause froide. Dans cette espece, il se
forme quelquefois dans différens endroits du corps des tumeurs molles,
de même couleur que la peau, demi-
sphériques, de la grosseur d'une noix,
sur-tout dans les sujets pléthoriques,
& les femmes qui ne sont point réglées. Il n'y a point de fievre, ou s'il
y en a, elle est légere & de peu de durée; cependant le sang est couvert d'une
couenne blanchâtre & transparente.

On le guérit dans les paroxysmes par
des saignées réitérées, mais moins cependant que dans l'aigu, à moins qu'on
ne suive la méthode de M. *Uffroy*, Médecin de Sette. On provoquera la sueur
par le moyen d'une décoction diapho-

rétique de fcabieufe, ou d'une infufion de capillaire ; le malade aura foin
de fe garantir du froid , & prendra en
fe couchant des narcotiques.

Pour prévenir le rhumatifme, le malade aura foin dans l'intervalle des douleurs, de porter fur la peau une che-
mife de flanelle , de boire chaud, fur-
tout en hiver, d'ufer de bouillons de
viperes & d'écreviffes d'eau douce ;
& après s'être purgé, de boire pendant
un mois du lait de vache ou de chevre,
coupé avec une décoction de bois fudorifiques , tels que le buis , le gayac ,
l'efquine. Ceux qui font d'un tempérament froid, prendront les étuves dans
les mois les plus chauds, les eaux de
Balaruc au mois de Mai ou d'Octobre,
en forme de boiffon, de bain, de dou-
che ; & ce qui produit fouvent des
effets merveilleux, ils fe feront électrifer tous les jours un quart d'heure pendant quinze jours, fuppofé que le temps
foit froid & fec, ils fe feront tirer quelques étincelles du cou & des parties
affectées, & y joindront quelques ful-
minations. *Voyez* les Actes de l'Académie de Suede.

3. *Rheumatifmus arthriticus ;* Rhu-

matifme goutteux , rhumatifme de *Ri-viere.* L.

C'eft celui qui affecte fi conftamment les articles & les parties charnues , qu'il tire prefque également fur le rhumatifme & la goutte , & qui en tant que tel , exige le même traitement que l'une & l'autre de ces maladies. Il fuccede quelquefois à la goutte vague, & il a cela de commun avec les maladies aiguës qu'il tient le malade un mois au lit avec la fievre & des douleurs dans les articles , les pieds , les genoux, la tête , les reins & les membres. Cette maladie eft d'ailleurs chronique, vague, fans fievre ; elle attaque indiftinctement toutes les parties , lors fur-tout que la tranfpiration eft interceptée , elle maigrit le corps , & rend les doigts roides & immobiles. Les remedes les plus propres à la calmer font les tifanes légérement diaphorétiques faites avec le gayac, la fquine , le laitage, les eaux minérales fulfureufes , telles que celles de Barege , de Lamalou , de Rennes près d'Aleth , de Bagnols , de Saint-Laurent en Suiffe , &c.

4. *Rheumatifmus fcorbuticus*, Frid. Hoffmanni, *de rheum.* Lind. *de fcorbuto,*

i. vol. pag. 375. Rheumatifmus cruralis,
Ettmulleri, *pag. 446.* Rhumatifme fcorbutique. **L.**

Il eft ou le *compagnon* ou le *fuivant*
du fcorbut.

Dans le premier cas, les douleurs
ne font pas plus fortes la nuit que le
jour, elles changent fouvent de place
& fe font fentir dans les lombes, les
articles, les jambes, dans la poitrine,
lors fur-tout que ces dernieres font enflées, & font accompagnées de dyfpnée pour peu que l'on faffe d'exercice.
Le malade fent une laffitude dans tout
le corps, il a le bas-ventre enflé &
tendu, le vifage pâle & œdémateux;
il eft pareffeux & engourdi; il a des
maux de dents, des douleurs dans les
mâchoires.

Le fecond, qui eft une fuite du
fcorbut, eft auffi arthritique, chronique & accompagné de douleur & de
ftupeur dans les articles. L'un & l'autre
s'aigriffent par le mouvement, dégénerent en contracture, caufent des taches
aux jambes; mais n'affectent point la
bouche.

Ces deux efpeces, indépendamment
des remedes généraux, tels que les

bouillons anti-fcorbutiques, les différens laitages, demandent l'équitation,
des épithemes avec l'efprit de vin, le
vinaigre & un peu de camphre, des
fomentations avec la décoction de joubarbe, qu'il eft même bon de prendre
tous les matins à la dofe de trois onces
en la mêlant avec une double quantité
de biere. Ce remede provoque quelquefois le vomiffement, & pour lors
il foulage plus promptement le malade.

La faignée eft pernicieufe dans cette
maladie.

Dans le cas où la douleur fe fixe
dans une partie, il faut la baffiner avec
une leffive de cendre ordinaire, dans
laquelle on fera bouillir des fleurs de
camomille & de fureau, des feuilles de
rhue & d'abfinthe & de l'écorce de
citron.

Les véficatoires font nuifibles & attirent la gangrene. Le malade prendra
tous les jours une cuillerée de graine
de moutarde. On doit provoquer la
fueur, & même paffer par les frictions
mercurielles, fi l'on en croit *Lindius*;
mais je ne fuis pas de fon avis. *Voyez*
mal des reins & douleur de poitrine
fcorbutiques.

5. *Rheumatifmus calidus ;* Rhumatifme chaud. L.

Par une lymphe âcre & épaiffe , Jac.
Lazerme , *curat. de morbis cutaneis ,* au
rang defquelles cet Auteur met mal-à-
propos le rhumatifme.

Cette efpece differe de la fcorbutique en ce qu'elle n'eft accompagnée
d'aucun vice dans la bouche , ni d'aucune tache fur la peau ; mais elle convient avec elle eu égard à l'acrimonie
du fang : ce rhumatifme differe de l'aïgu
en ce qu'il eft chronique & fans fievre.
On le connoît à la fécherefle , la chaleur, la maigreur, au tempérament bilieux, chaud & fec des malades. On le
calme par l'ufage du lait , des bouillons
diurétiques faits avec la chicorée , le
fyfimbrium, la véronique , le becabun-
ga, des eaux acidules bues chaudement,
par les bains domeftiques , fulfureux,
tels que ceux de *Lamalou,* de *Bagnols.*
Les bains falins , tels que ceux de *Balaruc,* ne font que l'irriter. Il dégénere
aifément en contracture , & approche
du goutteux. Les bains domeftiques
d'eau commune pris en hiver, font falutaires dans cette efpece. Les Italiens
ont coutume en pareil cas de frotter en

été les parties affectées avec de la glace,
& les malades s'en trouvent souvent
bien.

Cyrille, *dans sa* 21ᵉ. *consult. Médic.
cent.* 3. se sert pour la guérir, dans le
cas où elle est causée par une gale répercutée, des bouillons de *Septal* avec les
bois sudorifiques, les viperes, les plantes diurétiques, auxquels il ajoute un
nouet de limaille de fer. Il est d'avis
que le malade commence par se purger,
& qu'il change d'air. *Voyez* aussi l'*obs.*
51 *de la même centurie.* Ces deux maladies sont compliquées de dyspnée.

6. *Rheumatismus æquinus*, Bourgelat,
Encyclopédie. La Fourbure. Les chevaux
sont appellés *Fourbus.* Voyez les signes
& la cure de cette maladie dans l'endroit cité, & dans *Soleysel.*

7. *Rheumatismus hystericus; Dolores
hysterici*, Sydenham, *dissert. de passione
hysterica.* Rhumatisme hystérique; Douleurs hystériques.

C'est une douleur dans diverses parties du corps, par exemple, la tête, la
fossette du cœur, le dos, l'extrémité
du coccyx, à laquelle les femmes hystériques sont sujettes. Cette douleur,
dit *Sydenham*, affecte les parties inter-

nes & externes, de même que les chairs
musculeuses, comme les mâchoires,
les humerus, les mains, les jambes, le
tibia, tantôt avec tumeur, tantôt sans
tumeur ; mais ce genre a cela de particulier, que l'enflure est beaucoup plus
considérable dans le tibia que par-tout
ailleurs. Parmi tous les maux dont cette
maladie est accompagnée, il n'y en a
point qui soit plus fréquent que la douleur du dos , & c'est le premier qui se
fait sentir dans ceux qui en sont attaqués. Ces douleurs ont même cela de
commun qu'elles rendent la partie extrêmement sensible, de sorte qu'on ne
sauroit y toucher ; mais cette sensibilité
s'évanouit peu-à-peu : on la guérit avec
les laitages. Les Suédois sont sujets à
une maladie assez rare, que *Schenckius*
appelle *dievaren* ou *laufendovaren* , &
que Bartholin , *Act. Haffn. tom. II. n°.
118.* & l'*Ill. Linneus* nomment *la volage* ; c'est une douleur violente qui attaque de temps en temps différentes parties , qui augmente principalement la
nuit , & qui ne subsiste gueres qu'une
demi-heure dans la même place. Elle
passe en un instant des jambes aux coudes , aux cuisses, au bras, en abandon-

nant fon premier fiege, fans qu'il paroiffe aucun figne extérieur, fi ce n'eft qu'on voit, au rapport de *Schenckius*, un grand nombre d'afcarides fortir de la partie affectée ; les douleurs font fi fortes, que le malade pouffe les hauts cris, demande à Dieu la mort ou un prompt fecours ; il eft cependant délivré de ces douleurs dans peu d'heures, à moins qu'elles ne fe jettent fur le bas-ventre, car alors elles font plus opiniâtres, & accompagnées de tenfion du bas-ventre, d'anxiétés, d'aphonie, comme l'a obfervé l'*Ill. Linneus.* Freind, *hift. méd.* fait mention d'une maladie qui a beaucoup de rapport à celle-ci.

8. *Rheumatifmus faltatorius*, Cardani, *lib. 3. de venenis ; Flatueux*, appellé *nakir* par Albucafis. *Spafmus flatulentus* par Plater, *pag. 277.* on ignore ce qu'il entend par-là. *Rhumatifme vermineux.* Voyez Tiffot, *Avis au Peuple touchant le rhumatifme, chap. 11. n°. 165.*

Les enfans, dit l'Auteur, font fujets à des douleurs fi violentes & fi univerfelles, qu'ils jettent les hauts cris pour peu qu'on les touche. Prenez garde à ne point traiter cette maladie comme
le

le rhumatifme ordinaire ; elle eſt cauſée par les vers , & les malades ne les ont pas plutôt rendus, qu'elle ceſſe. Voilà ce que dit le ſavant *Tiſſot.*

9. *Rheumatiſmus febricoſus,* Morton, *cap. 9. hiſt. 22. Febris intermittens rheumatiſmum ſimulans, ſeu Febris rheumatica ejuſdem, hiſtor. 12. pag. 84. hiſt. 10. ad 14.* Rhumatiſme compliqué de fievre.

Voici les ſignes auxquels on le connoît, 1°. les urines ſont briquetées ; 2°. les douleurs reviennent par intervalle de deux jours l'un , & même tous les jours avec le friſſon, & ceſſent enſuite ; 3°. on le connoît auſſi au pouls , à moins qu'il ne ſoit concentré par la violence de la douleur ; 4°. aux accès qui ont précédé.

La méthode curative de *Morton*, dans le cas où la violence de l'accès fait craindre une ſyncope, conſiſte 1°. à ſaigner copieuſement le malade ; 2°. à lui donner un vomitif ſix heures après ; 3°. le quinquina avec le laudanum. *Morton* a éprouvé pluſieurs fois que l'émétique appaiſe les douleurs du rhumatiſme.

La quarte chronique eſt ſouvent ſuivie d'un rhumatiſme, ainſi que Ballonius, *lib. de rheumatiſmo*, & Fréd. Hoff-

Tome *VI.*   E

mann après lui l'ont obfervé ; mais cette efpece approche du rhumatifme fcorbutique.

10. *Rheumatifmus metallicus*, Doazan, Médecin de la Faculté de Montpellier. Rhumatifme métallique.

Cette efpece eft familiere aux Peintres, aux Potiers, aux Doreurs, à ceux qui broyent les couleurs, qui peignent les talons des fouliers des femmes en rouge, qui font le plomb laminé ; aux Fondeurs, à ceux qui boivent du vin édulcoré avec la litharge, &c. & elle commence fans être précédée de la colique de Poitou. Elle fe manifefte par une ftupeur & une démangeaifon dans les mains & les bras, par la contraction des doigts, la blancheur, la mucofité de la langue, fans que le pouls foit pour céla plus fréquent. Elle s'aigrit par les faignées réitérées, par les émolliens pris intérieurement, ou appliqués extérieurement ; elle s'appaife par les émétiques draftiques, mais le lendemain elle dégénere en des douleurs lancinantes, mordicantes, contondantes dans les jambes, les genoux, les tibias, les pieds, qui obligent les malades à jeter les hauts cris ; mais prefque tous guériffent au bout de dix ou douze jours lorſqu'on a ſoin de les purger de deux jours l'un, de leur donner des lavemens de vin & d'huile, & le ſoir des narcotiques, par exemple, du laudanum & un bol de thériaque. Cette eſpece eſt infiniment plus rare que la colique de Poitou.

Telles ſont les obſervations qu'a faites à l'Hôpital de la Charité de Paris le ſavant Médecin de Bourdeaux que je viens de citer. Il aſſure que les malades ne tardent pas à ſentir des douleurs cruelles & lancinantes dans les extrémités inférieures, & à être paralyſés des bras, à moins qu'on n'emploie les mochliques, & qu'on a toutes les peines du monde à la guérir avec les édulcorans.

Cure dont *Lobb* ſe ſert pour le rhumatiſme aigu, ou pour la fievre rhumatique, Theophil. Lobb, *tract. pract. cap.* 9. *tom.* 2.

Madame *Witham*, âgée de 55 ans, reſſentit le premier de Juin des douleurs violentes dans tout le corps. Ses yeux étoient comme enflammés, elle tomboit de temps à autre dans le délire, ſa reſpiration étoit prompte & courte, elle étoit extrêmement altérée, elle avoit une toux opiniâtre, le pouls fré-

E. ij

quent & affez fort , & la peau brûlante.
Elle fit appeller le fecond jour le Docteur Lobb, qui ne jugea pas à propos
de la faire faigner, & qui lui ordonna
de prendre toutes les fix heures un bol
atténuant , & de boire par-deffus de
l'infufion de méliffe. Ce bol étoit compofé de nitre, de fleur de foufre , de
pierre de contrahierva , de chacun 7
grains ; de fel de fuccin, de fel volatil
de cochenille, de fafran , de myrrhe,
de chacun deux grains. Il lui enjoignit
en outre de prendre toutes les trois
heures trois cuillerées d'un julep atténuant, compofé de deux fcrupules de
fel d'abfinthe , de fix onces de petit-
lait alexitaire , d'une once & demie
d'eau de cinnamome, de quarante gouttes d'efprit de nitre dulcifié, de firop
de limon & de méliffe, de chacun deux
drachmes. La malade prenoit enfuite
vingt-cinq gouttes d'une mixtion compofée d'efprit de vitriol dulcifié & de
teinture de fafran , de chacun deux
drachmes, par-deffus laquelle elle bu-
voit un verre de décoction de corne
de cerf & de vin blanc.

Elle prenoit dans fes langueurs un
julep compofé de petit-lait alexitaire,

d'eau de brioine compofée, d'efprit de lavande, & de teinture de myrrhe.

La fievre diminua le cinquieme jour, elle ceffa le feptieme, & la douleur le huitieme. Pour hâter la cure, le Docteur *Lobb* lui prefcrivit le quatrieme jour un julep compofé avec l'antimoine diaphorétique, la pierre de contrahierva, le diafcordium, la cochenille, le fel d'abfinthe, le petit-lait alexitaire, l'eau de brioine compofée, le firop d'althæa, & la teinture de caftoreum, & ainfi confécutivement.

Si la malade eût été à Montpellier, on l'eût faignée dès le commencement trois fois par jour; on l'eût gorgée de décoction de chicorée, ou d'infufion de capillaire; on lui eût donné en fe couchant des narcotiques, & on l'eût purgée du moment que la fievre auroit diminué, ainfi que *Sydenham* le pratiquoit à Londres.

Lobb a guéri un jeune homme de 22 ans d'une vraie pleuréfie fans le faigner, avec des fudorifiques, des cordiaux, des emplâtres & des véficatoires au coude. On peut voir là-deffus les *obf.* 49 & 50 *du tome* 2. & fur-tout les aphorifmes qui terminent fon ouvrage,

E iij

& dans lefquels il affure que l'on peut guérir toutes les maladies fébriles, inflammatoires, ardentes, putrides, & même les maladies malignes, les plus aiguës fans purgatif, fans émétique & fans faignée, ainfi qu'il l'a lui-même pratiqué plufieurs fois.

Je conclus de là que la nature eft le meilleur Médecin auquel on puiffe recourir, puifque malgré les obftacles qu'on lui oppofe, elle vient à bout de guérir les malades des maux qui les affligent.

11. *Rheumatifmus dorfalis*, Lommii, *de tabe dorfali;* Rhumatifme dorfal. C.

C'eft celui qui eft caufé par l'excès de Vénus. *Voyez le lombago occafionné par le fatyriafis;* voyez *l'étifie dorfale.*

12. *Rheumatifmus miliaris*, Bonté, *Journal de Méd. Janvier 1757.* Rhumatifme miliaire.

Cette efpece eft familiere aux accouchées, lorfque l'éruption miliaire commence à s'écailler. Les douleurs vagues qui fe faifoient d'abord fentir dans les vifceres, fe répandent fur les extrémités. Il s'éleve fur les articulations une tumeur pareille à celle qu'excite la goutte rhumatifmale; la peau devient dans cet endroit tranfparente, fans être œdémateufe ; cette tumeur pâle & luifante paffe d'un genou à l'autre, eft opiniâtre ; les douleurs font aiguës & empêchent les malades de marcher, car le moindre tact en augmente la violence ; l'écoulement abondant d'urines troubles eft une crife falutaire dans cette maladie, c'eft pourquoi les remedes diurétiques, affociés aux légers diaphorétiques, font ici très-utiles, tel que le petit-lait dans lequel on a fait bouillir de la racine de fquine.

13. *Rheumatifmus fugax* ; *Courbature*, vulgairement appellée *douleurs rhumatiques*. B.

C'eft une douleur qui fe fait fentir, au commencement des fievres aiguës & inflammatoires, dans tous les membres & dans les aponévrofes des mufcles, elle eft accompagnée d'un fentiment de laffitude ; on la diffipe par les faignées & les autres remedes propres à ces maladies. Les malades difent qu'ils fe fentent brifés & rompus dans tous les membres, comme s'ils avoient reçu plufieurs coups de bâton.

14. *Rheumatifmus necrofeos.* Voyez la gangrene feche occafionnée par le feigle ergotté.   E iv

La douleur commence par un engourdissement du pied, qui gagne insen-
siblement les jambes, les cuisses, les
mains & les bras; elle devient ensuite
très-violente, & pour ainsi dire brûlante; l'air froid l'adoucit, mais les parties qu'elle affecte, maigrissent considérablement & deviennent noires,
c'est-à-dire, qu'elles tombent en gangrene seche.

15. *Rheumatismus convulsivus*; Rhumatisme convulsif. C.

C'est une douleur violente des extrémités, du dos, des lombes, accompagnée d'une rétraction spasmodique des
bras & des jambes; elle dégénere quelquefois en stupeur, suivie de gangrene
seche aux extrémités, comme il arrive
dans la nécrose occasionnée par le seigle ergotté & comme il arriva dans
celle qui fut épidémique en Flandre;
cette même douleur subsiste quelquefois
sans que la gangrene survienne.

IV. *CATARRHUS ; Caterre, Ca-tarrhe ;* appellé par les Italiens *Infreddatura ;* par les Efpagnols, *Romadizo ;* par d'autres, *Flu-xion, Défluxion, Diftillation.*

Caractere. C'eft une douleur froide dans les parties voifines du cou, accompagnée de la toux ou du coryza, & d'une légere enflure de la partie occafionnée par les viciffitudes de l'air. C.

Le caractere de cette maladie eft très-difficile à connoître ; mais l'on doit faire d'autant moins de fond fur celui qui eft fondé fur une caufe cachée, qu'il eft faux. Les Anciens le définiffent un *dépôt d'humeurs ;* d'autres un écoulement de férofité de la tête fur les parties ; mais ni ce dépôt, ni cet écoulement ne tombent point fous les fens.

1. *Catarrhus benignus ;* Catarrhe benin.

La douleur catarrhale eft fouvent accompagnée d'un fentiment de froid, & provient fouvent auffi du froid qu'on a pris, ce qui lui a fait donner le nom de *froide ;* mais elle eft quelquefois accompagnée de rougeur, & d'une phlogofe lymphatique. Par exemple, la

E v

peau chevelue eſt rouge dans la céphalalgie catarrhale, & quoique je ſois per-
ſuadé que cette maladie vient ſouvent
du défaut de tranſpiration, perſonne
n'ignore cependant qu'elle eſt occaſionnée non-ſeulement par le refroidiſſement ſubit de l'air, par un vent froid,
mais encore par la chaleur qui ſuccede
tout-à-coup au froid, de même que par
l'inſolation ; & de là vient que les catarrhes ſont beaucoup plus fréquens
dans le printemps que dans l'hiver, à
cauſe des variations du temps. Il eſt
certain que les perſonnes accoutümées
à la chaleur ſont infiniment plus ſenſibles à un froid médiocre, qu'à un froid
violent, continu & uniforme. Si un
homme échauffé s'expoſe au froid, quelque léger qu'il puiſſe être, ſa peau ſe
reſſerrera davantage qu'elle ne l'auroit
fait, ſi le froid l'eût ſaiſi dans toute autre
diſpoſition. La tranſpiration inſenſible
qui ſe fait par tous les pores du corps,
eſt la moitié des alimens que l'on prend,
ou de la quantité d'urine que l'on
rend ; ſavoir d'environ 46 onces. Cette
matiere eſt âcre & urineuſe, & ne
peut être retenue dans le corps, qu'elle
n'irrite les parties, & ne faſſe enfler le

tiſſu cellulaire, d'où s'enſuit une enflure, une douleur, & ſouvent une
petite fievre, qui augmente vers le
ſoir, & qui eſt accompagnée de friſſon
& de friſſonnement. Voyez *Quotidienne
continue catarrhale.* Cet état, eu égard
au froid & à la fievre, a beaucoup d'affinité avec la quotidienne continue hyſtérique, avec cette différence que la
catarrhale eſt preſque toujours précédée du coryza, de la toux, de l'enrouement, de maux de dent, d'oreille,
&c. les douleurs catarrhales s'étendent
ſouvent dans le dos, les bras, la poitrine, & cauſent une douleur de poitrine & une pleuréſie catarrhale; mais
pour l'ordinaire elles font enfler les
joues, elles gênent le mouvement de
la mâchoire, & cauſent un torticolis.
Or c'eſt ce concours d'affections que
l'on nomme catarrhe; il differe entiérement du rhume, quoiqu'il ait le même
principe, par le ſiege qu'il occupe, la
dyſpnée & la toux dont il eſt accompagné.

Les douleurs catarrhales ſe diſſipent
peu-à-peu par le retour de la tranſpiration, par une diete légere, les boiſ-
ſons chaudes, la chaleur de l'air &

E vj

l'exercice. Dans le cas où elles font violentes, il faut avoir recours à la faignée, & fur-tout purger le malade à deux différentes fois, & lui donner le foir un fcrupule de thériaque récente. Lorfqu'elles font continues, c'eft un figne qu'elles font compliquées d'un rhumatifme chaud; & il faut les combattre avec le laitage & les bains d'eaux minérales fulfureufes. Il y a des gens qui confondent le catarrhe avec le rhume, & qui appellent catarrhe chaud, le rhume qui dégénere en phthifie.

Ceux qui traitent du catarrhe malin, entendent vraifemblablement par là, la fievre catarrhale maligne des Allemands, laquelle eft une efpece d'hémitritée, qui, comme l'obferve *Brendel*, n'a rien de commun avec le catarrhe, ou du moins la quinte ou la grippe.

2. *Catarrhus ferinus ;* Quinte, Coqueluche.

Voyez à ce fujet ce que je dis de la toux férine; car la toux eft fon principal fymptome, indépendamment des douleurs aiguës dans le dos & dans la poitrine dont il eft accompagné.

3. *Catarrhus epidemicus ;* Grippe, Folette. A.

On ne doit point le confondre avec la *fievre catarrhale maligne* de Juncker, de Nenter, & des autres Auteurs Allemands, qui n'a rien de commun avec le catarrhe que le nom.

La seule différence qu'il y a entre la grippe & la quinte, est que la premiere est épidémique, & se communique d'un endroit à un autre. Ce catarrhe est causé par le vice général de l'air; & lorsque le vent du couchant succede au milieu de l'hiver à un vent du nord froid, il devient beaucoup plus fréquent que si le froid eût continué. Il est souvent accompagné de la fievre à l'approche de la nuit. Voyez *Quotidienne continue catarrhale.* Il est extrêmement incommode par le frissonnement continuel dont il est accompagné pendant deux ou trois jours, & que le malade est cependant le maître d'arrêter jusqu'à un certain point, en resserrant pour ainsi dire la peau, & en faisant effort sur lui-même. Il est compliqué d'un sentiment de froid dans différentes parties du corps, de la toux, du coryza, d'une pesanteur de tête, auxquelles se joint une distillation par le nez & la bouche. Lorsque le catarrhe eft mûr, les crachats deviennent épais, on rend quantité de morve, & juſqu'alors on paſſe la nuit dans des inquiétudes continuelles ; on perd l'appétit, on eſt foible, & l'on touſſe continuellement. Conſultez pour la cure *Riviere, Hoffmann,* &c.

Les Auteurs font auſſi mention d'un catarrhe ſuffocant, mais j'ignore ce qu'ils entendent par là, à moins que ce ne ſoit la toux ſuffocative. Pluſieurs appellent ainſi les aſphyxies ou les morts ſubites, dont pluſieurs ſont cauſées par la rupture d'un anévryſme interne, d'autres par la rupture d'une vomique, d'autres par une apoplexie, &c.

Voyez au ſujet du catarrhe, quotidienne continue, toux, rhume, coryza, céphalalgie, & les autres genres.

4. *Catarrhus Bellinſulanus,* Diar. Med. Novembre 1757, par *Rochard,* Maître en Chirurgie. *Maladie particuliere des glandes, endémique à Belle-Iſle en mer.* B.

Il ſurvient une enflure œdémateuſe dans les glandes du cou, dans les glandes maxillaires, & dans les parotides cutanées. La tumeur ſe manifeſte d'abord dans l'angle de la mâchoire, & groſſit au point de rendre le malade

difforme ; elle eſt molle , & cependant
douloureuſe. La maladie commence ſans
fievre , mais avec inappétence & laſſitude ; & au bout de quelques jours , ſi
l'on commence la cure par la ſaignée ,
le teſticule du même côté , & tous les
deux même , ſi le cou eſt affecté des
deux côtés , s'enflent & deviennent
douloureux. Cette maladie attaque les
ſoldats qui ſont en faction , & qui reſ-
tent expoſés à l'air.

On la guérit par une potion légérement émétique , & enſuite par des délayans chauds , d'où l'on paſſe à la ſaignée. On la prévient en ſe garantiſſant
du froid & du brouillard. On diſtingue
donc cette eſpece des autres par l'enflure accidentelle des teſticules.

5. *Catarrhus rubeoloſus.*

Ce catarrhe eſt l'avant-coureur de
la *rougeole*, de même que la crampe
nommée *granf*, l'eſt de la *miliaire ;* je
veux dire , qu'avant l'éruption de la
rougeole le malade touſſe ſouvent,
éternue, larmoie, eſt affecté d'un coryza, en un mot, tout ſemble annoncer un catarrhe ; mais l'éruption ne
commence pas plutôt à ſe faire, que
tous ces ſymptomes diſparoiſſent, à

l'exception d'une toux feche, qui incommode quelquefois le malade, & qui donne beaucoup à faire au Médecin. Ajoutez-y l'angine catarrhale, les douleurs de tête, & les autres accidens du catarrhe. Ce catarrhe differe entiérement du catarrhe épidémique ordinaire.

6. *Catarrhus pectoreus;* Catarrhe de la poitrine. L.

Une Demoifelle n'ayant porté dans un temps froid qu'un voile de foie fur fa poitrine, qu'elle avoit coutume de bien couvrir, éprouva pendant plufieurs mois à la partie antérieure de la poitrine, une douleur qui augmentoit un peu par le tact; la longueur de la maladie l'affligea beaucoup; & la toux lui étant furvenue, elle craignit de devenir pulmonique. Cette douleur cependant étoit purement catarrhale, & occafionnée par l'arrêt de la tranfpiration; les bouillons édulcorans & l'ufage du lait furent inutiles, ce ne fut qu'en portant pendant quelque temps fur la poitrine un mouchoir épais & chaud, qu'elle rappella fur cette partie la chaleur & la tranfpiration, ce qui diffipa la douleur & la toux.

Il y a des douleurs qui, quoiqu'elles affectent une partie éloignée du cou & du visage, & qu'elles n'ayent pas été précédées ni par la toux, ni par le coryza, ni par l'éternument, doivent cependant être regardées comme catarrhales, lorsqu'il est évident qu'elles sont le produit d'une transpiration arrêtée; & c'est en quoi elles different du rhumatisme. Il ne reste aucun doute sur l'origine de ces douleurs, si elles se dissipent par l'application d'un drap chaud, ou d'autres tégumens épais sur la partie affectée, ainsi que par l'usage de remedes délayans & diaphorétiques; il faut cependant avouer que le diagnostic de ces sortes de douleurs est souvent difficile & obscur.

7. *Catarrhus caninus*, Journal de Médecine, Février 1765.

C'est un catarrhe épidémique, qui régna il y a peu de temps à Montpellier, à Lyon, & dans presque toute la France, sur les chiens, dont elle fit périr le plus grand nombre; cette maladie commençoit par un froid & un frissonnement, suivis de toux, de coryza, de salivation, de dégoût, & d'une si grande foiblesse, que ces animaux paroîsfoient paralytiques, ne pouvant pas fe foutenir fur les pattes de derriere. *Voyez* l'obfervation que M. *Fournier*, Médecin de Dijon, a publiée fur cette maladie en 1764. Cette épidémie s'eft renouvellée cet hiver 1765 ; & M. *Defmars*, qui l'avoit obfervée en 1763, ajoute aux fymptomes ci-deffus mentionnés, la toux, la difficulté de refpirer, & une abondance de matieres vifqueufes fur les yeux. Parmi les chiens attaqués de cette maladie, quelques-uns mouroient en peu de temps, faifis de vertige; d'autres ne périffoient qu'au bout d'un mois, entiérement maigres; on trouva dans les cadavres le cerveau affaiffé, le poumon vicié, l'eftomac rempli d'une faburre putride, qui exhaloit une puanteur infoutenable.

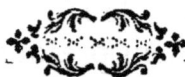

V. *ANXIETAS* , *Inquiétude* ; appellée par Hippocrate & d'autres, *Dysphoria, Asse, Aporia, Riptasmos, Adaimania, Blestrismos & Alismon ; Inquietudo,* par Sennert ; *Restleness,* en Anglois ; *Desassosiego* , en Espagnol.

C'est une sensation incommode qui ne permet point au malade de rester en place ; mais c'est à ceux qui l'ont éprouvée, à nous apprendre en quoi elle differe des maladies qui lui ressemblent.

1. *Anxietas febrilis* ; Anxiété fébrile , Boerhaave, *aphor.* 631. A

Son savant Commentateur en admet trois especes ; savoir , 1°. l'anxiété, qui dans les fievres aiguës est causée par la difficulté que le sang trouve à circuler dans le ventricule gauche du cœur, & dans les grosses ramifications de l'aorte. Elle est accompagnée de l'inégalité, & sur-tout de la foiblesse du pouls, d'un resserrement de cœur & des visceres ; elle est très-cruelle & très-dangereuse ; 2°. l'anxiété occasionnée par le défaut de circulation dans le ventricule droit, & dans les ramifications de l'artere pulmonaire, à cause de l'engorgement des vaisseaux artériels & veineux dans les maladies aiguës du poumon, comme la péripneumonie, l'esquinancie, l'orthopnée; & celle-ci est accompagnée de soupirs plus fréquens & plus profonds, d'un sentiment de pesanteur dans les hypocondres, d'une angoisse insupportable, d'une dyspnée suffocative, & ce symptome est le pire de tous, si l'on excepte la premiere espece qui s'y joint très-souvent; 3°. l'anxiété causée par le défaut de circulation dans la veine porte dans les fievres aiguës, laquelle est accompagnée d'une cardialgie incroyable, d'une angoisse violente dans l'orifice supérieur de l'estomac, & d'un sentiment de pesanteur très-incommode, qui oblige les malades à se donner des coups de poing. Elle est quelquefois suivie d'un ictere salutaire, qui garantit le malade de la mort.

Voyez la description, les signes & les indications de ces variétés, qui sont la précordiale, la pulmonaire, & l'épigastrique chez l'*Illustre Van Swieten*, qui a hérité du savoir & de la réputation de *Boerhaave*.

2. *Anxietas spasmodica*, Boerhaave, *aphor.* 633. Anxiété spasmodique.

C'est cette anxiété violente du diaphragme & de l'estomac qui tourmente souvent les femmes hystériques, surtout les hypocondriaques & autres semblables personnes dont le genre nerveux est extrêmement tendre & délicat, sur-tout lorsqu'on remue leurs humeurs avec des purgatifs âcres. Elle est accompagnée d'angoisses, de soupirs, d'oppression, de nausées, de douleurs & d'une agitation extraordinaire, ce qui joint à l'image de la mort dont la malade porte l'empreinte sur le visage, répand la terreur dans les esprits des assistans.

Cette espece, quoiqu'infiniment plus effrayante que les autres, est cependant moins dangereuse, vu qu'elle cesse au moyen d'un écoulement abondant d'urine limpide, par une éruption de vents par haut & par bas, par l'odeur des liqueurs spiritueuses & autres secours semblables, outre qu'elle n'est point accompagnée de fievre, quoique le pouls soit bas, serré, sans être plus fréquent.

3. *Anxietas agonistica;* Angoisses de la mort. A.

C'eſt celle qui précede la mort, & qui a coutume de l'annoncer dans toutes les maladies aiguës ou chroniques, & qui differe par conſéquent des précédentes. Elle eſt accompagnée de l'obſcurciſſement de la vue, de l'inégalité, de la foibleſſe, & de l'irrégularité du pouls, de la pâleur du viſage, du délire, d'une oppreſſion de poitrine, de la palpitation du cœur, & de l'abattement des forces muſculaires. Elle eſt cauſée par un ſentiment confus du péril dont la vie eſt menacée, à cauſe des obſtacles qui s'oppoſent à la circulation, & de l'impuiſſance où eſt la nature de les ſurmonter.

4. *Anxietas cardiaca* ; Anxiété de cœur. D.

C'eſt celle qui ſans aucune maladie inflammatoire & ſans aucune fievre, eſt cauſée par un obſtacle qui s'oppoſe à la circulation, ſoit qu'il ſe trouve dans le cœur, ou dans les environs, par exemple, par un polype, un anévriſme, un ſang coagulé par le venin de la vipere, ou tel autre ſemblable.

5. *Anxietas tibiarum*, Aſtruc, des malad. vénériennes. Anxiété des jambes.

Rien n'eſt plus fréquent que cette

maladie dans la pratique, & cependant il n'y en a aucune fur laquelle les Auteurs gardent un plus profond filence. On voit tous les jours des femmes, & fur-tout des hommes goutteux & affectés de rhumatifmes, qui lorfque le foir vient, ne peuvent tenir leurs jambes en place pendant une minute à caufe de l'inquiétude qu'ils y fentent, que l'agitation appaife, & qui ceffe tout-à-fait, dès qu'ils font couchés.

On trouvera ce qui concerne les inquiétudes des autres parties, à l'article des maladies auxquelles elles appartiennent. Au refte, il y a quantité de maladies qui fe déclarent dans les enfans par des inquiétudes, principalement lorfqu'ils font aux langes.

6. *Anxietas à morfu felis iratæ*; Anxiété caufée par la morfure d'un chat en colere, *Morgagni, epift.* 61. 14. L.

Un homme ayant été mordu à la jambe par fon chat qui étoit en colere, éprouva quatre jours après une anxiété confidérable dans les parties voifines du cœur. On étoit certain que le chat n'étoit pas hydrophobe. Les faignées, les fcarifications, l'application des ventoufes fur la partie affectée, furent inu-

tiles ; il n'y eut que les bains réitérés
plufieurs fois, qui foulagerent ce malade, & la fievre éphémere étant furvenue avec une fueur copieufe, il fut
entiérement guéri ; mais, toutes les fois
que la lune étoit dans fon plein, il
éprouvoit, dans l'endroit de la morfure, qui étoit encore livide, des irritations, qui fe communiquoient au voifinage du cœur, & lui caufoient une
anxiété confidérable qui ne cédoit qu'à
la faignée ; le retour périodique de ces
irritations dura deux ans de fuite :
quant aux autres efpeces d'anxiétés,
voyez les différentes maladies auxquelles elles appartiennent. Les enfans au
lait font fujets à beaucoup de maux
qu'on attribue à l'anxiété qu'ils éprouvent lorfqu'ils font étroitement ferrés
dans leur berceau.

VI. *LASSITUDO*, *Laffitude* ; en
Grec, *Copos* ; en Anglois,
Wearinefs ; en Italien, *Stra-
chezza* ; en Efpagnol, *Canfancio*.

C'eft une fenfation incommode accompagnée de foibleffe, laquelle oblige
à prendre du repos pour réparer les
forces

forces qu'on a perdues. Elle paroît pro-
venir de l'engorgement des muscles,
& celui-ci du sang qui croupit dans
leurs vaisseaux capillaires & qui les distend, soit à cause de la dissipation du
fluide nerveux qui s'est faite par les
exercices qui ont précédé, ou du peu
qu'il s'en trouve dans les membres,
comme cela arrive au commencement
des maladies.

Galien en compte sept especes, mais
sa division est plutôt fondée sur la Logique, que sur la pratique de la Médecine. De ce nombre sont la laffitude
tensive, *copos tonodes*; la laffitude ulcé-
reuse, *copos elcodes*, laquelle est accompagnée du frissonnement, & d'un sentiment pareil à celui que cause une épine
fichée dans le corps; la laffitude phlegmoneuse *copos phlegmonodes* ou chaude,
qui est accompagnée d'un sentiment de
chaleur; *copos ischnotes*, qui est accompagnée de la sécheresse du corps, &c.

1. *Laffitudo à labore*, Hippocrat. *de
diætâ*, *lib.* 2. Herellius, *differt. de laffi-
tudine*, *Altdorff.* 1706. Laffitude causée
par le travail. B.

C'est celle que cause le mouvement,
soit dans le tout, soit dans la partie;

& qui, comme l'obſerve *Hippocrate*, eſt en raiſon compoſée du mouvement & de la foibleſſe qui ont précédé, de ſorte que plus le mouvement eſt violent & la force petite, plus la foibleſſe eſt grande, & au contraire. Cette laſſitude eſt proportionnée, non-ſeulement à la violence du mouvement, mais encore à ſa continuité, & au peu d'habitude qu'on s'en eſt faite. Par exemple, quelque léger que ſoit un travail, un homme qui n'y eſt point fait, ſe fatiguera d'autant plutôt, qu'il eſt obligé de bander plus long-temps certains muſcles, & c'eſt la raiſon pour laquelle, comme le démontre très-bien *Alphonſe Borelli*, ceux qui ſe tiennent debout, ſe fatiguent plutôt que ceux qui marchent. Il eſt aiſé de comprendre pourquoi les convulſions violentes, par exemple, les accès d'épilepſie ſont toujours ſuivis de laſſitude.

2. *Laſſitudo à pathemate* ; Laſſitude cauſée par les paſſions. B.

Elle procede, ou de la colere, qui envoie tout-à-coup le fluide nerveux dans tous les membres & le diſſipe, ou d'une frayeur ou d'une joie immodérée, qui épuiſent les forces d'une

maniere qui nous est inconnue, d'où
s'ensuit la difficulté de mouvoir le corps,
& par conséquent la lassitude. On peut
mettre de ce nombre celle que causent
les maux de douleur & les veilles ex-
cessives.

3. *Lassitudo à fluxu*; Lassitude causée
par un flux. L.

C'est celle qui est causée par un *flux
de ventre*, lors sur-tout qu'il est accompagné de tranchées, comme une
diarrhée avec tranchées, le tenesme,
la dyssenterie, le cholera morbus, ou
par un *flux de sang*, aussi bien que par
la saignée, & une perte de sang; ou
enfin par un *flux de sérosité copieux*, par
exemple, une gonorrhée, une perte
de semence, un écoulement subit de
pus causé pas la rupture d'un aposteme.

4. *Lassitudo à calore*; Lassitude causée par la chaleur. B.

C'est celle qui est causée au printemps par la chaleur de l'atmosphe-
re, par celle des bains, des étuves,
&c. laquelle relâchant tout-à-coup
les fibres motrices & les affoiblissant,
est suivie de lassitude, d'autant plus que
la pesanteur du corps ne diminue point
proportionnellement à la foiblesse.

F ij

5. *Laffitudo à plethorá*; Laffitude caufée par la pléthore. B.

Telle eft celle que caufe la crapule
ou l'excès dans le boire & le manger,
la fuppreffion des ordinaires & des autres flux auxquels on eft habitué, le
trop long fommeil, &c.

6. *Laffitudo febrilis*, Profper Alpini,
de præfag. vit. lib. 2. cap. 21. Laffitude
fébrile. B.

Elle eft de deux efpeces; car ou elle
fe manifefte au commencement des maladies, fur-tout des maladies aiguës, &
c'eft à fon fujet qu'*Hippocrate* dit que
*les laffitudes fpontanées annoncent une
maladie*, & elle eft caufée, foit par la
pléthore, foit par la foibleffe univerfelle qu'occafionnent l'engorgement
des vaiffeaux, & la réfiftance que le
fang oppofe au cœur, foit par le fentiment confus du danger dont le corps
eft menacé. Ce qui donne lieu de croire
que la pléthore a lieu dans ces fortes de
de cas, eft le défaut de tranfpiration,
qui eft la fource de quantité de maladies, & la néceffité de la faignée dans
prefque toutes les maladies aiguës,

Ou bien la laffitude furvient après
que la fievre s'eft déclarée; elle eft

accompagnée de douleurs dans différentes parties du corps, & elle est beaucoup plus grande dans le typhus, la péste & les autres maladies malignes. *Voyez* asthénie fébrile. *Voyez* aussi pour le pronostic de cette espece Prosper Alpin, *de præsag. vit. lib. 2 cap. 21.* La lassitude locale dans le déclin des fievres, annonce un abcès ou un apostème, suivant Hippocrate, *aphor. 31. 32. sect. 4.*

7. *Lassitudo scorbutica*, Lind, *de scorbuto*; *Lassitudo ostocopos* des Grecs; *ulcerosa* des Anciens. Lassitude scorbutique. L.

Dans le premier période du scorbut, le malade tombe dans une paresse extraordinaire, qui dégénere en une lassitude, accompagnée d'engourdissement dans les genoux, de foiblesse, pour peu qu'on agisse, & de dyspnée; & ces deux derniers symptomes, savoir la lassitude & la dyspnée, continue jusqu'à la fin de la maladie, avec cette différence, que dans le second & le troisieme période, la foiblesse augmente considérablement.

8. *Lassitudo cachectica*, Helvetius, *de lassitudine*; Lassitude cachectique. L.

C'est celle qui accompagne les maladies chroniques cachectiques, dont les principales font l'ictere, les œdemes & les autres genres. Celle qui est causée par des *tænias* dans les premieres voies, mérite une attention particuliere, d'autant plus que son principe ne tombe point sous les sens, comme celui de la lassitude qui affecte les sujets ascitiques, œdémateux, corpulens & convalescens.

VII. *STUPOR*, *Engourdissement*; en Grec, *Narke*; en Latin, *Obdormitio*.

C'est une sensation incommode qui émousse le sentiment. Il differe de la stupeur, en ce que celle-ci est simplement suivie de l'affoiblissement du sentiment & du mouvement, au lieu que l'engourdissement est une sensation particuliere qu'on éprouve lorsque l'olécrane ou les nerfs souffrent une forte pression, ou lorsqu'on reste long-temps appuyé sur le bras après le dîner. Il differe de la crampe, avec laquelle il est quelquefois compliqué, en ce que l'on ne sent point dans les muscles engourdis cette rigidité inséparable de la plupart des crampes.

1. *Stupor à pressione* ; Engourdissement causé par la pression. L.

C'est celui qu'on éprouve dans les
membres, lorsqu'ils sont long-temps
pressés par leur propre poids, ou par
un poids étranger, & qu'ils restent
long-temps en place.

C'est aussi celui que cause la contu-
sion de l'olécrane ou des autres parties, dont les gros nerfs sont situés sous
la peau. Lorsqu'il est universel & cons-
tant, il annonce une hémiplégie ou
une apoplexie ; il n'exige aucun re-
mède, lorsqu'il est partiel & passager.

2. *Stupor formicans* ; Fourmillement ;
en Latin, *Formicatio.*

Cette espece a cela de singulier, que
la douleur qu'elle cause est semblable
à celle qui seroit produite par un mi-
lier de fourmis ou de piquans dans la
partie engourdie, & qu'elle ralentit son
mouvement, sans y causer cette rigidité qui a lieu dans les crampes.

Il se dissipe de lui-même par les frictions, par des applications chaudes,
sur-tout en frottant la partie avec de
l'eau-de-vie chaude, de l'eau de lavande, de thym, de romarin. Au cas
qu'il continue, il faut avoir recours aux

F iv

remedes qu'on emploie pour la paralyſie.

La théorie de cette maladie eſt encore très-obſcure. Elle paroît être cauſée par la ſtagnation & la congeſtion du
fluide nerveux dans les parties affectées; ce qui fait que lorſqu'on les tient
en l'air, elles perdent le ſentiment, elles
ſe meuvent avec peine, & l'on y ſent
une légere douleur.

Le fourmillement eſt ſouvent un
accident des maladies ſoporeuſes, &
même des dyſcinéſies, par exemple,
de la paralyſie. Il differe de l'*aneſthéſie*,
& des autres maladies auxquelles on
donne le nom de *dyſeſthéſies*, par la
douleur & l'anxiété ſinguliere dont il
eſt accompagné.

J'ai cent fois ſenti des fourmillemens
au front & au viſage, toutes les fois
que je baiſſois la tête; & dans ce cas,
il paroît par la rougeur du viſage & par
les lois de l'hydraulique, que le ſang
afflue avec plus de rapidité dans les
vaiſſeaux capillaires, les irrite, & diftend peut-être les orifices des vaiſſeaux
lymphatiques; d'où il ſuit qu'on ne doit
pas toujours l'attribuer à l'acrimonie
des humeurs.

Stupor à gelu ; en langage du pays, *Grepi ;* en François, l'*Onglée.* B.

C'est cette espece qui affecte les extrémités des doigts des mains & des pieds, lorsqu'il fait extrêmement froid. Elle vient peu-à-peu, & elle est accompagnée de la rigidité & de la stupeur de la partie, d'une douleur aiguë, & d'un froid glacial. Elle differe de la crampe.

4. *Stupor à torpedine ;* Coup de la torpille. B.

C'est ce fourmillement qu'éprouvent ceux qui touchent la torpille avec les mains ; car il est beaucoup plus foible lorsqu'on ne la touche qu'avec un bâton. Ce poisson a sur le dos deux muscles qu'il secoue avec force lorsqu'on les touche ; & ce sont eux qui produisent cet effet. *Kempfer* prétend, d'après l'expérience qu'on en a faite, qu'on le prévient en retenant son haleine avec force. Cette douleur est accompagnée d'une espece d'engourdissement qui s'étend jusqu'au coude, & même au-delà. Il y a deux especes de torpilles, savoir, celle d'Europe, appellée par Linnæus *raia tota glabra,* & *miraillet* sur la Méditerranée ; l'autre de l'Amérique, appellé *gymnotus tremulus*, dans *les Mémoires Helvétiques*, tom. 4. Toutes deux caufent la crampe à ceux qui les touchent, ou médiatement ou immédiatement. Une chofe qui mérite attention, eft que lorfqu'on touche la torpille par l'entremife de quelque corps métallique, la fecouffe eft infiniment plus violente, & qu'elle eft prefque nulle, lorfqu'on la touche avec un bâton de cire d'Efpagne. Si cela eft vrai, comme l'affurent des témoins oculaires, il eft vraifemblable que la force électrique de ces poiffons, eft le principe de cette fecouffe.

5. *Stupor miliaris*; Engourdiffement miliaire, appellé *Granf* par les habitans de Turin. Allione, *de miliari*.

C'eft un fymptome du *millot*, ou un engourdiffement poignant dans les doigts, les orteils, ou dans d'autres parties du corps, qui furvient avant le fixieme jour, ou avant l'éruption, & qui eft accompagné d'un pouls petit, fréquent, contracté, de tremblement & d'anxiété.

6. *Stupor rachialgicus*. C. *Voyez* la *rachialgie*, dont cette efpece eft un fymptome.

7. *Stupor à necrofi*, Salerne, *de morbo foloniensi*, Mémoire de l'Acad. Royale des Sciences, des Académiciens étrangers, 1755. *Voyez* la Gangrene feche, caufée par le feigle ergoté. A.

C'eft un engourdiffement du pied ou de la main, accompagné de foibleffe d'efprit, lequel précede toujours les douleurs aiguës qui devancent la gangrene feche caufée par le feigle ergoté. La partie affectée noircit promptement, devient dure; & lorfqu'elle eft defféchée, elle fe fépare d'elle-même des parties faines, fans qu'il furvienne aucune hémorragie à la pâleur, à la phifconie; & à la maigreur fuccede le rhumatifme. *Voyez* Tiffot, *Avis au peuple*, §. 670, 671. Voyez *claffe 10. ordre 7.*

8. *Stupor faburralis;* Engourdiffement caufé par des faburres.

Une Religieufe fe plaignoit depuis un mois d'une douleur aux mains & aux pieds, femblable à celle que cauferoient des fourmis, & accompagnée de l'engourdiffement de ces parties; il furvint enfuite une violente céphalalgie & des envies de vomir, fans aucune fièvre; ayant pris un vomitif après avoir

été ſaignée, elle vomit beaucoup de matiere bilieuſe, ce vomiſſement fit diſpa-
roître tous les ſymptomes; le lendemain la même céphalalgie revint, mais
avec beaucoup moins de violence; on
la purgea, & elle rendit encore une
grande quantité de bile, ce qui mit fin
à ſa maladie. Beaucoup de Religieuſes
deviennent atrabilaires par un effet du
chagrin, de la jalouſie, & des autres
paſſions de l'ame, auxquelles leur genre
de vie les rend ſujettes, lors ſur-tout
qu'elles ont embraſſé cet état ſans une
vocation bien marquée.

VIII. *PRURITUS; Prurit,*
Démangeaiſon.

C'eſt une ſenſation incommode qui
naît ſur la peau, & qui oblige à ſe
gratter. Cette douleur ſinguliere, qui
cauſe un certain plaiſir, lorſqu'on gratte
avec force la partie où l'on ſent la démangeaiſon, devient quelquefois ſi forte, qu'on a de la peine à la calmer en
s'écorchant la peau juſqu'au ſang.

On la croit occaſionnée par l'acrimonie de l'humeur muqueuſe, qui ſe
ſépare dans les glandes ſébacées; mais

elle est aussi produite par des causes externes.

1. *Pruritus exanthematicus ;* Prurit exanthématique. L.

C'est celui qui a lieu dans plusieurs maladies exanthématiques, soit aiguës, comme la petite vérole, la rougeole, lorsque les pustules se sechent, dans le fort de la scarlatine, dans la gale, la teigne, & les autres maladies de la derniere classe ; soit dans les vices de la premiere, auxquelles on donne le nom d'*élevures*, comme la dartre, la psydracie, &c. *Voyez* le traitement de ces genres.

2. *Pruritus pedicularis ;* Prurit pédiculaire.

C'est celui qui est causé par le phtiriasis, ou par les pous ordinaires, aussi bien que par les morpions & autres, & que l'on guérit aisément avec la poudre de staphisaigre ou de *civadille*, à moins qu'on n'aime mieux recourir aux frictions mercurielles, ou porter une ceinture de mercure.

3. *Pruritus ictericus ;* Prurit ictérique. L.

C'est celui qui affecte les personnes ictériques, qui est accompagné des au-

tres fymptomes de l'ictere, & qui in-
dique le mélange de la bile avec le
fang. Il demande le même traitement
que l'ictere. J'ignore s'il a lieu dans
l'ictère noir, quoique j'aye vu quantité
de perfonnes attaquées de cette maladie.

4. *Pruritus arthriticus* ; Prurit arthritique. B. P.

C'eft celui qui furvient aux pieds,
aux mains, au dos, & dans d'autres
parties du corps, après que les accès
font paffés, & qui ceffe du moment
qu'ils reviennent, & même long-temps
avant que la douleur fe faffe fentir.

5. *Pruritus infantum*, Ettmuller; *Prurit des enfans.*

C'eft celui qui affecte les enfans nouveaux nés, qui leur caufe des inquiétudes extraordinaires & les empêche de
dormir. Il faut beaucoup d'attention pour
s'en appercevoir, vu qu'il eft caufé par
des crinons plus minces qu'un cheveu,
qui s'engendrent fous la peau du dos,
& pénetrent à travers, & que l'on fait
tomber en frottant à plufieurs reprifes
la partie avec un morceau de drap.
Voyez le mot *Malidem*, dans la dixième
claffe.

6. *Pruritus fugax* ; Prurit paſſager. B.

C'eſt celui qui eſt occaſionné par des cauſes externes qu'il eſt aiſé de détruire, mais qu'il faut cependant conſidérer attentivement, pour ne point le confondre avec les autres.

Par exemple il y a une eſpece de haricot barbu, qu'on ne ſauroit toucher, qu'on ne ſente pendant demi-heure & plus, une démangeaiſon très-incommode dans les mains.

Les ligatures qu'on emploie pour contenir les parties luxées, laiſſent ſouvent une démangeaiſon incommode, qui ſe diſſipe par le moyen de l'eau chaude.

Les hardes & les bas de laine que l'on porte ſur la peau, cauſent auſſi des démangeaiſons, ce qui eſt un défaut que le linge n'a point.

Le prépuce eſt auſſi ſujet à une démangeaiſon, occaſionnée par une matiere ſébacée blanche & acrimonieuſe qui s'y amaſſe, & que l'urine emporte aiſément, lorſqu'on a ſoin de preſſer un moment le prépuce avec les doigts, avant de lâcher ſon urine.

La démangeaiſon que l'on ſent quelquefois aux bourſes, provient d'une humeur qui s'amaffe autour, & qui fe détache par petites écailles blanches, lorfqu'elle eft feche. On la diffipe en lavant la partie avec de l'eau chaude.

La démangeaifon qui furvient aux yeux, & fur-tout à la caroncule lacrymale, appartient à l'ophthalmie puftuleufe.

Si elle affecte le fondement, il faut voir s'il n'y a point des afcarides dans les excrémens. *Voyez* Ténefme.

Si elle affecte le vagin, il faut voir fi elle n'eft point caufée par la malpropreté, par des puftules véroliques, par la fureur utérine, &c.

7. *Pruritus gravidarum.* Puzos, *Traité des Accouchemens, pag. 82.* Prurit des femmes groffes. C.

Les femmes font fouvent fujettes vers le milieu de leur groffeffe, plus tôt ou plus tard, à des démangeaifons violentes dans différentes parties du corps, auffi-bien que dans les parties naturelles, lefquelles font occafionnées par une humeur acrimonieufe qui n'a pu s'évacuer par la tranfpiration, foit que les phlyctenes fe manifeftent au dehors, foit que les puftules reftent cachées fous la peau. Elles fe grattent nuit &

jour avec les ongles jufqu'à fe mettre en fang , ou bien elles fe frottent avec une broffe, elles perdent le fommeil, la fievre fe met de la partie , & elles font une fauffe couche.

On appaife cette démangeaifon par des faignées réitérées , des émulfions, avec le lait, le petit lait, l'eau de poulet, les apozemes anodins , les lavemens , les crêmes de riz , d'avoine , de phaféoles; par les bains , fi le prurit eft âcre , la vapeur de l'eau tiede , les fommentations émollientes , les cathartiques légers , & enfin par les narcotiques. Si la maladie réfifte à ces remedes , elle ceffe pour l'ordinaire auffitôt après l'accouchement.

8. *Pruritus ex opio* ; Prurit caufé par l'opium.

C'eft celui qui vient au vifage ou par tout le corps, à caufe du trop grand ufage que l'on fait de l'opium ; & j'ai connu quantité de perfonnes qui y étoient fujettes pour peu qu'elles prifent de l'opium, du laudanum ou de la thériaque. Le lait fupplée à l'opium dans les maladies chroniques , & fait ceffer cette démangeaifon , laquelle ne fubfifte qu'autant de temps que cette drogue agit par sa vertu narcotique.

9. *Pruritus a medusa.* B.

La-méduse est une espece de zoophyte gélatineux & rougeâtre, qui surnage sur l'eau de la mer, & qui produit sur les yeux & sur les mains un sentiment de brûlure & de démangeaison, aussi vif que celui qu'excite l'ortie, c'est pourquoi on l'appelle *ortie de mer.*

10. *Pruritus Syphiliticus,* Amati Lusitani, *cent.* VI. *cur.* 99; Prurit Syphilitique.

Cette espece affecte principalement les aînes. On la guérit par la saignée, par l'application des sangsues & d'un onguent dans lequel entre le camphre & le sucre de saturne. On emploie ensuite les anti-vénériens.

IX. *ALGOR ; Froideur, Froid excessif,* appellé par les Grecs *Kryos, Psychos ;* en Latin, *Frigus morbosum, refrigeratio ;* en Anglois, *Coldness.*

Cette sensation incommode, que tout le monde connoît, est presque

toujours un accident des autres maladies , ſur tout du friſſon qui accompagne l'accès des fievres intermittentes,
& c'eſt ce qui fait qu'on ne le met point
au rang des maladies , & qu'on ne le
regarde que comme un ſimple ſymptome. Cependant ce ſymptome eſt quel-
quéfois très-grave & eſſentiel, je veux
dire , qu'il n'eſt ni la ſuite , ni un accident d'une autre maladie ; on l'appelle
froid ou froideur ſelon ſes différens
degrés , & il n'eſt pas toujours accompagné du tremblement de la peau, ou
du friſſonnement , ni de l'agitation des
muſcles , ou du friſſon.

1. *Algor externus* ; Froid de cauſe
extérieure. B.

C'eſt celui qu'éprouvent ceux qui reſ-
tent long-temps expoſés à la froideur
de l'air , à l'eau froide , à la neige , &
cette ſenſation eſt d'autant plus incommode , 1°. qu'on y eſt moins accoutumé , qu'on eſt plus échauffé , que le
changement eſt plus prompt, la conſ-
titution plus ſenſible , & qu'on a été
plus délicatement élevé. 2°. Que le
froid eſt plus violent , tel qu'eſt celui
qui, a compter du dixieme degré du thermometre de M. de *Réaumur* , approche

le plus près du terme de la congélation, & qui descend au-dessous. 3°. Plus on reste exposé au froid, plus la douleur est violente, tant qu'enfin elle est suivie de la typhomanie, ou d'un sphacéle qui prive entiérement la partie de sentiment.

C'est la chaleur vitale qui entretient la fluidité du sang, la flexibilité des muscles & des fibres nerveuses, & qui donne moyen aux fluides d'y circuler. Le froid, au contraire, c'est-à-dire la dissipation des particules ignées, coagule les fluides, roidit & condense les fibres, obstrue les nerfs, & prive les muscles de leur flexibilité; d'où s'ensuit la stagnation du sang dans les extrémités, que le froid saisit d'autant plutôt, qu'elles sont plus éloignées du cœur. Cette condensation des fibres, ce resserrement des vaisseaux, viennent de ce que les fluides occupant un moindre espace, elles perdent leur ressort, ce qui est cause que les fibrilles nerveuses se rident, se désunissent, d'où s'ensuivent des douleurs poignantes & une sensation insupportable. Si le froid est assez aigu pour pénétrer dans l'intérieur du corps, & pour figer le sang dans les gros vaisseaux, il ne tarde pas à causer la mort, sinon la fievre survient, la chaleur des parties internes augmente, celles qui sont dans le voisinage de la partie gelée s'enflamment, celle-ci devient livide, se dégele, se corrompt, se sphacele, & se détache de la partie saine. Si le froid a fait moins de progrès, & qu'on emploie à temps les secours convenables, la partie reste œdémateuse, les tendons ont peine à recouvrer leur flexibilité ou leur mouvement, & les nerfs restent presque privés de tout sentiment.

Tout le monde sçait que le sphacele est presque toujours la suite d'un trop prompt dégel ; pour le prévenir, il faut échauffer peu à peu la partie avec de la neige ou avec de l'eau froide, & ensuite avec de l'eau tiede, la plonger dans du fumier de cheval, & ainsi successivement. *Voyez* sphacele causé par la gelée.

Le froid cause des milliers de maux aux soldats, comme des catarrhes, des rhumes, des rhumatismes, des engelures, le sphacele, la surdité, différentes especes de fievres, & ceux qui veulent savoir les moyens de les prévenir, ne

peuvent mieux faire que de lire la Médecine militaire du D. de Meyſerey,
tom. 1. depuis l'article quatorzieme, juſ-
qu'au vingtieme.

2. *Algor internus ;* Froid intérieur. A.

C'eſt celui qui provient d'un principe interne, comme d'un accès fébrile,
ſur-tout de fievre quarte, du paroxyſme, d'une tierce continue froide,
catarrhale ; du catarrhe même, du pré-
lude de l'ictère, d'une iſchurie ; lorſque l'urine ſe mêle avec le ſang, ce qui
arrive aiſément par la facilité qu'il trouve à refluer du baſſin dans les veines
émulgentes, dans leſquelles j'ai vû paſſer du lait, de l'encre &c. du paroxyſme d'une quotidienne continue hectique, de la phthiſie, & des autres maladies cauſées par une ſuppuration.

Ces ſortes de froids extrêmes ſont
toujours dangereux ; car ceux qui meurent d'une fievre intermittente, meurent toujours dans le temps du friſſon,
le pouls devient petit & intermittent,
le viſage blanchit & pâlit, les levres
deviennent livides, le tremblement
s'empare des membres, la dyſpnée &
la convulſion des mâchoires augmentent quelquefois au point, que les ma-

lades ne peuvent preſque rien avaler,
de là ces angoiſſes qui font craindre à
tout moment pour la vie du malade, à
moins qu'on ne le ſecoure promptement. Ces ſecours, que tout le monde
connoît, & dont l'effet eſt infaillible,
conſiſtent à le coucher dans un lit bien
chaud, & à le bien couvrir, à lui appliquer aux pieds des boules remplies
d'eau chaude, à lui faire avaler du vin
chaud, de la thériaque, de la confection
d'hyacinthe, de l'eau de canelle & autres choſes ſemblales. C'eſt par ces ſortes de moyens qu'on a rendu la vie à
des gens qui s'étoient noyés & qu'on
tenoit pour morts; de même qu'à quantité d'autres que le froid avoit ſaiſis &
privés de tout ſentiment. Voyez *Aſphyxie des perſonnes noyées.*

3. *Algor febricoſus*; Journ. de Méd.
1762. p. 36.

C'eſt un froid exceſſif répandu ſur
tout le corps, qui dépand du venin des
fievres d'accès. Le friſſonnement differe de ce froid, par le tremblement
dont il eſt accompagné. L'aſphyxie hyſtérique & celle des perſonnes noyées
ſont accompagnées de ce froid exceſſif.

X. *ARDOR* ; *Chaleur exceſſive* ; en Grec, *Diacauſis* & *cauma* ; en Anglois, *Heat.*

Cette ſenſation incommode que tout le monde connoît, eſt cauſée en nous par la trop grande action des particules ignées.

La chaleur d'un homme ſain en hiver eſt de 27 d. meſurés ſur le thermomètre de M. de *Reaumur*, en été de 30 ; elle eſt d'autant plus grande, qu'elle monte plus haut, comme au 35e, au 38e. Lorſqu'elle va au-delà, les parties ſe brûlent, les organes ſe détruiſent ; il ſe forme ou une eſcharre, ou un ſphacele ſec ; les fluides ſe deſſechent, les vaiſſeaux ſe reſſerrent, les fibres ſe rident, la partie reſte privée de ſentiment & de mouvement. Une chaleur au-deſ-ſous de 35 d. raréfie les fluides environ d'une 200e. partie de leur volume, les vaiſſeaux ſe dilatent à proportion, la partie devient rouge, douloureuſe ; & cette douleur eſt accompagnée d'un ſentiment d'éroſion, de ponction, de brûlure inſupportable.

1. *Ardor externus* ; Chaleur exter-ne, B.

C'eſt

C'eſt celle qui eſt cauſée par l'application d'un corps extérieur, par exemple, un air brûlant, l'inſolation, les étuves, un feu ouvert, l'eau, la leſſive, l'huile bouillante. Cette chaleur eſt ou partielle, ou générale. La trop grande chaleur de l'air rend la peau rouge, fait enfler les veines, cauſe des céphalalgies, l'aſthénie, l'anorexie, la laſſitude, des inſomnies, la ſoif, des ſaignemens de nez, rend l'urine rouge & peu abondante, cauſe des ſueurs copieuſes, la dyſpnée, l'orthopnée, des cardialgies, des ſyncopes & autres maladies ſemblables. L'application d'une chaleur trop forte, eſt ſuivie de rougeur, de phlyctenes, de la brûlure; & comme ces ſymptomes varient ſelon le degré de la chaleur, ils demandent auſſi un traitement différent.

En général, tant que les organes ne ſont point viciés, & qu'il ne s'agit que d'appaiſer la chaleur, il faut, après avoir éloigné les cauſes externes, s'il eſt poſſible, employer des remedes froids actuels, tels que la boiſſon, les lotions, les fomentations aqueuſes, ſans oublier les potentiels internes, tels que les remedes acides, nitreux, dé-

Tome VI.   G

layans. On peut mettre de ce nombre les tifanes de jus de limon, d'orange, le firop de grenade, d'épine-vinette, de framboife, de nénuphar, les émulfions d'orge, de femence de melon, de citrouille, les tifanes, les eaux acidulées avec l'efprit de foufre, le fel marin, &c.

Au cas que la partie foit affectée d'un éryfipele, d'une brûlure, on emploiera les remedes indiqués pour ces vices.

2. *Ardor internus;* Ardeur de caufe interne. A.

C'eft celle qui accompagne les tierces bilieufes, la tierce continue, la fievre chaude, & quantité de maladies inflammatoires, comme l'éryfipele, la pleuréfie, la phrénéfie, dont on peut voir la théorie & la pratique dans ces claffes. De là s'enfuivent l'agrypnie, l'anxiété, la dyfpnée, la laffitude, la polidypfie, des urines rouges & en petite quantité.

Il paroît par le thermometre que la chaleur du corps pendant la fievre, qui eft le temps où elle eft la plus forte, n'eft que de 34 degrés; les eaux de Balaruc, lorfque leur chaleur monte à 42 degrés, caufent fur le champ un

éryſipele dans la partie qu'on y plonge,
& l'on ne peut l'endurer au-delà de
quelques minutes. La plus grande chaleur qu'on ait eſſuyée chez nous en
1746 & 1762, ne monta au mois de
Juillet après midi qu'au 30e degré. C'eſt
là le degré de la chaleur du ſang dans
les étés ordinaires. Quelques-uns aſſu-
rent qu'elle monta à 38 degrés en Gui-
née ; mais M. *Ducreſt*, qui eſt extrêmement verſé dans la connoiſſance du
thermometre, révoque ce fait en doute. La chaleur du ſang en hiver eſt d'environ 28 degrés.

A. *Ardor volaticus*, *vulgò æſtus volaticus ;* Flammes du viſage paſſageres,
appellées *kæringbad*, par les Suédois,
& *Flamboiſes* par les Languedociens.

C'eſt une chaleur & une rougeur
paſſagere du viſage, du cou, &c. qui
ne dure gueres qu'un quart d'heure, &
qui ſe termine quelquefois par une
ſueur copieuſe. Ces ſymptomes ſont
familiers aux femmes qui ne ſont point
réglées, ainſi qu'aux perſonnes hyſtériques. Ils ſont ſouvent accompagnés
d'anxiété & de dyſpnée, & reviennent fréquemment ; on peut rapporter
ici le feu volage du viſage occaſionné

par la pudeur, ce fymptome paroît dé
pendre de la conftriction de l'artere
carotide interne , ce qui fait que le
fang fe porte avec plus d'impétuofité
& en plus grande abondance dans la
carotide externe.

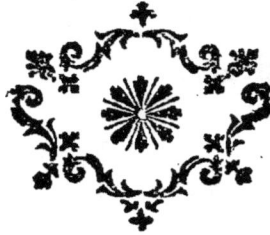

ORDRE SECOND.

DOULEURS DE TÊTE.

CE font celles qui affectent différentes parties de la tête, comme le crâne,
les yeux, les oreilles, les dents ou les
mâchoires ; fans fievre ni fans convulfion, à moins qu'on ne veuille les
regarder comme des accidens de ces
maladies, plutôt que comme des maladies effentielles, pour me fervir de
l'expreffion ordinaire.

Nous appellons généralement ces
maladies *des maux*, & nous difons *mal
à la tête*, *mal aux yeux*, *mal aux dents*,
&c. Fréd. Hoffmann leur donne le
nom de *rhumatifmes*.

Ces maladies obligent rarement à
garder le lit, parce qu'elles ne font que
partielles, à moins que la douleur ne
foit violente, & ne caufe une afthénie.
Leurs accès font accompagnés de défaut
de foif, d'anorexie, d'impuiffance vi-
rile, & d'autres fymptomes de cet ordre. Dans le cas où elles durent long-
temps, elles font compliquées d'infom-

G iij

nie, de tristesse, d'anxiété, de mauvaise humeur ; lors au contraire qu'elles
font légeres, il suffit d'une affaire impor-
tante, d'une passion violente pour les
faire cesser aussi-tôt. On rapporte souvent les douleurs des parties internes
aux parties externes ; & l'idée qu'on en
a, quelque vive qu'elle puisse être,
est assez confuse par rapport au siege
qu'elles occupent, pour empêcher le
malade de le déterminer avec précision.

Ces maladies font très-souvent causées par l'engorgement des vaisseaux,
ou par la stagnation du sang ou de la
lymphe dans la partie affectée. Cet engorgement est simple ou phlogistique,
il est causé par un sang pur, ou par un
sang vicié, comme une lymphe âcre,
rhumatismale, arthritique, vérolique,
ou par une carie, un ulcere, une exostose, une luxation, une fracture.

Les douleurs font idiopathiques ou
sympathiques. Les idiopathiques font
celles dont le principe matériel, ou la
matiere morbique est censée être dans
la partie même où est la douleur, &
telle est la céphalalgie qui est causée par
la pléthore des vaisseaux, des méninges, &c. Les douleurs sympathiques

font celles dont la matiere morbifique
ou le principe évident eft dans un endroit, & la douleur dans un autre,
comme la céphalalgie que l'on attribue
aux faburres de l'eftomac, à la ftagnation du fang dans la matrice.

Rien n'eft plus abfurde que d'attribuer les douleurs fympathiques à une
caufe éloignée de la partie où elles fe
font fentir, & de croire qu'une caufe
agiffe là où elle n'eft point, & ceux-là
fe trompent qui mettent la caufe de la
céphalalgie ftomachique, par exemple,
dans l'eftomac. Il eft vrai que l'émétique la fait quelquefois ceffer, mais il ne
s'enfuit pas que fa caufe fût dans l'eftomac, & elle peut bien être occafionnée par un fang épais qui engorge les
vaiffeaux des méninges ou du cerveau ;
la queftion eft de favoir fi cet épaiffiffement eft occafionné par des faburres,
ou par la pléthore. Si ce font les faburres qui ont paffé dans le fang qui le caufent, on appaifera & l'on préviendra cette céphalalgie avec l'émétique, quand
même elle auroit fon principe dans la
tête, où la douleur fe fait fentir ; car
l'agitation que caufe l'émétique, peut
très-bien atténuer le fang qui croupit

dans le cerveau , & prévenir les douleurs futures en évacuant les faburres.
Les uns regardent comme fympathiques les douleurs que d'autres tiennent
pour idiopatiques , conformément à
la théorie qu'ils ont adoptée ; & comme la divifion de ces maladies eft arbi-
traire, il n'eft pas étonnant que la théorie qui en dépend foit fouvent erronée.

Les douleurs gravatives internes de
la tête , des oreilles , des yeux font ordinairement caufées par un engorgement que les narcotiques ne font
qu'augmenter ; il eft vrai qu'ils atté-
nuent le fang & le rendent plus fluide ;
mais comme la guérifon de cette maladie dépend de la fyftole des vaiffeaux
& de la contraction des méninges, qui
feules peuvent détruire la ftagnation,
& que les narcotiques fufpendent ces
deux efforts de la nature , il n'eft pas
étonnant qu'ils augmentent l'engorgement, & que la céphalalgie foit fuivie
d'affoupiffement, de délire , & d'autres
maladies plus dangereufes que la douleur. On doit donc en ufer avec précaution dans pareil cas , de même
qu'avec les épileptiques , les vieillards,
les paralytiques & autres femblables

sujets qui ont du penchant à s'assoupir.

Car l'expérience nous apprend que les narcotiques, les topiques qui produisent de si bons effets sur les parties éloignées de la tête, sont infiniment dangereux lorsqu'on les applique sur les yeux, les oreilles & dans d'autres endroits voisins de l'origine des nerfs. Par exemple, les feuilles de datura appliquées sur les yeux, causent une mydriase & une goutte sereine ; & par conséquent on ne sauroit en user avec trop de précaution.

XI. *Cephalalgia*, Mal à la tête ; *Carebaria*, Gorræi, *definit. Med. Gravedo capitis*, du même ; *Capiplenium*, Baglivi ; *Ecplexis*, Hippocrate ; *Étourdissement* ; *Douleur céphalique*, de Fréd. Hoffmann ; *Douleur de tête*, de Sennert.

C'est une pesanteur de tête ou une sensation incommode, dans laquelle il semble que la tête soit intérieurement distendue, enflée & comme surchargée. Il y a toute apparence qu'elle est

G v

cauſée par l'engorgement de l'enveloppe du cerveau ; car quoiqu'on n'y
fente aucune douleur aiguë lorſqu'on
la coupe, elle ne laiſſe pas d'avoir un
ſentiment obſcur, lors ſur-tout que ſes
vaiſſeaux ſont gonflés & diſtendus.

Si l'on avoit des ſignes certains pour
connoître le ſiege de la maladie, il
pourroit ſervir à nous faire diſtinguer
la céphalée & la migraine de la céphalalgie ; la céphalée, en tant qu'accompagnée d'une douleur vive & tenſive,
affecteroit les membranes ſitués tant au
dedans qu'au dehors du crâne ; la migraine auroit ſon ſiege dans les ſinus
frontaux, ou dans les endroits qui reçoivent des nerfs du petit ſympathique.

1. *Cephalalgia plethorica* ; *Ecplexis*
d'Hippocrate ; *Etourdiſſement.*

On connoît la douleur de tête cauſée
par la pléthore aux ſignes de celle-ci.
Elle eſt accompagnée de la rareté du
pouls, & j'ai toujours obſervé qu'elle
avoit lieu dans les maux de tête violens.
Le viſage n'eſt pas toujours rouge,
comme lorſque la pléthore affecte les
autres parties, il pâlit ſouvent lorſque
la céphalalgie eſt violente ; on ſent une
grande peſanteur dans le front qui em-

pêche de penfer, de raifonner, & qui fait même perdre le fouvenir de ce qu'on a fait. Cette douleur paroît venir des efforts que fait la nature pour procurer un faignement de nez ; pour cet effet, les vaiffeaux & les méninges fe contractent ; elle pouffe le fang vers les conduits excrétoires du nez, & l'on remarque en effet qu'elle ceffe au moyen d'une hémorrhagie abondante. Dans le cas où l'engorgement augmente, il caufe des vertiges ou un affoupiffement. Il eft pour l'ordinaire caufé par la trop bonne chere, par le trop grand ufage du vin, par le fommeil que l'on prend après le repas, & par telles autres erreurs qui augmentent le volume du fang, & qui retardent les extrétions ordinaires. Ses variétés font :

2. *Cephalalgia catamenialis* ; Céphalalgie menftruelle. L. P.

C'eft celle à laquelle les femmes font fujettes prefque tous les mois, à caufe de la fuppreffion ou du retard de leurs menftrues : elle s'appaife ou ceffe tout-à-fait du moment qu'elles reprennent leur cours ordinaire. Il faut avoir égard dans la cure à ce principe, je veux dire, qu'hors du paroxyfme, on doit em-

ployer les remedes & les secours dié-
tétiques & gymnastiques qui procurent
cet écoulement, & dans le paroxysme
la saignée, qui est le plus efficace de
tous les remedes.

3. *Cephalalgia hæmorrhoidalis*, Hippocrat. *5. epidem. Walles. 491.* Céphalalgie hémorroïdale. L. P.

Celle-ci est une autre variété de la
pléthorique, qui dépend d'un effort
hémorrhoïdal ; en effet les personnes
pléthoriques qui deviennent sujettes
aux hémorroïdes, sont souvent sujettes
à des céphalalgies gravatives quelque
temps avant que les vaisseaux hémor-
roïdaux se gonflent. La douleur dure
plusieurs jours, & elle est accompagnée de vertiges, de la confusion des
idées, d'une pesanteur dans le front,
d'engourdissement & de constipation.
Après avoir saigné le malade, on doit
lui donner des lavemens, & ensuite
des bouillons propres à délayer & à
dissoudre le sang. Après l'accès, il prendra des bains, des demi-bains dans le
temps convenable, il vivra sobrement,
& fera un exercice modéré ; car le sang
ne peche pas moins par sa viscosité,
que par sa quantité.

4. *Cephalalgia stomachica*, Riviere, pr. *de dolore capitis*, Bonet, *sepulchret.* tom. 1. pag. 12. obs. 11. Céphalalgie stomachique. B.

C'est celle qui est causée par les saburres des premieres voies, ou comme dit *Riviere*, par la sympathie qu'il y a entre la tête & l'estomac. On connoît que la douleur est causée par les saburres des premieres voies, tant par les circonstances qui précedent, que par celles qui suivent. Je mets au nombre des premieres l'excès dans le boire & le manger, le trop grand usage des liqueurs qui enivrent, la foiblesse habituelle de l'estomac, & le défaut de digestion qui en est la suite. Je mets au rang des secondes, les rapports, les nausées, le vomissement, la pesanteur d'estomac, la cardialgie, l'amertume de la bouche ; sur quoi l'on observera que les céphalalgies & les migraines violentes causent toujours un vomissement, quand même elles n'auroient point leur principe dans l'estomac, comme cela paroît par celui que causent les fractures du crâne. Nous avons sur cette espece de céphalalgie un aphorisme d'*Hippocrate* qui mérite d'avoir place ici. C'eft le dix-feptieme de la quatrieme fection : *S'il y a dégoût, cardialgie, amertume de bouche, vertige & pefanteur de tête, il faut donner l'émétique au malade.* En effet, le vomiffement eft le meilleur remede qu'on puiffe employer, toutes les fois que la céphalalgie eft accompagnée de ces fymptomes. Au cas qu'on ne puiffe faire ufage de l'émétique, on peut lui fubftituer les cathartiques, quoique leur effet foit moins fûr. Ces deux remedes font également utiles, pourvu qu'ils foient précédés de la faignée, de l'abftinence & de boiffons délayantes. Ces fymptomes défignent des faburres inhérentes & cachées dans l'eftomac; car les faburres crues produites par une crapule récente, ne caufent point d'amertume de bouche, & le vomiffement les détruit fouvent, finon elles cedent aux émétiques & aux cathartiques. Cette efpece fe joint fouvent à la céphalalgie fébrile, je veux dire, que la ftomachique eft fouvent compliquée avec la fébrile; mais elles different quant à leur principe.

5. *Cephalalgia febrilis ;* Céphalalgie fébrile. B.

Cette espece est causée par l'agitation où la fievre met le sang, & elle est très-fréquente dans les fievres & les maladies inflammatoires, de quelque ordre qu'elles puissent être, à moins qu'on n'aime mieux la regarder comme un symptome. Toutes les fois que la circulation augmente, autant de fois la pression latérale sur les vaisseaux sanguins augmente aussi ; mais comme la foiblesse oblige le malade à rester couché dans une situation horizontale, le sang se porte à la tête avec plus de force que lorsqu'on est debout ; & voilà deux raisons pour lesquelles la pression latérale des vaisseaux de la tête augmente, d'où s'ensuit une céphalalgie gravative, que l'on croit communément avoir son siege dans le front.

Cette céphalalgie dans les fievres aiguës, lorsque l'urine est ténue & limpide, annonce la phrénésie, je veux dire, le délire, sur-tout si le malade rend par haut des matieres verdâtres, & si l'insomnie est compliquée de surdité, comme nous l'apprenons des Prorrhétiques. Lorsque le mal de tête, quoique violent, cesse tout-à-coup, c'est un signe de délire ou de léthargie,

& il eſt très-mauvais lorſque cela arrive ſans aucune cauſe évidente, par
exemple, une criſe, une ſaignée, &c.

6. *Cephalalgia pulſatilis ;* Céphalalgie
pulſative.

Elle conſiſte dans une pulſation incommode dans les tempes, & quoiqu'elle ſoit un ſymptome de la céphalalgie fébrile, elle exiſte ſouvent ſans douleur de tête proprement dite, & elle
eſt accompagnée d'une inſomnie très-
fatigante; de ſorte que les malades ne ſe
plaignent que de cette pulſation & de
cette inſomnie. Cette pulſation ſe fait
principalement ſentir lorſque le malade
eſt couché, & qu'il ſe diſpoſe à dormir,
& elle a lieu après des travaux d'eſprit
violents, des études nocturnes, des
ſoucis cuiſans, ſur-tout après la dé-
bauche & toutes les fois qu'on boit des
liqueurs ſpiritueuſes & qui mettent le
ſang en mouvement. Les malades ſentent dans les tempes des pulſations diſ-
tinctes qui répondent aux battements
des arteres, mais on ne ſait ſi l'on doit
rapporter cette perception à un tintement d'oreille, ou à la céphalalgie.
Elle eſt cauſée par la pulſation de l'artere temporale contre le canal oſſeux

qu'elle traverse en entrant dans le crâne. Comme ce canal est tortueux & que
les fluides en circulant heurtent contre
les courbures qui leur sont opposées ,
de là vient que le sang étant plus fortement agité qu'à l'ordinaire choque son
artere avec plus de force ; car les fluides
qui se meuvent avec rapidité suivent à
peu près les mêmes lois que les solides ,
dont le choc contre les surfaces opposées est comme les quarrés des vîtesses,
au lieu que ceux qui se meuvent lente-
ment, pressent également de tous côtés,
circulent librement dans leurs vaisseaux,
& n'agissent point contre leurs parois.
Ce symptome se dissipe ordinairement
en peu de temps , lorsqu'il n'est point
compliqué de fievre.

7. *Cephalalgia intermittens* ; Cephalalgie intermittente. L.

Cette espece survient tous les jours ,
ou tous les trois jours à des heures
fixes , sans que le pouls soit plus fréquent , & ce qui donne lieu de croire
qu'elle est causée par le venin de la
fievre intermittente , est qu'après avoir
résisté à tous les remedes , elle cesse au
moyen de quelques doses de quinquina, ainsi que je l'ai éprouvé quelquefois.

8. *Cephalalgia gravidarum ;* Maux de tête des femmes enceintes. L.

Les femmes enceintes font quelquefois fujettes à des maux de tête violens autour du front & des yeux, qui les empêchent d'ouvrir les paupieres, & qui pis eft, qui les plongent dans un affoupiffement, au fortir duquel elles ne fe fentent pas plus foulagées. Cette maladie eft fort dangereufe, & l'on doit y remédier fans délai par des faignées réitérées. Elle eft infiniment plus dangereufe vers la fin de la groffeffe, parce que l'aorte fe trouvant comprimée par la matrice, le fang s'arrête dans les parties fupérieures, d'où peuvent s'enfuivre des apoplexies, des convulfions,&c.

9. *Cephalalgia inflammatoria ,* Manget, *Biblioth. pract. tom. i. pag. 1021. 1022. Douleur de tête caufée par l'inflammation des meninges ,* de Heers. *Douleur de tête caufée par une tumeur phlegmoneufe dans le cerveau ,* Riviere. *obf. comm. 21.* Brafavole. *Comm. in Aphor. 51. lib. 7.* Céphalalgie inflammatoire. A.

On peut rapporter ici les maux de tête caufés par un coup, une plaie, une contufion, une fracture, & autres femblables principes procatartiques , &

qui font ordinairement fuivis de l'inflammation du cerveau, de phrénéfie, de convulfions & autres maladies dangereufes, & dont on peut voir le traitement à la claffe des maladies inflammatoires & dans les Traités de Chirurgie.

10. *Cephalalgia catarrhalis*; Cephalalgie catarrhale. L.

Elle eft de deux efpeces; ou externe, je veux dire, qu'elle n'affecte que la peau, & elle fe manifefte par deux phénomenes, favoir la rougeur & la fenfibilité de la partie chevelue, & qui eft telle qu'on ne fauroit fe peigner. La feconde eft plus profonde, & a fon fiege dans la capfule aponévrotique qui enveloppe le crâne; elle fe manifefte comme la première par le coryza, la toux, l'éternument, & elle s'appaife par l'attouchement & les frictions. Cette douleur eft quelquefois aiguë & opiniâtre, & accompagnée de tintement d'oreille, de ftrabifme, de la vue double, à mefure que la fluxion gagne les parties voifines; elle dure comme le catarrhe quarante jours. On la guérit par une ou deux faignées, par deux purgations, auxquelles on joint les potions en guife de thé, le régime, les fumigations avec le karabé, la fauge, le fucre, &c. Comme cette maladie eft caufée par la froideur & l'humidité de l'air, il eft évident qu'on doit rappeller la tranfpiration par la chaleur, l'exercice & les boiffons chaudes, & fur-tout en fe faifant rafer la tête de près.

11. *Cephalalgia anemotropa*, Georg. Hannæi, *Mifcell. Cur. Cephalalgia rara* Mangeti, *Biblioth. Pract.*

C'eft celle à laquelle certaines perfonnes font fujettes toutes les fois qu'il regne un vent de midi chaud & humide, & qui ceffe lorfque le vent fe met au nord. Elle eft caufée par tout ce qui affoiblit le cerveau, par des études immodérées, les foucis, &c. Il confte par les obfervations qu'on a faites fur l'électricité, que le vent du midi dépouille l'air de fa vertu électrique, & c'eft là peut-être ce qui relâche les fibres du cerveau, & qui fait que le fang ne circule plus; & l'on guérit cette efpece par le moyen de l'électrifation, que l'on excite de plufieurs manieres. *Hannæus* parle d'une autre céphalalgie qui eft caufée par le vent du nord.

J'ignore encore fi la céphalalgie cau-

-sée par l'insolation a des symptomes particuliers, ou une cure spéciale, & si l'on doit par conséquent la compter parmi ces especes. Tout ce que je sai, est qu'elle est quelquefois suivie d'assoupissement & d'asphyxie. Je sai aussi que les femmes se servent d'un moyen singulier pour la guérir, qui est de mettre un gobelet plein d'eau renversé sur la tête du malade, & elles appellent cela *tirer le coup de soleil;* mais je doute que ce moyen suffise.

12. *Cephalalgia hysterica;* Céphalalgie hystérique. B.

Elle differe de la migraine ou du clou en ce qu'elle affecte souvent une grande partie de la tête, par exemple, l'occiput, & qu'elle est accompagnée d'un froid violent, ce que *Baglivi* regarde comme un signe d'affection hystérique; mais on la connoît plus clairement aux signes génériques de cette maladie. Elle est passagere, & accompagnée de tremblement, de contractions spasmodiques dans divers organes, de la suppression des ordinaires, & on la guérit avec des anti-hystériques.

13. *Cephalalgia metallica.* Boazan *Médec. de la faculté de Montpellier.* Céphalalgie métallique. L.

C'eſt celle qui eſt familiere aux Potiers, & qui eſt cauſée par la pouſſiere
des divers métaux qu'ils ſont obligés
de fondre, de piler & de pulvériſer
pour compoſer leur vernis. On peut
voir dans le Dictionnaire des *Drogues*
de *Lemery*, les différens métaux qui
entrent dans la compoſition des vernis.
Ils ſont ſujets 1º. à une douleur opiniâtre dans le cou & l'occiput, qui ne s'aigrit point par la preſſion; 2º. à une douleur gravative dans la tête, & ſur-tout
dans le front; 3º. à une douleur gravative dans la tête, & ſur-tout dans le
front; 4º. à une ſtupeur qui tient preſque de l'aſſoupiſſement.

On guérit cette maladie, de même
que la colique de Poitou; 1º. en don-
nant le jour un lavement au malade compoſé avec une décoction de coloquinte,
de ſéné & autres drogues ſemblables;
2º. trois heures après dans la nuit, un
bol de thériaque; 3º le lendemain matin ſix grains de tartre ſtibié partagés en
deux doſes, que l'on prend dans l'eſpace de demie-heure; le ſoir un lavement dans lequel il entre de l'huile &
du vin, de chacun quatre onces; on le
purge enſuite trois fois de deux jours

l'un, & il se trouve parfaitement guéri environ au bout de douze jours.

XII. CEPHALÆA ; *Douleur de tête, Céphalée ; Crotaphus*, de Cœlius Aurelianus, *cap.* 22.

Elle differe suivant *Cœlius Aurelianus* de la céphalalgie, en ce qu'elle est chronique, au lieu que celle-ci est aiguë & passagere. La chéphalée est une douleur aiguë & continue de la tête, qui s'irrite à la plus légere occasion, d'où il suit que la céphalée ne différe de la céphalalgie que par le degré, & peut-être seroit-ce mieux de n'en faire qu'un seul & même genre ; on confondroit peut-être les genres, mais du moins on distingueroit les especes. Les modernes & les disciples de *Stahl* distinguent la céphalée, en ce qu'elle est accompagnée, non point d'une douleur gravative, mais d'une douleur tensive & spasmodique, mais il n'est pas sûr que cela ait lieu dans toutes les especes.

1. *Cephalæa syphilitica*, Manget, *Biblioth. Pract. de dolore capitis* ; Céphalée vérolique. C.

Celle-ci n'a aucun figne qui lui foit propre, à l'exception de ceux qui indiquent une vérole cachée & mal guérie, & elle augmente la nuit par la chaleur du lit. Cette efpece, que j'ai eu occafion de traiter une fois, reffemble fi fort à la catarrhale, que je les euffe volontiers confondues, fi ce n'étoit qu'elle céda aux frictions mercurielles & qu'elle redoubloit la nuit. J'ai vu une autre efpece qui duroit depuis deux ans, qui augmentoit de même la nuit, & que le médecin avoit entrepris de guérir avec la faignée & des bouillons adouciffans, dans la croyance qu'elle étoit catarrhale, mais cés remedes ne produifirent aucun effet, parce que le malade avoit caché fon mal, qui étoit une vérole; fon fang étoit couvert comme dans le rhumatifme d'une couenne blanche & épaiffe. Il me fit appeller, il me déclara fa maladie, & je le guéris par le moyen des frictions. Lorfqu'on néglige cette efpece, elle eft fuivie d'exoftofes & de la carie du crâne.

2. *Cephalæa ab acrimoniâ*; Céphalée caufée par l'acrimonie des humeurs. *Cephalæa fcorbutica*, Bonet, *Sepulchret.*
Douleur

Douleur de tête causée par une matiere saline, Fred. Hoffmann, *par une gale, une goutte rose répercutées* du même. L.

On la connoît par le régime qui a précédé, par le tempérament chaud & fec du malade, par l'adouciffement que procurent le laitage, les eaux minérales froides, les bains, & par l'irritation que caufent les remedes chauds & âcres. Lorfque l'acrimonie augmente au point de corroder les os, & de corrompre le diploé, il faut recourir au trépan & aux autres fecours que fournit la Chirurgie.

3. *Cephalæa arthritica*, Mufgrave, *cap. 14. hift. 7.* Fred. Hoffmann, *de dolore cephalico;* Céphalée arthritique. L. P.

J'ai vu cette efpece revenir tous les jours à midi, au point d'être infupporble; mais elle fe calmoit quelque peu lorfqu'on lioit fortement la tête au malade. Elle ceffe dès que la douleur fe jette fur les pieds, & rien n'eft meilleur pour l'y attirer que les épifpaftiques, entre lefquels il n'y en a point de meilleur que de fe baigner les pieds dans de l'eau chaude. Ce remede produit des effets étonnans, & j'ai connu quelques

Tome VI. H

malades qu'il a guéris radicalement.

4. *Cephalæa febricofa*, voyez Morton, *pyretolog. pag. 32. Hemicrania à febre intermittenti latente* ; Céphalée fiévreufe ; Migraine caufée par une fievre intermittente cachée. A. P.

L'Auteur que je viens de citer, a connu un homme qui avoit tous les jours à une certaine heure réglée une douleur de tête infupportable ; mais pourtant fans froid exceffif, ni friffon, ni chaleur, ni fueur, qui font des fymptomes qui fe fuccedent alternativement dans les intermittentes légitimes. L'urine étoit extrêmement teinte, & reffembloit à de l'eau dans laquelle on auroit diffous de la brique pilée.

Morton tenta plufieurs fois de la guérir par de fréquentes faignées, même à la jugulaire, avec des épifpaftiques, des céphaliques de toute efpece, des errhines & des mafticatoires, fans pouvoir y réuffir ; les émétiques, les cathartiques légers, les chalybés, les antifcorbutiques ne firent même que l'aigrir, & l'expérience lui apprit enfin qu'il n'y a que l'ufage continué du quinquina, qui puiffe détruire le levain de cette maladie.

5. *Cephalæa melancholica;* Céphalée melancolique, appellée par Ramazzini *hypocondriaque.* L. P.

On attribue cette espece à la viscosité du sang. Elle n'est point violente ; mais elle est presque continuelle & accompagnée de tristesse, d'amour pour la solitude ; dans les filles elle est causée par le désir du mariage, ou par telle autre passion, & dans les hommes, par les chagrins & les soucis, & par une trop forte application à l'étude. Elle a beaucoup de rapport avec l'espece qui est causée par la suppression du flux menstruel & hémorroïdal. Elle exige des délayans, l'air de la campagne, la chasse, la promenade, en un mot tout ce qui peut récréer l'esprit, & en été les bains, les eaux minérales froides, &c.

6. *Cephalæa Polonica,* Stabel, *hist. 5 & 6 de la plique Polonoise.* Céphalée Polonoise. C.

C'est celle qui est causée par la répercussion ou l'amputation de la plique ; elle est très-douloureuse & carie les os du crâne.

7. *Cephalæa serosa,* Manget, *Biblioth. practic. de dolore capitis, tom. 1.* Bonet, *sepulchret. tom. 1.* Fabricius Hildanus,

H ij

cent. 3. obf. 20. Céphalée féreufe. C.

Nous avons quantité d'obfervations fur cette efpece, que l'on attribue à un amas de férofité dans divers endroits du cerveau. Seroit-ce parce qu'en ouvrant les cadavres, on a trouvé de la férofité dans leur cerveau? La conféquence ne feroit pas jufte. Seroit-ce parce que les hydrotiques, les diurétiques, les véficatoires, les fétons, l'ont quelquefois calmée? On ne fauroit en conclure qu'elle foit occafionnée par la férofité; celle-ci étant plus propre à caufer des engourdiffemens, des pefanteurs, des léthargies, que des douleurs aiguës, à moins qu'il n'y ait quelque engorgement phlogiftique, comme dans la céphalée catarrhale. Confultez *Morgagni* fur le fiege des maladies, *epift. 1*; vous y lirez plufieurs exemples de cette efpece de céphalée aiguë, rapportés par *Valfalva.*

J. *Salzmann* croyoit que l'efpece de céphalalgie qui eft intolérable, & qui a coutume de fe terminer par la démence, dépendoit de la glande pinéale devenue calculeufe ou fquirreufe. Cette glande a paru telle à *Schenckius* & à *Drelincourt* qui l'ont obfervée dans cette maladie, dont nous n'avons aucun signe.

P. Borelli a observé une céphalée extrêmement violente, qui dépendoit d'un hydrocéphale des sinus du cerveau, *obs. 38. cent. 1.* Cette maladie étoit l'effet d'une gale répercutée ; il sortit plus de deux livres d'eau très-limpide par l'incision qu'on fit aux sinus du cerveau après la mort du sujet.

XIII. *Hemicrania; Migraine, Clou.*

C'est une maladie dont le principal symptome est une douleur aiguë & périodique des deux côtés de la tête, surtout dans les tempes, le front, autour des yeux.

Elle diffère de la céphalée, en ce qu'elle n'a point son siege dans le cerveau, ni dans la partie du crâne qui le couvre immédiatement, mais dans les sinus frontaux, dans les orbites, de maniere que le globe de l'œil souffre un tiraillement considérable, accompagné de larmoiement, ou bien le malade a le nez bouché, un coryza, ou est affecté de telle autre lésion des sinus frontaux,

H iij

ou bien l'affection fe termine dans un endroit qui n'eft pas plus large que la tête d'un clou ou que le pouce ; ce qui n'arrive point dans la céphalée.

1. *Hemicrania ocularis ;* Migraine des yeux. C.

C'eft celle qui eft caufée par la fuppuration de l'œil, par un fynchyfis, par une inflammation interne.

Cette douleur eft conftante, tenfive dans la partie fupérieure de l'orbite de l'un & de l'autre œil, & accompagnée de l'affoibliffement de la vue.

Il y a plufieurs maladies des yeux qu'elle accompagne, ou auxquelles elle fuccede, & dans lefquelles la douleur eft fouvent le principal fymptome. Telles font 1°. les cataractes purulentes, les cataractes caufées par la diffolution du vitré ; 2°. l'amblyopie hydrophtalmique ; 3°. l'amaurofe caufée par la fonte du vitré ; 4°. l'ophtalmie de la choroïde, de l'uvée ; elle eft auffi caufée par l'ulcération de l'œil ; elle fuit fouvent l'extraction de la cataracte, l'extirpation de l'œil ; & affez fouvent elle tourmente le malade jufqu'à la fin de fes jours ; & s'il vient à perdre un œil, elle fe jette fur l'autre l'année d'après. Dans le cas où il se forme un amas de pus dans la cavité postérieure de l'orbite, on peut en l'évacuant calmer la douleur; mais dans le cas où le vitré est fondu, il ne reste d'autre remede, suivant Saint Yves, que d'extirper l'œil. Dieu nous préserve de la maladie & du remede !

Il n'y a que l'observation qui puisse nous convaincre que les migraines violentes dépendent du vice des parties éloignées ; & comme les Médecins méprisent la doctrine des especes de maladies, ils tombent souvent dans des erreurs funestes aux malades. On a vu plusieurs Médecins qui ont traité des migraines & des maux de dents pour des rhumatismes ; mais *Fauchart* ne les a pas plutôt arrachées, que la maladie a disparu.

2. *Hemicrania odontalgica*, Fauchart, *2, 3 & 4. observ. pag 413.* Migraine odontalgique. B.

C'est celle qui a son principe dans la dent cariée, ou dans les nerfs qui forment une patte d'oie, & que l'on guérit en arrachant la dent, ou en brûlant le nerf, comme je l'ai enseigné en parlant des especes de tic. Quelle sympathie étonnante ! quoique le principe

H iv

soit dans les nerfs des dents, on sent
seulement une douleur dans la tête autour des yeux, & cette douleur n'a
pas plutôt cessé, que le mal de dent se
manifeste. On prétend que le suc de
poireau mis dans l'oreille, appaise la
douleur ; mais à moins qu'on n'arra-
che toutes les dents cariées, la migraine dure des mois & des années
entieres.

3. *Hemicrania sinûs ;* Migraine du
sinus. D.

C'est celle qui est causée par l'obstruction de l'un ou de l'autre sinus frontal.
La douleur se fixe dans l'endroit du
front qui est au-dessus de l'orbite, la
narine du même côté est seche, l'œil
devient rouge & larmoyant lorsque la
douleur vient à augmenter. Ses variétés
sont 1°. la migraine causée par des vers
ou des larves de mouches, dans les
sinus frontaux. *Voyez* Fernel, *5. Pathol.
cap. 7.* Rolfincius, *de capitis dolore.* Le
Sepulchretum de Bonet, *tom. 1. pag. 67.*
Elle se manifeste par des démangeaisons
& des vertiges : les chevres & les bre-
bis y sont très-sujettes, & de là vient
qu'elles sont souvent attaquées de vertiges. 2°. Par une agitation critique du

fang, & le défaut de faignement de nez. Une Religieufe eut deux fois cette maladie avec une fievre aiguë ; elle en fut guérie la premiere par un faignement de nez que le Médecin avoit prédit en tâtant le pouls du nez ; la feconde fois, les mêmes fymptomes revinrent, le pouls fut le même, mais le nez refta fec, & ne rendit aucune goutte de fang. La fievre ceffa, mais la douleur fe fixa dans l'orbite, & fut des plus cruelles. Je fus confulté avec le Dr. *Chaptal*, & dans la perfuafion où nous fûmes qu'elle étoit caufée par un fang amaffé dans le finus, nous ordonnâmes le trépan. 3°. Il y a auffi des douleurs qui font caufées par une mucofité qui s'amaffe dans les finus, qui fe durcit & fe pétrifie ; témoin les calculs que quelques malades rendent par le nez, *Sepulchret. appendic. pag.* 62. *tom.* 1. d'autres par la bouche, *idem, ibidem pag.* 61. Les eaux acidules ont produit de très bons effets dans pareil cas ; *Fabric. Hildan. centur.* 5. *obf.* 1.

4. *Hemicrania coryzæ ;* Migraine compliquée de coryza. B.

On l'appelle ainfi, parce qu'elle commence par le coryza, & qu'elle eft

H v

conſtamment accompagnée de celui-ci, & de la ſéchereſſe d'une narine. C'eſt une douleur aiguë périodique qui ne vient qu'une fois ou deux par an, & qui eſt accompagnée d'une violente rétraction de l'œil au dedans de l'orbite, de larmoiement, quelquefois de l'affoi-bliſſement de la vue, & autres ſymp-tomes fâcheux; elle eſt cauſée par l'en-gorgement des ſinus frontaux; & celui-ci, par une mucoſité viſqueuſe & âcre, du moins dans les perſonnes âgées. J'ai vu guérir cette maladie avec des douches d'eau de Balaruc, leſquelles furent ſuivies d'un écoulement de ma-tiere viſqueuſe par les narines.

Mais quelles ſont les migraines que l'on guérit avec les véſicatoires, les ſétons, & autres remedes ſemblables appliqués ſur l'occiput ? Ne ſont-ce point les céphalées ſéreuſes ?

5. *Hemicrania hæmorrhoidalis*, Heiſ-ter. *Clavus hæmorrhoidalis*, *diſſert. ann.* 1734. à Helmſtadt ; *Migraine hémor-rhoïdale.* A. P.

Caractere. C'eſt une douleur de tête fixe, pareille à celle que cauſeroit un clou qu'on preſſeroit deſſus ou qu'on enfonceroit, laquelle eſt cauſée par la

suppreffion du flux menftruel, hémorrhoïdal, & de faignemens de nez, &
qui ceffe dès qu'ils reprennent leur
cours.

Elle eft accompagnée de l'enflure,
de la chaleur, de la rougeur, de l'ardeur de la partie, d'infomnie, du battement des tempes, de laffitude dans tout
le corps; l'urine eft rouge, écumeufe,
le pouls dur & plein.

Cure. Elle exige qu'on diminue le
volume du fang, qu'on le délaye, &
qu'on faffe reprendre aux écoulemens
leur premier cours. C'eft à quoi l'on
parvient par la faignée du pied, par
l'application des fangfues fur la partie
ou au fondement, par un régime délayant & rafraîchiffant, par des remedes réfolutifs & tempérans, comme la
poudre tempérante de *Stahl* ou d'*Heif-*
ter, laquelle eft compofée avec de la
nacre de perles & trois grains de nitre,
ou quatre potions tempérantes, com-
pofées avec les yeux d'écreviffe, la nacre de perles, l'eau rofe, l'eau de fleurs
de tilleul, de fureau, de cinnamome,
le firop violat; les fomentations de
fleurs de camomille, de fureau de mille-
feuilles, avec de la mie de pain, l'efprit

H vj

de vin camphré, &c. Les curieux de la nature veulent qu'on applique des ventoufes fur la partie; *P. Borelli*, des fangfues; *Paré*, que l'on ouvre l'artere; d'autres, qu'on baffine la partie avec de l'eau froide.

6. *Hemicrania clavus ;* Le clou hyftérique. *Clavus hyftericus* de Sydenham, *de colicâ hyfericâ , procef. integr. pag.* 669. Raulin, *de vaporofis morbis,* 258. A.

C'eft une douleur de tête atroce *perterebrante*, qui n'occupe pas plus d'efpace que peuvent en couvrir le pouce ou un œuf, qui produit le même fentiment qu'un clou qu'on enfonceroit dans la partie , & qui jette la malade dans le défefpoir & fouvent dans le délire. Elle eft familiere aux femmes hyftériques & chlorotiques. Les Arabes l'appellent *ovum & tefta* , lorfqu'elle occupe un peu plus d'efpace. Cette maladie cruelle réfifte à la faignée , & ne cede qu'aux remedes qu'on emploie dans la colique d'eftomac hyftérique, qui font le petit-lait & le laudanum.

7. *Hemicrania purulenta* , Nicolai Decas , *obfervat. pag.* 14. Strasbourg 1725. *Migraine purulente.* A.

Un foldat qui avoit reçu depuis trois

ans une plaie à la tête compliquée de fracture, mais qui s'étoit depuis long-temps consolidée, fut sujet depuis lors à des douleurs de tête cruelles qui avoient épuisé tout le savoir des Médecins & même du Bourreau, en qui les Allemands ont beaucoup de confiance. On lui prescrivit enfin une poudre de cinabre & de nitre, une émulsion & un emplâtre, qui le firent fortement éternuer, & lui procurerent une excrétion de matiere purulente ténace, entremêlée de sang par le nez, laquelle dura un jour entier, & dont la quantité se monta à un demi-setier. La douleur se calma tout-à-coup, & se dissipa enfin entiérement; d'où l'Auteur conclut qu'on attribue souvent aux remedes des effets qu'ils n'ont point produits, & que c'est la fortune qui fait la réputation des Médecins.

On doit donc attribuer cette espece à un amas de pus dans les sinus frontaux ou maxillaires.

8. *Hemicrania ab Insectis;* Migraine causée par des Insectes.

C'est celle qui est causée par des insectes qui s'insinuent dans les sinus frontaux, comme une scolopendre, un taon, une mouche carnaffiere, une chenille, &c.

1°. Catherine Pnaferin , âgée de cinquante ans , fut affligée pendant un an d'une douleur aiguë dans le côté droit du front , laquelle occupoit un efpace de la largeur du pouce. Elle augmentoit lorfqu'elle s'éveilloit , ou qu'elle s'expofoit au foleil ; elle étoit accompagnée de démangeaifon dans le nez, de la féchereffe & de l'obftruction de la narine droite , d'éternumens fréquens , de pefanteur de tête , de vertige & d'un fpafme dans la paupiere droite. Son haleine étoit puante à fon réveil , & elle étoit fujette à des rapports acides.

Elle prit du tabac , elle flaira de l'eau de la Reine d'Hongrie , & au bout de quelque temps , elle rendit quantité de morve , & enfin une fcolopendre à deux cornes , qui fe mit à courir avec beaucoup de vîteffe , qui fe roula en forme de fpirale , & qui avoit de chaque côté quinze pieds & plus. C'étoit vraifemblablement la fcolopendre plate à quinze pieds de chaque côté dont il eft parlé dans la *Fauna Suecica* 1263. 2°. Fabricius Hildanus , *centur. 1. obf.*

8. a vu un enfant attaqué d'une migraine, laquelle étoit caufée par une chenille velue qui s'étoit infinuée dans le finus frontal. On peut en voir la figure chez l'Auteur. Tulpius, *lib. 4. obf. 12.* a connu un homme qui rendit par le nez une chenille velue, longue d'un demi-travers de doigt.

Le Docteur *Lindern* de Strasbourg a vu un homme attaqué d'une pareille maladie, dont la douleur s'étendoit jufqu'à l'occiput, à qui le nez couloit continuellement, qui fe trouvoit foulagé lorfqu'il tiroit du lait chaud par le nez, qui ne pouvoit fupporter les errhines, & qui ayant pris un vomitif, rendit une chenille dont le ventre étoit jaune, & le dos brun tacheté de noir.

9. *Hemicrania nephralgica*, Baglivi, *pag. 335. cap. 9. de fibra motrice.* Migraine compliquée d'une colique rénale. A.

Baglivi a obfervé une migraine compliquée d'une colique rénale du même côté où étoit le calcul, dans laquelle le pouls du même côté étoit petit & profond, ce qu'il attribue à l'ofcillation & à la contraction dolorifique des fibres, laquelle fe communiquoit des reins au péricrâne.

10. *Hemicrania lunatica*, P. Salii, *cap. 10. ad Altomari praxim*. Migraine lunatique. L.

C'eft celle qui revient environ tous les huit jours, ou à chaque changement de lune. L'Auteur a vu trois perfonnes attaquées de cette maladie, dont une étoit un Dominicain, qui pendant trois ans & fept mois confécutifs, étoit fujet tous les huitiemes jours de la lune, & prefque à la même heure, à une migraine accompagnée d'une douleur aiguë près du mufcle temporal, laquelle duroit environ trente heures, & durant laquelle il ne pouvoit ni voir le jour, ni entendre le moindre bruit, ni prendre la moindre nourriture, qu'il n'en fût extrêmement incommodé; il fe portoit très-bien dans les intervalles.

L'Auteur croit avec raifon que cette migraine étoit caufée par le venin de la fievre intermittente qui a coutume de revenir tous les huit jours.

XIV. OPHTALMIA ; *Lippitudo,* Celfi ; *Pituita,* Horatii ; *Ophtalmoponia,* Heifteri ; *Oculorum inflammatio, Dolor oculorum,* Sennerti ; en François, *Ophtalmie, mal aux yeux.*

Le mot grec *ophtalmie* vient *d'ophtalmos* œil, comme qui diroit maladie de l'œil.

On la connoît à la *douleur*, la *rougeur*, le *larmoiement* de l'œil, & à la difficulté avec laquelle il fupporte la lumiere.

La douleur & l'intolérance de la lumiere font les principaux fymptomes de l'ophtalmie ; les ophtalmies externes font les feules qui foient accompagnées de rougeur.

La douleur des yeux eft proportionnelle à la fenfibilité de cet organe, qui eft très-grande ; car il n'y a point de partie, qui, à volume égal, reçoive une fi grande quantité de filets nerveux que l'œil. Il reçoit ces filets de fix paires de nerfs, & la fenfibilité eft proportionnelle à la quantité de nerfs dans

un efpace donné, lorfque la diftraction
des filets nerveux eft la même.

Lorfque l'ophtalmie eft compliquée
d'inflammation, comme il arrive dans
plufieurs efpeces, la douleur eft accompagnée de rougeur, de chaleur, de tenfion, d'enflure, ce qui vient de ce que
le fang fe porte avec plus de force dans
les vaiffeaux fanguins de l'œil. *Voyez* la
théorie de l'inflammation, d'où s'enfuit un tiraillement dans les nerfs. Il y
a cependant des ophtalmies internes
qui viennent à fuppuration, par exemple, dans le criftallin, qui ne font précédées d'aucune rougeur ni d'aucune enflure fenfible, comme lorfque le criftallin
fe fond, & c'eft ce que *Boerhaave* appelle
une inflammation lymphatique.

La peine que caufe la lumiere, vient
de l'extrême fenfibilité de la rétine, &
celle-ci de fon engorgement phlogiftique, ou de la trop forte tenfion de la
choroïde & de l'uvée, qui en eft une
portion, & dont la fclérotique fe reffent peut-être; dans tous ces cas il y a
un *myofis*, ou un refferrement de la
prunelle proportionné à la peine que la
lumiere caufe.

Le larmoiement abondant eft un

effet de la douleur, de la féchereffe &
de l'ardeur de l'œil, & le but de la
nature en le procurant, eft d'emporter
par cet écoulement de larmes les corps
étrangers qui s'y trouvent, de l'humec-
ter, & de tempérer fon ardeur & fon
acrimonie. Sans cela, on ne voit pas
à quoi ferviroit cette excrétion abondante de larmes que caufe l'irritation
de l'organe, vu qu'elle excede la ré-
forption qui s'en fait par les points la-
crymaux, puifque c'eft en cela même
que le larmoiement confifte.

Elle diffère de l'obfcurciffement de
la vue, en ce que celui-ci eft volontaire
dans les maladies ophtalmiques, puif-
qu'il ne faut qu'ouvrir les paupieres
pour voir clair, au lieu qu'il eft invin-
cible dans les maladies *caligineufes*.

Ophtalmiæ externæ; Ophtalmies externes.

1. *Ophtalmia Taraxis; Taraxis* Aetii,
Pauli, *lib. 1. cap. 22. Ophtalmia notha*
Sennerti; *Ophtalmie catarrhale* de Saint
Yves, *fpec. 3.* B.

Cette efpece eft la plus légere de
toutes, elle n'eft caufée par aucun vice

interne préexistant, & ne vient que d'un principe procatartique accidentel, comme la fumée, le vent, une lecture trop assidue, de ce qu'on s'est peiné la vue en examinant de petits objets, de la vapeur de l'ail, de l'oignon, de la poussiere, &c.

Elle se guérit par le secours de la nature ou de l'art ; par exemple, la nature balaie la poussiere ou le myasme acrimonieux qui irrite l'œil, en excitant un larmoiement ; elle calme la douleur que cause la lumiere, en tenant les paupieres fermées durant le jour ; & l'art, qui n'est qu'une imitation de la nature, enjoint au malade de porter devant les yeux un morceau de taffetas vert, d'éviter le trop grand jour, de se bassiner les yeux avec de l'eau tiede, de ne point lire à la chandelle, & de se garantir du vent & du soleil. Dans le cas où il est entré quelque corps étranger dans l'œil, il n'y a qu'à relever la paupiere, & à le retirer avec une plume, ou un petit morceau de papier.

2. *Ophtalmia trichiasis* ; *Trichiaise* de Saint-Yves, *p. 98*. L.

La *Trichiaise* n'est autre chose que la

direction des cils vers le globe de l'œil.

Le *Diſtichyaſis* eſt un double rang de cils ſur la ſurface interne de la paupiere.

Lorſque les cils ſont trop longs, & qu'ils rentrent ſous les paupieres, ils cauſent une ophtalmie, qui ceſſe dès qu'on les a relevés; mais lorſque cet accident arrive à cauſe des petits ulceres qui ſe forment ſur les bords des paupieres, & qui obligent les cils à entrer dans l'œil, ils le piquent, l'enflamment, l'exulcerent juſqu'à ce qu'on les ait extirpés. Il faut bien ſe garder de les couper, ceux qui reviendroient n'en ſeroient que plus rudes; il faut les arracher les uns après les autres, en laiſſant pluſieurs jours d'intervalle; & pour empêcher qu'il n'en croiſſe de nouveaux, on doit toucher avec la pierre infernale l'endroit où ils étoient. Dans le cas où ce remede ne ſuffit pas, quelques-uns veulent que l'on coupe les bords des paupieres où les cils croiſſent, ſur quoi l'on peut conſulter Heiſter, *Chirurg. cap. 47.* & S. Yves, *c. 8. p. 98.*

3. *Ophtalmia tuberculoſa;* Ophtalmie compliquée de tubercules. L.

Elle eſt appellée *Pothia*, par Galien, de *pothe* prépuce, ou *potos* déſir. Les

tubercules qui viennent aux paupieres
font l'*hordeolum*, en François *orgeolet*,
envie, parce qu'on l'attribue aux envies
que les femmes groffes ne peuvent fa-
tisfaire; le *grando*, en Grec *crite*, en
François *grain de grêle*, à caufe de la
dureté & de la tranfparence du tubercule , d'où vient qu'Aëtius l'appelle
fclerophtalmia, d'autres *chalaza*, & Cor-
narius *præputiolum*.

Il fe forme en effet aux bords des
paupieres des tumeurs rouges , dures ,
indolentes , ou peu douloureufes, qui
reffemblent à un petit prépuce affecté
d'un phymofis.

Il faut ramollir ces tubercules pour
les réfoudre , finon , les enflammer ou
les cautérifer pour qu'ils viennent à fuppuration , ou enfin les extirper & les
cicatrifer. Si ce font des verrues , des
atheromes , des excroiffances , il faut
y faire une ligature , ou les brûler , ou
les couper avec des cifeaux.

On les ramollit avec un emplâtre de
mucilage , de vigo , avec un peu de favon , &c. on les brûle , en mettant
deffus une goutte d'efprit de fel ammoniac , ou , ce qui eft plus expéditif, en
les touchant avec la pierre infernale;

on les lie avec une soie, si ce sont des
verrues, des excroissances, qui ayent
une queue. On guérit l'ulcere avec
l'onguent de diapompholygos.

Voyez Boerhaave *sur l'Orgeolet.* Heister, *Chirurg. cap.* 43. 44.

4. *Ophtalmia trachoma;* P. Æginetæ.

Le *Trachoma* consiste dans une espece
d'âpreté & de rudesse dans la partie interne des paupieres.

On l'appelle *dasyma*, si elle est herpetique ; *tylosis*, si elle est calleuse,
& *sycosis*, si les pustules sont un peu
grosses.

Cette affection differe de la psoro-
phtalmie, en ce que les pustules sont
dures, miliaires, ou petites, & n'affectent point le globe de l'œil, mais seulement l'intérieur des paupieres.

Elle fut épidémique à Rome après
un tremblement de terre & à la fin du
carême. Baglivi & Teloni *de terræ motu.*

Elle se manifeste par un sentiment de
pesanteur dans les paupieres, lequel est
accompagné d'une démangeaison continue, de chaleur & de rougeur dans
l'angle & la conjonctive, les tarses s'ulcerent, & rendent une chassie âcre,
compliquée d'un larmoiement qui cor-

rode l'œil; la nuit, les paupieres se collent.

A mesure que la maladie devient invétérée, la paupiere, sur-tout l'inférieure, se renverse, & le cartilage auquel on donne le nom de *tarse*, se bombe, & forme comme une espece d'arc ou de bourlet enflé; les tarses s'excorient, & *Boerhaave* appelle cette maladie *inflammatio excoriatoria palpebrarum*, inflammation des paupieres avec excoriation. Celles-ci s'ulcerent, il se forme sur l'intérieur des paupieres de petites pustules miliaires, de la grosseur d'un grain de sable, calleuses. Cette maladie est très-opiniâtre & très-incommode. Les malades sentent le même picotement que s'ils avoient les yeux remplis de sable, & y causent une excoriation, à force de clignotter.

Cette maladie demande un autre traitement lorsqu'elle est récente, que lorsqu'elle est invétérée.

Dans le premier cas, il faut calmer l'inflammation sur-tout avec des remedes internes, tels que la saignée, la purgation, les bouillons rafraîchissans, les bains, & même les topiques.

Prenez de bulbe de lis demi-once, de

de fleurs de mélilot ou de fureau une
once, de fafran un fcrupule. Faites-les
bouillir dans l'eau, ajoutez-y de la farine de froment autant qu'il en faut,
& fix grains de fel armoniac.

Enveloppez ce cataplafme dans un
linge, appliquez-le fur l'œil & renou-
vellez-le deux fois par jour, obfervant
de l'y laiffer, jufqu'à ce que les paupieres qui étoient tendues, fe lâchent
& fe rident. Si on l'y laiffoit plus long-
temps, il en réfulteroit une épiphore
fébacée, à moins qu'on ne fe fervît d'af-
tringents, tels qu'une décoction de rofes, d'écorce de grenade, de feuilles
d'aigremoine avec un peu de miel rofat.

Dans le cas où la maladie eft invétérée, il faut oindre les paupieres avec
l'onguent fuivant.

Prenez de fucre de faturne, une drachme, de cérufe blanche quatre fcrupules, de camphre fix grains : broyez
les avec un peu d'huile rofat ; ajoutez
y enfuite d'onguent de tutie ou rofat
une once; oignez-en matin & foir les
paupieres qui font collées. Au cas que
le malade ne puiffe le fupporter, on lui
fubftituera un onguent lénitif compofé

avec le beurre frais, l'huile de cire, &
la cire blanche.

Dans le cas où les paupieres font
ulcérées & galeufes, *Saint Yves* fe fert
d'un onguent compofé de deux drachmes de foie d'antimoine, de demi-
drachme de camphre, & de vingt grains
de clous de girofle, que l'on fait infufer pendant huit jours dans de l'eau
d'euphraife, de fenouil, de grande éclai-
re, & de rhue, de chacune quatre onces. On en met dans l'œil quatre fois
par jour, & le foir on applique deffus
de l'onguent de tutie. Si ce remede ne
réuffit point, on brûlera les ulceres qui
fe font formés fur les bords des paupieres avec la pierre infernale, en
ufant des précautions néceffaires.

Si les paupieres ne font affeêtées
que d'une dartre, & qu'il n'y ait point
d'ulcere, il fuffira d'y appliquer quatre
fois par jour un collyre compofé de fel
de faturne & de fel armoniac de chacun quatre grains, & d'eau rofe & de
plantain de chacune quatre onces.

5. *Ophtalmia ficca. Xerophtalmia,* P.
*Æginetæ. Ophtalmie feche. Ophtalmie
qui affeête le coin de l'œil,* Saint Yves
fpec. 5.

Nulle enflure dans les paupieres, rougeur & démangeaison dans les tarses, point de larmoiement, les paupieres se collent la nuit, on a peine à supporter la lumiere que l'eau réfléchit. Elle est plus aisée à guérir que l'humide; elle est cependant opiniâtre & habituelle, étant causée par l'acrimonie de la lymphe; elle cesse au moyen d'une légere dysurie critique, par le transport de la matiere de la conjonctive dans la verge,

Cure. La saignée suffit quelquefois, de même que les bains pris pendant quelques jours, lors sur-tout que l'on a soin de purger auparavant le malade. Il prendra au sortir du bain un bouillon rafraîchissant, ou du petit lait. *Sydenham* prétend que les anodins, pris le soir, produisent un très-bon effet, surtout dans les enfans. On boit en été pendant neuf jours les eaux minérales froides.

Les topiques indiqués sont les collyres d'eau rose, de plantain, de mucilage d'herbe aux puces, d'eau de frai de grenouilles, les feuilles de coignassier, les pétales de rose. L'eau ou la solution de saturne, ou le sel de saturne

I ij

délayé dans beaucoup d'eau, le fucre candi, &c. produifent auffi un très-bon effet. Saint Yves fe fert d'un col-lyre compofé d'eau rofe & de plantain, de chacune deux onces, de 12 grains de tutie, & d'une cuillerée d'eau de vie. On baffine l'œil avec ce collyre pendant le jour, & le foir on applique deffus un plumaceau trempé dans une décoction de feuilles de véronique, de thym & de feuilles de rofe dans du vin rouge. La pelure interne de poire ou de pomme, eft un excellent adoucif-fant.

6. *Ophtalmia puftulofa*. Saint Yves. *Mal. des yeux, pag.* 183. *Ophtalmie bour-geonnée*. L.

Dans cette efpece, les faifceaux de vaiffeaux rouges s'étendent depuis la tunique interne de la paupiere jufqu'à la cornée, & il fe forme autour de celle-ci des puftules de la groffeur d'une len-tille. Lorfque ces puftules fe forment dans la cornée même, il y vient un abcès qui fe manifefte par fa blancheur.

Cure. Elle exige une folution d'eau divine dans de l'eau, pourvu que les puftules ne touchent point la cornée : fi elles y touchent, & qu'elles forment

un abcès, il faut le faire percer en ver-
sant goutte à goutte dans l'œil de l'eau
distillée de camphre, & après que les
pustules auront percé, on aura recours
à la solution de la pierre divine.

7. *Ophtalmia erysipelatosa*, St. Yves,
huitieme espece, pag. 184. Ophtalmie éry-
sipélateuse ; ou plutôt *Herpetique.*

Cette espece, indépendamment de
la rougeur de la conjonctive, de l'enflure des paupieres, des douleurs insupportables dans les yeux & dans la tête,
de l'ardeur dont elle est accompagnée,
fait détacher la peau du front, des tempes & du nez en forme de croûte ou
d'écailles furfuracées, qui laissent après
elles des cicatrices. Cette maladie est
très-opiniâtre & très-difficile à guérir.

Cure. Elle exige 1°. que l'on fomente
la partie avec de l'eau de fleurs de sureau & une dixieme partie d'eau de vie;
2°. des sétons sur la nuque, en com-
mençant par la saignée & la purgation,
que l'on réitérera s'il en est besoin, des
véficatoires sur le dos & derriere les
oreilles. Comme les douleurs sont violentes, il faut réitérer la saignée, &
employer les narcotiques.

8. *Ophtalmia humida*, Saint Yves,

deuxieme efpece. *Epiphora* Galen. *in-troduct. Ophtalmia vera* Sennert. *Ophtal-mie humide.*

Elle eft habituelle comme la feche, ou elle a fon foyer dans la maffe du fang, ce qui la rend très-opiniâtre. Elle eft accompagnée d'un larmoyement abondant, de l'enflure des paupieres près des tarfes, d'une chaffie copieufe, de douleurs lancinantes dans les yeux, d'une rougeur intérieure, & de plus le malade ne peut ni fupporter la lumiere, ni ouvrir les paupieres. De là s'enfui-vent des taches fur la cornée. Les en-fans ont fouvent les joues excoriées par les larmes qu'ils répandent, le nez & les levres enflées.

Cure. Elle exige la faignée du bras, du pied & de la jugulaire, l'application de trois ou quatre fangfues autour de l'œil ; le fecond ou le troifieme jour, un purgatif ordinaire avec la manne, le féné & les tamarins, après quoi on fera prendre au malade des bouillons de laitue, d'ofeille, de chicorée. Le foir, on lui donnera des narcotiques, on lui appliquera un véficatoire entre les deux omoplates ; & à l'égard des enfans, on tâchera de leur procurer un écoulement par les oreilles, pour détourner la férofité âcre qui s'eft jetée fur les yeux. On réitérera la purgation, & on emploiera les bains domeftiques, à moins que l'état de la langue & de l'eftomac ne s'y oppofent. On ne négligera point cependant les collyres, & l'on emploiera d'abord les plus doux. L'eau de fenouil, ni à plus forte raifon celle d'euphraife, ne valent rien, elles font trop âcres; il vaut mieux fe fervir de la chair de pomme cuite avec du lait, de lait frais, de mucilage d'herbe aux puces, de coing, de blanc d'œuf battu avec de l'eau rofe, ou, ce qui vaut encore mieux, parce qu'il ne colle point les yeux, de blanc d'œuf pilé avec un peu d'alun, épaiffi & enfermé dans un linge. On peut encore faire durcir un œuf, en prendre le blanc, & l'arrofer avec de l'eau rofe ou de plantain. Après que l'ardeur eft appaifée, on peut appliquer deffus de l'eau rofe, avec un peu d'eau ou de fucre de faturne, ou bien fe fervir d'un collyre compofé d'eau de fenouil & d'eau rofe, de chacune deux onces, de fucre de faturne deux grains, ou demi-drachme de trochifque blanc de

rhafis. La douleur appaifée , on mettra
fur l'œil de la poudre de tutie, pour
que les paùpieres ne fe collent point,
& que le malade puiffe les ouvrir à fon
réveil.

Lorfque cette ophtalmie eft invétérée , il faut faire diffoudre du vitriol
blanc ou romain, dans de l'eau de fontaine, en telle quantité, qu'en en mettant une goutte dans l'œil, elle caufe
une douleur vive, mais momentanée.
Un fcrupule de vitriol, diffous dans fix
onces d'eau avec une drachme de fucre, produit cet effet. On doit fe fervir
de ce collyre en fe couchant, & ne
point charger l'œil de compreffes ni de
bandages. Il ne faut jamais le matin
mettre dans l'œil des chofes âcres, mais
le baffiner feulement avec de l'eau tiede, ou de l'eau rofe.

Il y a des perfonnes qui ajoutent au
vitriol trois grains de verd-de-gris, ou
qui fe fervent de vin dans lequel elles
ont mis tremper pendant une nuit une
piece de cuivre, ou qui font diffoudre
la pierre divine dans de l'eau, & en
mettent quelques gouttes dans l'œil en
fe couchant. Ces collyres font fort bons,
pourvu qu'on ait foin d'adoucir le fang

avec les bains, la faignée, & les bouillons rafraîchiffans.

9. *Ophtalmia fcrophulofa ;* Ophtalmie
fcrophuleufe. L.

Elle eft familiere aux enfans fcrophuleux, humide, compliquée de l'enflure
des bords des paupieres, d'une chaffie
épaiffe, de la rougeur, de l'enflure dé
la cornée, d'un larmoiement âcre. Ils
tiennent toujours la tête baffe ; ils ont
le nez, les levres & le cou enflé, &
la cornée eft fouvent affectée d'un leucome.

Le principe de cette maladie eft une
lymphe fcrophuleufe, âcre, vifqueufe,
que l'on doit par conféquent incifer,
atténuer & dépurer par des cathartiques réitérés, précédés d'une pilule
compofée de douze grains d'aquila alba,
& enfuite avec des bouillons apéritifs,
dans lefquels on fait entrer un peu de
limaille de fer, d'efquine coupée par
pètits morceaux, & des cloportes, une
pincée de fouci fauvage, ou une demi-
poignée de fleurs de grateron. On peut
auffi employer une tifane d'efquine &
de racine de patience, de chacune une
once, que l'on fait bouillir dans dix
livres d'eau, jufqu'à diminution de

I v

moitié, & auxquelles on ajoute vers
la fin de la coction, trois pincées de
sommités de cyprès, deux drachmes de
réglisse; & le malade en fait sa boisson
ordinaire. Il prendra ensuite pendant
trois jours un bol composé de vingt
ou trente grains d'æthiops minéral; on
le purgera le quatrieme jour, & au
bout d'une semaine, l'on réitérera le
bol & la purgation. Lorsque la saison
le permet, & qu'on peut lui faire prendre les bains, ils produisent un très-
bon effet; mais le meilleur de tous les
remedes est un séton au cou, qu'il doit
porter dans les mois qui sont tempérés.

On peut aussi se servir du remede
du Dr. *Hans Sloane*, lequel consiste en
un collyre composé avec l'axonge de
vipere & la tutie, auquel on joint
un ample vésicatoire sur la nuque. Le
lait n'est pas à négliger, non plus que
les collyres pour l'ophtalmie humide,
mêlés avec des résolutifs, tels que le
thym, la verveine & l'euphraise, qu'on
n'a pu employer au commencement de
la maladie, crainte d'inflammation.

10. *Ophtalmia tenebricosa*, appellée
par les Grecs *Hydrophtalmia*. Maître-
Jean, *de l'extension du corps vitré, 2.*

pag. chap. 1. Exophtalmie, *chap. 6. part.* 2; appellée par quelques-uns *Goutte sereine.*

1°. Elle se manifeste par une douleur dans le front, dans un œil, ou dans tous les deux. 2°. La douleur appaisée, le globe de l'œil paroît un peu plus gros & plus bombé. 3°. La prunelle est plus dilatée, & se resserre moins au soleil que lorsque l'œil est sain. 4°. La vue s'obscurcit au point que le malade ne peut ni distinguer les objets, ni se conduire seul.

La prominence de l'œil est moins sensible dans ceux dont l'iris est noir, sur-tout si les deux yeux sont attaqués; elle l'est davantage dans ceux qui ont l'iris bleuâtre ou blanchâtre, & les yeux extrêmement fendus. La plupart des malades recouvrent la vue, lorsqu'on emploie les remedes convenables; mais elle n'est jamais ni si nette ni si distincte qu'auparavant.

Cette maladie est fréquente aux hommes atrabilaires, aux femmes grosses d'un ou deux mois, & continue jusqu'après l'accouchement; aux filles qui ont les pâles-couleurs, & elle leur dure quatre ou cinq mois.

I vj

Sennert décrit cette maladie, *cap. 37.*
fect. 2. lib. 1. & dit qu'on la connoît en
ce que les yeux font nets, & qu'on
n'y apperçoit d'autre vice finon que la
prunelle eft plus noire & plus dilatée.

Cette maladie eft difficile à diftinguer au commencement de la cataracte
ordinaire, qui n'eft pas encore formée,
auffi bien que du glaucome ; mais on
la diftingue des autres maladies, en ce
que le criftallin ne perd point fa tranfparence, & que les malades recouvrent
une partie de leur vue.

Le principe *fynectique* de cette maladie, eft l'extenfion du corps vitré,
à caufe d'une fluxion ou d'une con-
geftion, d'où s'enfuivent la dilatation
de la prunelle, la douleur, l'enflure de
l'œil, la preffion de la rétine, & l'obfcurciffement de la vue.

La cure exige au commencement,
des faignées réitérées du bras, du cou,
du pied, & même l'artériotomie, fuivant la violence de la douleur, & le
degré de la pléthore, enfuite des remedes propres à évacuer la férofité,
comme des véficatoires fur la nuque,
derriere les oreilles, & même des cathartiques tous les fix jours, une tifane

composée d'une once de salsepareille, & demi-once de racine d'esquine, que l'on fait bouillir dans quatre livres d'eau, jusqu'à diminution du quart, & dont on donne deux verres au malade matin & soir pendant quinze jours. Il n'y a que les topiques résolutifs qui conviennent dans cette maladie, encore produisent-ils très-peu d'effet.

Lorsque la fluxion qui cause cette ophtalmie est violente, & les fluides acrimonieux, l'œil se bombe davantage, il s'enflamme, on y sent des élancemens, auxquels se joignent des douleurs insupportables, une chaleur & une rougeur extérieure, une fievre aiguë, des insomnies, les paupieres se renversent, ne couvrent plus l'œil, une épiphore chaude, l'obscurcissement de la vue, & enfin une goutte sereine parfaite & incurable, les parties internes viennent à suppuration, le corps vitré se fond, & il se forme des fistules qui percent l'œil, qui sont tous des accidens que l'on doit rapporter à l'ophtalmie interne.

11. *Ophtalmia syphilitica*, Baglivi, *pag.* 202. *Ophtalmia Gallica*, Zacuti, *prax.* Ophtalmie vénérienne, S. Yves,

10ᶜ. *efpece ; Ophtalmia venerea* Camera-
rii, *differt. Tubingæ, 1734.* Aloyf. Luifin.
Leyde , 1727 , pag. 665.

L'Auteur la divife en deux efpeces,
favoir en métaftatique & en fymptomatique. Elles font toutes deux caufées
par un virus vénérien , & elles augmentent vers le foir.

La fymptomatique s'appaife vers
l'aurore , elle ne dégénere jamais en
chémofis ; la matiere morbifique ne
change point de place, les douleurs font
moins violentes ; elle ceffe après que
la vérole eft guérie , & elle eft moins
dangereufe. Elle a lieu dans le fecond
degré de la vérole.

L'ophtalmie métaftatique ne diminue
point à l'approche de l'aurore , elle
dégénere toujours en chémofis ; la matiere morbifique change de place , les
douleurs font plus violentes ; elle ne fe
diffipe point après que la vérole eft
guérie , & elle eft très-dangereufe.

Une preuve que cette maladie eft
caufée par un virus vénérien , eft que
la chaleur & la douleur augmentent
lorfqu'on eft au lit , & qu'elle réfifte
aux remedes ordinaires. On connoît
l'ophtalmie métaftatique aux fignes fui-

vans. La sclérotique est enflée & d'une couleur livide ; on y sent une douleur âcre & lancinante, on y apperçoit une espece de creux ; & elle est causée par une gonorrhée répercutée, & par le transport du virus dans l'œil. Pour l'ordinaire, les gonorrhées qui passoient pour incurables, se dissipent dès que cette ophtalmie survient, & réciproquement celle-ci cesse, dès que la gonorrhée reprend son cours. On guérit en général l'ophtalmie vénérienne avec les frictions mercurielles ; mais il ne faut jamais appliquer du mercure sur les yeux. Quelques-uns conseillent les décoctions sudorifiques, & les pilules mercurielles. Les Médecins de Montpellier se bornent aux simples frictions. Dans la métastatique, outre les frictions mercurielles, il convient d'inciser légérement les membranes de la sclérotique & des paupieres, pour évacuer la matiere virulente qui s'est amassée dans leur tissu cellulaire. *Nicolai* & *Camerarius* prétendent qu'il en sort une humeur ichoreuse pareille à celle de la gonorrhée. Je crois, quoi qu'en dise *Camerarius*, qu'il vaut mieux faire ces scarifications pendant le cours des frictions qu'avant.

Elle a beaucoup d'affinité avec l'humide & le chémosis, excepté que dans la vénérienne la conjonctive est dure & comme charnue. Elle commence par un larmoiement sébacé, d'un blanc jaunâtre & très abondant. Elle résiste à tous les remedes, à l'exception des anti-vénériens ; & elle survient souvent deux jours après une gonorrhée répercutée. Un Chirurgien de Montpellier en fut attaqué pour avoir posé sa tête sur un oreiller, sur lequel un vérolé qui passoit par les remedes avoit répandu de sa salive.

Cure. Elle consiste à détruire le virus vénérien par des frictions faites avec l'onguent napolitain ; mais il faut y préparer le malade par la saignée & par vingt-cinq ou trente bains. *Saint-Yves* conseille la panacée mercurielle. Prenez de panacée mercurielle une drachme, de rhapontic en poudre trois drachmes, de baume de copahu demionce ; mêlez & faites-en un opiat, dont la dose est d'une drachme tous les matins ; on purgera le malade tous les quatre jours.

Prenez d'aquila alba, de gomme ammoniac, de chacun quinze grains ;

de trochisques alhandal cinq grains, de
sirop de fleurs de pêches, autant qu'il
en faut pour un bol. Mais il vaut mieux
souvent employer les cathartiques ordinaires.

12. *Ophtalmia chemosis*, Saint-Yves,
spec. 9. & 13. Chemosis d'Aetius. A.

Cette espece d'ophtalmie est causée
par un principe externe, par exemple,
un coup violent dans l'œil, d'où s'ensuit une meurtrissure, ou une opération de chirurgie, comme l'extraction
de la cataracte, l'opération de l'ongle,
de l'abcès, &c. ou par un principe interne, tel qu'une métastase, un catarrhe violent dans des sujets cacochymes.

Son caractere est une enflure rouge,
noirâtre de la conjonctive, avec affais-
sement & opacité de la cornée, laquelle paroît cachée dans une espece
de creux. L'inflammation est violente,
& accompagnée de douleurs aiguës
dans la tête & dans les yeux, d'un
sentiment de pesanteur au-dessus de
l'orbite, d'insomnie, de fievre, de pulsation, de l'enflure & de la clôture des
paupieres. Elle se termine quelquefois
par la suppuration de l'œil, dont l'aveu-
glement est la suite, ou du moins par

un leucome. Le sang est couvert d'une croûte coriacée.

Cure. Rien n'est meilleur au commencement que des saignées réitérées du bras, du pied, & de la jugulaire, auxquelles je joins l'application de quelques sangsues aux paupieres. D'autres veulent qu'on scarifie l'œil, & qu'après avoir saigné deux ou trois fois le malade, on le purge avec une infusion de deux drachmes de séné, d'une drachme de rhapontic, de graine de lin, de fleurs de violette, de chacune une pincée, de deux ou trois onces de manne. D'autres veulent qu'on le purge avec la scammonée, & qu'on le saigne de nouveau. On lui donnera le soir pour le faire dormir, du sirop de pavot ou du laudanum, & on lui fera observer un régime léger, rafraîchissant & humectant.

Il est bon de commencer par bassiner l'œil avec du lait tiede, du sang de poulet, & d'y appliquer de la pulpe de pomme cuite avec du lait. Les cataplasmes chargent l'œil, & l'on ne doit point s'en servir; il suffit de le bassiner avec une infusion de safran, de graine de lin & de fleur de mauve. Quelques jours après on emploiera les réfolutifs, comme le vin ou l'eau-de-vie mêlée avec de l'eau de fontaine ; & au cas que l'œil ne foit point livide, & que la douleur diminue, on fe fervira d'eau-de-vie camphrée. *Saint-Yves* confeille les plumaceaux trempés dans du vin, dans demi-livre duquel on fait infufer une pincée de feuilles de romarin, de fauge, d'hyfope ; & au cas que l'enflure de la conjonctive & des paupieres diminue, & qu'il y ait un leucome, il veut qu'on fe ferve d'un collyre compofé de deux onces d'eau de fenouil, & de demi-once d'eau-de-vie camphrée. On fubftituera à la boiffon anodine dont le malade ufoit, une potion réfolutive, ou une tifane fur quatre livres de laquelle on mettra une drachme de diaphorétique minéral. On lui appliquera fur le dos un emplâtre véficatoire ; on lui donnera des lavemens pour lui tenir le ventre libre, & enfuite de la tifane ; il boira pendant dix jours des bouillons de poulet avec les femences froides, les feuilles de chicorée, de laitue, d'ofeille.

Dans le cas où l'on apperçoit des fignes de fuppuration, il faut avoir recours au Chirurgien, pour évacuer le

pus, & guérir l'ulcere. S'il arrive que
le corps vitré se fonde, on substituera
un œil artificiel à celui que le malade
a perdu, pour éviter la difformité dont
sa perte est suivie.

13. *Ophtalmia choroideæ*; Ophtalmie
interne de la rétine ou de la choroïde.

Voici les signes auxquels on la connoît. Le malade ne peut supporter la
lumiere, la prunelle se resserre, l'œil
est larmoyant, la conjonctive est quelquefois rouge, & à ces symptomes se
joignent des migraines extrêmement
opiniâtres.

Cette espece survient presque tou-
jour le neuvieme jour après l'opération
de la cataracte par la méthode de *Daviel*
& de *Janin*, laquelle consiste à inciser
la cornée tout autour; & elle dure
environ quinze jours, au bout desquels
lorsque le malade ouvre les yeux, il
voit tous les objets qui l'environnent
comme s'ils étoient couverts de neige.
S'il arrive qu'il meure quelques jours
après l'opération, on lui trouve les
vaisseaux de la choroïde rouges, engorgés, & quelquefois le corps vitré con-
verti en une espece de gelée purulente.

Lorsqu'elle est produite par des principes internes, elle demande le même traitement que le chémosis; mais il est à propos sur la fin de mettre dans l'œil quelques gouttes d'eau distillée de camphre. Après l'opération de la cataracte de l'empyesis ou de l'ongle, on appaise l'inflammation par le moyen d'un mucilage tiré avec l'eau-rose de la graine de l'herbe aux puces, de senu-grec, de coing, ou bien avec un collyre composé avec un blanc d'œuf battu dans de l'eau-rose jusqu'à ce qu'il écume, que l'on étend sur de la charpie, & que l'on applique tout froid sur l'œil aussi-tôt après l'opération; mais il faut le renouveller trois fois par jour, & le contenir pendant deux jours avec un bandage, pour empêcher que le corps vitré ne sorte de l'œil, au cas que le malade tousse, éternue ou ait envie de vomir.

14. *Ophtalmia angularis*; Ophtalmie angulaire, ou de l'angle nasal. *Inflammatio lacrymalis carunculæ*; Inflammation de la caroncule lacrymale, Saint-Yves, *pag. 50. 182. 203.* L.

Cette espece consiste dans une douleur ou une démangeaison accompagnée d'enflure, & quelquefois de rou-

geur dans l'angle nafal, & qui eft fuivie d'un larmoiement purulent. Il y a
divers vices qui caufent cette ophtalmie, favoir, 1°. l'anchylops, au fujet
duquel *voyez* le mot épiphore; 2°. le
rhyas, *voyez* le même mot; 3°. la phlogofe de la caroncule lacrymale, dont
les vaiffeaux s'enflent jufqu'à la cornée,
accident qui eft affez fouvent fuivi
d'un drapeau, & dans ce cas il faut
pulvérifer un fcrupule de vitriol blanc
& autant d'iris de Florence, les délayer
dans une livre d'eau, en faire un collyre.

15. *Ophtalmia cancrofa;* Cancer des
yeux, des paupieres. Saint-Yves, *cap.*
6. C.

Cette efpece eft fouvent accompagnée de l'enflure, de l'ulcération, de la
dureté des paupieres & de douleurs
lancinantes. L'Auteur cité en a obfervé
cinq efpeces, & ce font les feules
qu'il connoiffe.

Dans la première variété, il vient
une tumeur dure à la paupiere fupérieure, les vaiffeaux fanguins qui entourent fa bafe, font enflés & d'une
couleur plombée, & l'on fent par intervalle des douleurs lancinantes. Dans la
feconde, il vient un poireau dans l'an-

gle nafal au-deffous de la commiffure des paupieres ; fes racines font très-profondes, & il eft parfemé de vaif-feaux fanguins qui forment de petites grappes féparées, lefquelles rendent du fang pour peu qu'on y touche. Cette tumeur caufe une fi grande démangeai-fon, que le malade a toutes les peines du monde à s'empêcher de la gratter, de forte qu'elle dégénere bientôt en un ulcere chancreux. Cette variété eft la feule que l'on guériffe avec une liqueur dont *S. Yves* s'eft réfervé le fecret.

Dans la troifieme, les vaiffeaux fan-guins deviennent variqueux & d'une couleur plombée, fans qu'aucune ver-rue ni aucune tumeur ait précédé ; mais ces trois variétés font fuivies par fuc-ceffion de temps, d'ulcération, & de fongus, qui à mefure qu'ils fe confom-ment, augmentent l'ulcere, & font qu'il gagne toutes les parties du vifage les unes après les autres.

Dans la quatrieme, la maladie com-mence par un larmoiement acrimonieux qui ulcere la caroncule lacrymale, & mange enfuite la paupiere inférieure, dont les bords deviennent calleux. Elle eft quelquefois précédée d'une fiftule lacrymale.

La cinquieme eſt ſouvent cauſée par un coup dans l'œil qui briſe les vaiſſeaux, & le ſang qui ſe trouve déjà vicié par une acrimonie particuliere aux cancers, s'altere & il en réſulte un ulcere chancreux & calleux.

Toutes ces variétés ſont incurables à l'exception de la ſeconde. La cure palliative exige la diete blanche, les bouillons rafraîchiſſans, les bains, les eaux minérales froides. Les meilleurs topiques ſont, l'eau de frai de grenouilles, l'eau du *ſolanum hortenſe*, avec quelques grains de ſel de ſaturne & de plomb calciné.

16. *Ophtalmia à ſynechiá*, de Mauchart *Diſſert. Voyez* Demours, *obſerv. ſur les Actes d'*Edimbourg, *tom. 1. p. 90.* L.

La *Synechie* eſt une maladie des yeux dans laquelle le limbe de l'uvée eſt adhérent à la cornée, & outre qu'elle empêche le malade de ſupporter la lumiere, elle eſt accompagnée de la diſtorſion de la prunelle, & de nyctalopie.

Cette adhérence de l'uvée avec la cornée vient des plaies, des ulceres ou des fiſtules dont la cornée a été précédemment affectée, ou de ce que l'humeur aqueuſe s'étant écoulée, le corps
vitré

vitré a cedé à la preſſion de la ſcléro-
tique, & pouſſé l'uvée en dehors, au
moyen de quoi celle-ci rencontrant la
cornée a fait corps avec elle ; ou de ce
que lorſque le malade eſt couché ſur le
dos, l'uvée porte ſur la cornée, lors
ſur-tout que les yeux étant couverts,
comme dans l'ophtalmie & l'ulcere,
l'uvée perd le mouvement, qui ſeul
pouvoit empêcher cette adhérence.

Il y a une partie de ces ſymptomes
qui ſont viſibles à l'Oculiſte, par exemple, l'adhérence de l'uvée avec la cornée, d'où s'enſuit ſon immobilité ; du
moins dans la partie adhérente, le changement de figure dans la prunelle, laquelle, de ronde qu'elle étoit devient
ovale ou pyriforme, ce qui l'empêche
de ſe reſſerrer au grand jour, d'où s'enſuit la nyctalopie. Le trop grand jour
offenſe auſſi la rétine, & de là s'enſui-
vent la douleur & la peine que le malade trouve à la ſupporter ; les objets
trop éclairés lui paroiſſent ou trop
grands ou trop petits, & comme les
vaiſſeaux ſanguins de la rétine ſont
gonflés par la phlogoſe, il croit voir
des mouches ou des toiles d'araignées

Tome VI.   K

devant ſes yeux, de même que dans la ſuffuſion myode.

Cure. Elle eſt ou radicale ou palliative. On obtient la premiere par une opération de chirurgie, laquelle conſiſte à introduire une aiguille dans la chambre antérieure. *Voyez* Mauchart, *Diſſert. de ſynechia in diſputationibus Chirurgicis* Halleri.

La palliative eſt ou l'ouvrage de la nature, laquelle au moyen d'une tache opaque qui ſuccede à l'ulcere de la cornée, émouſſe la trop grande vivacité de la lumiere. *Voyez* Demours, *obſervat. 3. pag.* 111. Ou bien elle eſt celui de l'art, qui, au défaut d'autre moyen, excite cette tache en touchant la cornée avec la pierre infernale; mais il convient que le malade uſe de conſerves dont le verre ſoit vert ou bleuâtre, pour tempérer l'éclat de la lumiere, ou de petites cupules de métal percées d'un petit trou dans le milieu, que l'on tient à la main, pour s'en ſervir lorſque le jour eſt trop grand. *Voyez Demours* dans l'endroit cité. L'opération faite, le malade doit ſe tenir couché ſur le dos pendant quelques jours, & ouvrir fouvent les yeux, pour prévenir cette adhérence.

17. *Ophtalmia à lagophtalmo.* L.

La Lagophtalmie , que l'on appelle en François *œil de lievre* , confiſte dans une rétraction naturelle des paupieres , qui eſt cauſe que l'œil reſte ouvert en dormant. Le vice eſt fouvent dans la paupiere fupérieure , & provient de divers principes, de naiſſance , du retirement de la peau.

La Cure confiſte à alonger la paupiere en la tirant fouvent, après l'avoir ramollie en l'oignant avec de l'huile , du beurre , de l'onguent d'althæa , à les rapprocher l'une de l'autre pendant la nuit, à l'aide d'un emplâtre glutinatif, que l'on aſſure avec des compreſſes & un bandage.

Si ces moyens ne fuffifent point, on aura recours au fcalpel ; on incifera la paupiere fuivant la direction des rides par deux ou trois lignes paralleles , on la tirera autant qu'il faut, ou on la panfera à l'ordinaire.

18. *Ophtalmia ab elcomate.* Mauchart *diſſert. fur les ulceres de la cornée.* 1742. L.

Les variétés de l'*Elcoma* font ,

L'*Argema*, qui eſt un ulcere d'environ une demi-ligne de largeur, dans le cercle extérieur de la cornée, accompagné de la rougeur de la conjonctive & de la blancheur de la cornée.

Le *Botrium*, en Latin *fossula*, ou *annulus*, en François *la fossette*, est un ulcere à la cornée, creux, étroit, sans pus ni sans croûte, de la grosseur de la tête d'une petite épingle. S'il se forme dans les lames internes, c'est un *gerontoxon*, & il est suivi d'un *staphylome*.

L'*Epicauma*, ou l'*ulcere brûlant*, est un ulcere extérieur qui se forme pour l'ordinaire dans le milieu de la cornée; purulent, sordide, ardent ou brûlant, de couleur cendrée, lequel ressemble quelquefois à un flocon de laine : il est moins profond que l'*encauma*.

L'*Encauma* est un ulcere de la cornée ardent, crustacé, sordide & dysépulétique.

Le *Cœloma*, appellé en François *encaveure*, est un ulcere creux, rond, plus large ou moins profond que le *botrium*, qui a son siege dans l'endroit de la cornée le plus près de l'iris.

L'*Elcidrion* est une ulcération superficielle de la cornée, occasionnée par une fluxion limpide, pénétrante.

Leurs principes font les plaies, les contufions, les phlyctenes, le larmoiement, une ophtalmie, un ftaphylome, les collyres âcres, les puftules véroliques dans les fujets cachectiques, fcrophuleux, vérolés. Les alimens âcres, l'ufage des télefcopes, les veilles, le trichiafis font fuivis d'ophtalmie, de la fenfibilité & de l'obfcurciffement de la vue, & d'un picotement pareil à celui que caufe le fable qui entre dans l'œil.

Les indications font, 1°. de calmer la fluxion, en retirant les corps étrangers qui fe trouvent dans l'œil, & c'eft à quoi fervent la faignée, la purgation & les remedes qui purifient le fang.

2°. De mondifier l'ulcere avec la pierre divine de *Saint-Yves*, que l'on compofe de la maniere fuivante. On fait fondre de l'alun, du nitre, du vitriol de Chypre dans un pot de terre verniffé, on y ajoute un peu de camphre. On diffout fix grains de cette pierre dans quelques cuillerées d'eau, fur lefquelles on met deux drachmes de fucre & une cuillerée d'eau de vie.

On corrige la qualité acrimonieufe & faline de la matiere avec la tutie, la craie, la gomme Arabique, la racine

K iij

de guimauve, le lait, le blanc d'œuf.
On déterge l'ulcere en le lavant souvent
avec une décoction d'abfinthe, de
mille-pertuis, d'eau de chaux, avec
l'onguent d'althæa, du fucre en poudre, la racine d'iris, l'aloès, l'os de
feche.

3º. La confolidation de l'ulcere exige
une diete adouciffante, la décoction
d'aigremoine, de véronique, de grande
confoude, de mille-pertuis, les collyres
avec la craie, le pompholix, le bol
d'Arménie, la myrrhe, le maftic, l'huile, le blanc d'œuf.

Mettez infufer dans du vin d'Efpagne
du girofle, de l'aloès, du fafran de métaux, du camphre, de la tutie, & mettez-en une goutte trois fois par jour fur
l'ulcere. *Saint-Yves.*

19. *Ophtalmia ab ungue*, Mauchart. A.
L'ongle, appellé en Latin *unguis* &
en Grec *onyx*, n'eft autre chofe qu'un
abcès entre les lames de la cornée. Saint
Yves, *cap. 9.* l'appelle *abcès de la cornée.*

Il commence par une ophtalmie chémofis, laquelle eft accompagnée d'un
mal de tête violent, d'infomnie, d'une
pefanteur au-deffus de l'orbite, de fievre, de pulfation, de l'obfcurciffement

de la vue. Il differe du leucome de *Saint Yves*, par la céphalalgie, la fievre, &c. La tache est presque ronde, blanche, éminente, lorsque le pus est sous l'épiderme de la cornée ; & dans ce cas le mal est léger ; mais il est plus dangereux lorsqu'il a son siege entre les lames les plus profondes de la cornée ; s'il est dans l'albuginée, il se manifeste par une tumeur.

La cure consiste à faire écouler le pus au moyen d'un coup de lancette ; mais il se répand souvent dans la chambre, d'où s'ensuit l'hypopium de Mauchart. *Voyez* obscurcissement de la vue.

20. *Ophtalmia à corneæ fistulâ*, Mauchart, *Dissert. sur les fistules de la cornée ; Ophtalmie causée par une fistule à la cornée.* L.

Cette maladie se manifeste par un trou qui perce directement ou obliquement la cornée ; & dont les bords sont calleux ; l'œil s'affaisse, à cause de l'écoulement continuel de l'humeur aqueuse, la vue s'obscurcit, & l'œil s'enflamme par le pus qui en sort. On la guérit par une opération de chirurgie.

Faites rougir au feu un morceau de tutie & éteignez-le dans de l'eau rose,

trempez une compreſſe dedans , & ap-
pliquez-la ſur l'œil. Appliquez un véſica-
toire ſur la nuque , couvrez pendant
quelques jours l'œil ſain avec un ban-
deau , ne nourriſſez le malade que de
bouillons , & faites-le reſter couché ſur
le dos. L'humeur aqueuſe ſe reproduira.
Introduiſez dans la fiſtule une aiguille à
deux tranchans, tournez-la en tout ſens,
pour détruire les calloſités & renouveller la plaie ; verſez deſſus une goutte
de baume , & couvrez l'œil d'un bandage.

21. *Ophtalmia phlyctenodes. Phlyc-
tainæ* des Auteurs. *Phlyctænæ* de Sennert, appellées auſſi *Phlyctides ,* de *phly-
ʒein ,* bouillir : les Arabes nomment les
puſtules *bothor.* L.

Ce ſont de petites puſtules ou de
petites veſſies de la groſſeur d'un grain
de millet, qui viennent pour l'ordinaire ſur la conjonctive ou ſur la cornée.
Celles de la conjonctive ſont entourées
d'un cercle rouge ou noirâtre , celles
de la cornée conſiſtent en de petites
lames extérieures & noirâtres ; celles
qui ſont plus profondes , ſont blanchâtres. *Sennert* prétend qu'il s'en trouve de la groſſeur d'une aveline.

Elles fe terminent ou par réfolution, ce qui eft très-bon, ou par une rupture en dedans, ou par un ulcere externe, qui corrode quelquefois la cornée, & qui fait des progrès rapides.

Cure. On emploiera pour procurer cette réfolution, les remedes généraux de l'ophtalmie; favoir la faignée, une diete légere, les fomentations émollientes, les cathartiques. On fe fervira pour les fomentations, de mucilage de graine d'herbe aux puces, de coing, de fenugrec, de chacun deux drachmes; d'eau rofe, deux onces; de fleurs de fureau, demi-once; de fafran, un fcrupule & demi. Après que la puftule ou la phlogofe aura diminué, on tentera la réfolution avec deux onces d'eau rofe, demi-once d'eau d'euphraife, un fcrupule de tutie & d'opium, deux grains de vitriol blanc; mêlez.

Le blanc & le jaune d'œuf avec le fucre & le fafran, font auffi fort bons. On baffinera l'œil avec une décoction de mélilot, de verveine, de rhue, de rofes de provins.

Au cas que la pufture refte, on la percera avec une aiguille d'argent, & l'on panfera l'ulcere, comme je l'ai dit

K v

à l'article de l'obfcurciffement de la vue, caufée par un ongle ou un el-coma.

22. *Ophtalmia uveæ*; Ophtalmie de l'uvée. B.

Elle eft ordinairement caufée par le déplacement du criftallin dans la cataracte branlante, & par fon intrufion dans la chambre antérieure. On la connoît aux fignes de la cataracte branlante, à la diftorfion de la prunelle, à la douleur qui en réfulte, fans aucune rougeur dans l'œil. Elle eft fouvent compliquée d'une fynéchie. On la guérit en incifant la cornée, & en extirpant le criftallin; on l'appaife en reftant conftamment couché fur le dos, pour que l'uvée s'attache à la cornée, & que le criftallin fe trouve plus au large dans la feconde chambre.

23. *Ophtalmia febricofa*; *Ophtalmie fébrile*, Morton, *Pyretol. exerc. 1. c. 9.* De Saint-Martin, *Journal de Médecine*, *Septembre 1760, pag. 228*. B.

C'eft une douleur aiguë & périodique de l'œil, fans rougeur, mais accompagnée d'un larmoiement, d'une foif intenfe, d'un pouls accéléré & fort, & d'un écoulement d'urines rouges &

troubles. On la guérit avec le quinquina.

24. *Ophtalmia metaftatica; Ophtalmie
métaftatique*, de Meyferey, art. 384. B.

Cette efpece eft occafionnée par la
répercuffion de la matiere morbifique
de la goutte, de la gale, des dartres,
de l'éryfipele, d'un ulcere, d'un féton,
&c. Cette maladie exige, outre les remedes généraux, qu'on rappelle les maladies ou les évacuations, dont la fuppreffion a donné lieu à cette efpece
d'ophtalmie.

Les anciens Médecins ont établi autant de genres différens de maladies de
l'œil, qu'il y a d'efpeces d'ophtalmie,
& d'obfcurciffement de la vue. La plupart de ces Médecins font tombés dans
la même erreur, à l'égard de l'Hiftoire
naturelle qu'ils cultivoient, comme il
paroît par l'*Ichtyologie de Rondelet*.
Cette erreur jette dans les Sciences
une très-grande confufion, & détruit
l'utilité de toute méthode qu'on puiffe
employer. Si les ophtalmies internes
euffent été connues aux anciens Maî-
tres de l'Art, ils n'auroient pas regardé
la rougeur & le gonflement de la conjonctive, comme effentiels à la défi-

K vj

nition de l'ophtalmie, ou bien ils auroient rapporté ces maladies à des
genres différens.

XV. OTALGIA ; Douleur d'o-
reille ; *Dolor & ſpaſmus otal-*
gicus, Frid. Hoffmanni, *tom.* 2.
du Grec *ous*, oreille ; & *algeia*,
douleur.

L'otalgie eſt une maladie dont le
principal ſymptome eſt une douleur
violente dans l'oreille.

La douleur en général eſt proportionnelle au danger que courent les
parties nerveuſes de ſe rompre, & à
leur ſenſibilité. Toute rupture ſuppoſe
une force proportionnée à la ténacité
de la partie ; & ſon action eſt d'autant
plus grande, que la partie à diviſer eſt
plus mince & plus tendue. Par exemple, on ne ſauroit couper avec des
ciſeaux un linge, un morceau de papier, à moins qu'ils ne ſoient tendus.
Il faut pour caſſer une branche d'ar-
briſſeau qu'elle ſoit ſeche ; pour rompre une petite corde flexible, qu'elle
ſoit ſéchée & endurcie dans l'endroit
où l'on veut la caſſer. Comme donc le

périofte de l'oreille interne, fur-tout
du labyrinthe, eft extrêmement fec,
extrêmement tendu fur les os par l'air
contigu, & en même-temps très-min-
ce, & qu'il en eft de même de la my-
ringe & des membranes qui tapiffent
les fenêtres, il eft aifé de comprendre
que l'on doit fentir une douleur très-
aiguë dans ces organes, lorfqu'ils fouffrent quelque violence de la part d'un
corps étranger ; par exemple, un infecte, un corps qui eft entré dedans,
ou de quelque caufe interne, comme le fpafme des vaiffeaux, une inflammation, la luxation des offelets,
un abcès, &c. La douleur y fera plus
vive que dans aucune autre partie, vu
qu'il n'y en a point qui ait un fentiment plus exquis, à l'exception peut-
être de la rétine, ni où il y ait une
plus grande quantité de filets nerveux.
Cette douleur, lorfqu'elle augmente à
un certain point, eft accompagnée de
délire, d'infomnie, de convulfions,
d'une fievre aiguë, de l'engourdiffement des membres, & d'autres accidens femblables.

1. *Otalgiæ inflammatoriæ*, Ettmuller ;
Inflammatio aurium, Sennert ; *Otalgie*
inflammatoire, A.

On la connoît à la chaleur, la rougeur de l'oreille & des joues, à la douleur pulfative, à la fievre aiguë, la dureté d'ouie, le tintement dont elle eft accompagnée, & qui font fuivies d'infomnies, de convulfions, de fyncopes, d'un froid dans les extrémités, & fouvent même de la mort, à moins qu'elle ne fe termine par une réfolution, ou une fuppuration.

Elle differe de la catarrhale par la pulfation, la chaleur exceffive, & la fievre aiguë dont elle eft accompagnée, auffi bien que par les principes procathartiques. Les fymptomes font plus violens chez les jeunes gens, que chez les perfonnes avancées en âge, parce que les efforts de la nature font beaucoup plus forts dans les premiers que dans les feconds; & c'eft ce qui fait que l'inflammation & la douleur font auffi plus vives.

Il furvient le feptieme jour une fuppuration & un écoulement de pus qui calment la douleur.

On la guérit par des anti-phlogiftiques employés à temps, dont les principaux font la faignée réitérée, les potions délayantes, nitreufes, les émulsions avec la décoction des sommités de pavot, les lavemens purgatifs, les fomentations émollientes faites avec la décoction de mauve, les racines de guimauve, les cataplasmes avec la mie de pain, le lait & le safran. On versera dans l'oreille du lait tiede, de l'huile d'amande douce récente, & cela à plusieurs reprises, évitant tous les remedes âcres dont les Allemands font si grand cas. On emploiera les narcotiques tant intérieurs qu'extérieurs, & l'on purgera le malade dès que la douleur sera calmée.

Cette maladie est causée par la suppression des saignemens de nez, du flux menstruel & hémorroïdal, par la pléthore dans les jeunes gens, par le transport de la matiere fébrile, un coup, une plaie aux tempes. Le malade court risque de la vie avant le septieme jour. Lorsque la tumeur se forme derriere l'oreille, elle vient à suppuration. Celle de dedans est meilleure que celle de dehors, elle est suivie de cophose ou d'une surdité.

Toute douleur d'oreille causée par un coup ou une chute est mortelle, lorsque le malade rend de la sanie par les oreilles, Riviere, *obf. 18. pag. 291.*

2. *Otalgia verminofa*, Journal de Médec. Vandermonde 1758, *pag. 145.* Otalgie vermineufe. D.

Catelin avoit une douleur d'oreille qui le rendoit furieux. *Leautod*, Chirurgien à Arles, lui tira de l'oreille cinq vers d'un pouce de long, & ce qui paroît prefque incroyable, d'un demi-pouce de large, fans qu'il en fortît une goutte de pus ni de fang. Ils étoient cachés dans le fond du conduit auditif externe, & ils ne furent pas plutôt dehors, que la douleur cefla. Ces infectes étoient des nymphes provenus des œufs que quelque infecte y avoit dépofés.

Ce cas nous fournit un exemple d'une paraphrénéfie phrénétique caufée par la violence de la douleur. Le malade couroit comme un furieux en jetant les hauts cris, & fe fût précipité dans le Rhône, fi on ne l'eût retenu.

3. *Otalgia catarrhalis*, Ettmuller, Zacutus, *praxis; Otalgia notha* de Nenter; Otalgie catarrhale. B.

On la diftingue par fes principes procathartiques, tels que le froid, un vent froid humide, qu'on a pris à la tête,

aux oreilles étant échauffé. Les symptomes sont moins violens ; on sent une
enflure & une douleur légere autour de
l'oreille, laquelle est souvent accompagnée du coryza, de la toux & d'une
angine. On sent souvent de la douleur
dans le muscle salpingo-staphylin, &
par une suite nécessaire, dans la trompe
d'*Eustache*, laquelle est accompagnée
de sa distraction, du tintouin, de la
fausseté & de la dureté d'ouie, ce qui
est cause que le malade ne peut souffrir
le moindre bruit.

Cure. On la commencera par une
saignée & des boissons diaphorétiques ;
on tiendra le malade chaudement, &
on usera de fomentations dessicatives
& de remedes propres à hâter la transpiration. On lui rasera la tête, on le
peignera souvent, & on la lui frottera
avec du son pour en ôter l'humidité.
Les fumigations aromatiques avec le
succin, l'oliban & le sucre, ne sont
point à méprifer, non plus que l'usage
intérieur des narcotiques. On appliquera la mie d'un pain chaud sur l'o-
reille, & même les sangsues, ainsi
qu'*Aretée* le conseille.

Hoffmann est d'avis qu'on applique

fur les oreilles une veffie remplie de
décoction de fleurs de mauve , de fureau , de mélilot & de lait.

Voyez la cure d'une otalgie compliquée de migraine, d'une douleur dans
le menton , le palais, la gorge & qui
duroit depuis plufieurs mois, par l'extraction d'une dent cariée qui la cau-
foit, chez Fauchart, *obf. 4. pag. 408.*
du livre intitulé *le Chirurgien Dentifte.*

4. *Otalgia ab intrufis*, Jonfton, *idea
medic. ab infectis*, Jonfton, *à forficulis
aliifque ephem. natur. curiof.* Wolckame-
ri, *obf. 266.* Otalgie caufée par des
corps étrangers, par des infectes, des
perce-oreilles , &c. L.

Wolckamer rapporte que des perce-
oreilles étant entrés dans l'oreille d'un
homme, ils lui cauferent pendant vingt
ans une douleur qui lui laiffoit à peine
quelques intervalles de repos ; que la
même chofe arriva à un autre à l'occafion de certains petits vers qu'il avoit
dans l'oreille , & qui s'étoient gliffés
fous la peau du front; & qu'on le guérit en lui mettant dans l'oreille de l'huile
de genievre, & en le parfumant avec
de la gomme ammoniaque. Charles
Rayger , *collect. Académ. tom. 3. pag.*

265. parle d'une pareille maladie, laquelle étoit causée par des vers dont la tête étoit noire, qui avoient plusieurs pieds, & qui s'étoient engendrés dans l'oreille ensuite d'un ulcere. On calma la douleur avec des décoctions anthelminthiques.

Fabrice Hildanus rapporte qu'un petit globe de verre étant entré dans l'oreille d'un homme, il lui causa pendant huit ans des douleurs cruelles accompagnées de plusieurs accidens, qui ne cesserent qu'après qu'on l'eut retiré.

Un autre avoit dans l'oreille une exostose que les Chirurgiens prirent pour un corps étranger. Les efforts qu'ils firent pour le tirer, furent cause que le malade perdit la vie.

Duverney & *Ettmuller* parlent d'une otalgie causée par l'acrimonie du cérumen ; mais j'ai peine à croire qu'il puisse produire un pareil effet. Vandermonde, *Journal de Médecine, Février 1758. pag. 145.*, fait mention de plusieurs otalgies causées par des insectes engendrés dans le conduit auditif.

On peut voir dans Heister, *Chirurg. cap. 66.* les moyens dont on se sert pour retirer les corps étrangers qui ſont entrés dans les oreilles. A l'égard des inſectes, on les détruit avec des huiles & des décoctions ameres.

Trallien veut qu'on ſe ſerve d'une tente trempée dans la térébenthine, pour retirer les uns & les autres. *Riviere* prétend que rien n'eſt meilleur pour en tirer les puces, que le poil de chien.

XVI. ODONTALGIA; Mal aux dents; *Odontagra*, d'Heiſter, *Praxis. Dolor dentium*, Sennerti, *Praxis. Rheumatiſmus odontalgicus*, de Fréd. Hoffmann, *tom.* 2.

On le connoît à la douleur diſtenſive, pulſative, mordicante, lancinante, &c. que l'on ſent dans les dents, laquelle eſt accompagnée d'inſomnie, & quelquefois de l'enflure de la mâchoire & de ptyaliſme. Son ſiege eſt dans le nerf qui rampe le long du périoſte interne de la dent, & quelquefois dans le périoſte externe.

1. *Odontalgia carioſa*, voyez P. Fauchart, *Chirurgien Dentiſte*, *tom.* 1. *chap.* 7. Mal aux dents cauſé par la carie. B. P.

C'eſt celui qui eſt cauſé par une carie humide de la dent ; car la ſeche ne cauſe aucune douleur. La carie humide eſt ſimple, ſcorbutique, ſcrophuleuſe, vérolique, &c. *ou interne*, celle-ci corrode les racines, ou l'intérieur de la dent, & provient de principes internes ; *ou externe*, elle affecte l'émail de la dent ou ſon collet ; elle eſt ſouvent cauſée par le tartre, un coup, & lorſqu'elle ne pénetre point dans ſa cavité, elle eſt moins difficile à guérir que l'interne.

On connoît cette eſpece aux ſignes de la carie qui ſont ſouvent viſibles ; mais il arrive quelquefois que la carie eſt cachée dans les interſtices des dents, & dans ce cas elle ſe manifeſte par la couleur même de la dent, par le curedent, la puanteur de l'haleine, la douleur lancinante que cauſent l'eau froide & l'air qui pénetre dans la bouche, par un ſentiment d'éroſion, par l'opiniâtreté du mal, lequel n'eſt accompagné d'aucune enflure conſidérable des gencives, par les fiſtules qui ſe forment dans celle-ci, dont l'orifice eſt entouré d'un bourlet, par le pus qui en ſort. Cette maladie eſt très-fréquente depuis

l'âge de 25 ans jufqu'à 50. Les molaiⸯ
res, fur-tout celles qui viennent les
dernieres, font plus fujettes à la carie
que les incifives. On connoît qu'une
dent eft intérieurement cariée à fa
couleur, qui eft tranfparente comme
celle des perles, outre que la douleur
augmente, pour peu qu'on frappe deffus avec un cure-dent de métal.

Lorfque cette maladie eft invétérée,
elle eft fuivie d'épulies, d'abcès, de
la carie des alvéoles, & dans le paroxyfme de fievre, de fureur & de délire.

Il y quatre fortes de remedes qui
conviennent à cette efpece. Le plus fûr
& le plus prompt, eft d'arracher la
dent, & les Charlatans font infiniment
plus propres à cette opération que les
autres, à caufe de l'habitude qu'ils s'en
font faite. Le fecond, eft le cautere
actuel ; on prend un fil d'archal de même
diametre que le trou de la dent, on le
fait rougir au feu, & on l'y infinue à
différentes reprifes : il brûle à l'inftant
le nerf, & arrête le progrès de la carie.
Le troifieme eft de tremper un brin de
coton dans de l'huile de canelle ou de
girofle, & de l'introduire dans la dent
cariée, après l'avoir auparavant bien

nettoyée avec un cure-dent. On peut
à son défaut se servir d'huile de lampe.
Pour la conserver, rien n'est meilleur
que de la plomber, pourvu que la situation du trou le permette ; mais il faut
attendre que la douleur ait entiérement
cessé. On peut aussi, comme le conseille *Fauchart*, les laver tous les matins avec de l'urine chaude. Il est vrai
que ce remede n'est pas agréable ; mais
il est assuré, & l'on ne doit pas hésiter
d'en faire usage dans une maladie qui
revient à la premiere occasion, lorsqu'il y a plusieurs dents cariées. Une
goutte d'esprit de sel insinuée dans la
dent cariée appaise la douleur, & on
peut la prévenir en se gargarisant tous
les jours la bouche avec de l'eau de lavande, ou de l'esprit de lavande délayé
dans l'eau.

2. *Odontalgia gravidarum*, Mauriceau, *des maladies des femmes* ; Fauchart,
chap. 14. pag. 202. Odontalgie des femmes enceintes.

Les femmes grosses & les nourrices
y sont très-sujettes, soit qu'elles ayent
les dents cariées ou saines ; & la douleur est si violente, qu'il est à craindre
que la fievre dont elle est accompagnée,

n'influe fur le fœtus & fur le nourrif-
fon. D'ailleurs il y a des femmes qui
craignent fi fort les inftrumens de Chirurgie, qu'on a tout à craindre pour
leur fruit lorfqu'on les met en ufage;
le Chirurgien doit donc employer toute
fa fageffe & fa prudence pour les réfoudre à cette opération, & n'y recourir lui-même que dans le cas ou elle eft
abfolument indifpenfable.

A l'égard des nourrices, fi la douleur eft violente, il faut leur arracher
la dent, de même qu'aux autres perfonnes, quand même elle ne feroit
point cariée. J'ai vu ceffer des douleurs atroces qui avoient réfifté à la
faignée & au laudanum, du moment
que la dent a été arrachée, ou caffée
avec l'iftrument, quoiqu'elle fût très-
faine. Quant aux femmes groffes, la
faignée eft le meilleur remede que
l'on puiffe employer pour les maux de
dents.

3. *Odontalgia catarrhalis*, Juncker,
Fluxion fur la dent. B.

Cette efpece eft caufée par un
refroidiffement qu'on a pris pendant
qu'on étoit échauffé, par une tranfpiration répercutée, foit que la dent foit
faine

saine ou cariée. La douleur s'appaise
pour l'ordinaire dès que la joue s'enfle.
On la diſtinge par les cauſes qui ont
précédé, & en ce qu'elle n'affecte point
ſeulement une dent ou deux, mais toute la mâchoire du même côté. La gen-
cive s'enfle auſſi, & cette enflure eſt
accompagnée d'un ptyaliſme abondant,
qui eſt quelquefois précédé d'un ſentiment de froid, de toux, d'éternument,
d'angine & d'autres ſymptomes du catarrhe. La douleur n'eſt ni ſi violente, ni
ſi aiguë que dans la carie, & on l'appaiſe
par une ou deux ſaignées, en ſe lavant
la bouche avec du lait & de l'eau tiede,
par une diete ſudorifique, avec des
narcotiques & des ſialogogues, tels que
le tabac à fumer, en mâchant de la racine d'ellebore fétide, en appliquant ſur
les tempes un emplâtre de réſine taca-
mahaca, de gomme caranna, d'huile
de maſtic & d'opium; en mâchant des
paſtilles faites avec le poivre, le gingembre, la graine de ſtaphiſaigre, le girofle, la canelle, ou telle autre drogue
ſemblable, que l'on pulvériſe & dont
on fait de petites boules, ou que l'on
tient en ſubſtance dans la bouche. Il eſt
bon auſſi de parfumer des morceaux de

Tome VI.   L

drap avec du fuccin, du fucre, de l'en-
cens, &c. & de les appliquer tous chauds
fur les joues. Dès qu'une dent eft cariée,
on doit s'attendre que celle de l'autre
côté qui lui répond & qui lui eft paral-
lele, le fera aufli l'année d'après.

La carie feche ne caufe aucune puanteur d'haleine, ni aucune douleur, &
ne fait pas beaucoup de progrès, & de
là vient que les plus habiles Dentiftes
font d'avis qu'on n'y applique ni le fer
ni le feu.

4. *Odontalgia fcorbutica* Eugaleni, *de*
fcorbuto. Lind. *figna primæ periodi.* Fauchart, tom. 1. pag. 266. *Odontalgie fcor-*
butique. L.

Elle confifte dans une démangeaifon
accompagnée de l'énflure & du faignement des gencives & de la puanteur de
l'haleine. Elles deviennent en peu de
temps d'un rouge noirâtre, molles,
fpongieufes, fongueufes, & elles tombent en pourriture. Ces accidens font
précédés de la pâleur & de l'enflure du
vifage, de laffitude, de la couleur verdâtre des levres & de la caroncule lacrymale, d'engourdiffement & de foibleffe dans les genoux, & des autres
fignes du fcorbut.

Les dents deviennent noires, elles se
découvrent, branlent, & tombent pour
l'ordinaire d'elles-mêmes & sans douleur. Cet accident est souvent accompagné de leur carie, de celle des os de
la mâchoire, de fistules & d'hémorragies ; & indépendamment de la démangeaison insupportable par laquelle cette
maladie commence, il survient assez
souvent des douleurs très-aiguës.

Outre les remedes généraux, internes dont on ne peut absolument se passer, il y a encore des topiques dont on
doit faire usage ; & 1°. pour prévenir
cette maladie, il faut se laver la bouche
après les repas avec un mélange d'eau
d'orge & de canelle, ou bien avec du
vin rouge dans lequel on aura fait bouillir des balaustes. 2°. Dans l'odontalgie,
on coupera avec des ciseaux droits ou
courbes les gencives tuméfiées qui se
trouvent entre les interstices des dents
les unes après les autres, & on les pressera pour en faire sortir le sang. Cette
opération ne cause aucune douleur, &
appaise celle que l'on sent, après quoi
on se rincera la bouche avec du miel
rosat & du vin chaud. Au cas que le
malade craigne les ciseaux, on les per-

cera avec un cure-dent pour en faire
sortir le sang.

Si les gencives s'ulcerent, ou si les os
se carient, on se lavera la bouche plusieurs fois par jour avec une décoction
de feuilles d'hysope, de sauge, de cochlearia, de romarin, de sysimbrium
aquatique dans du vin blanc mêlé avec
de l'eau, après y avoir ajouté quelques
drachmes d'esprit de cochlearia.

Quelques-uns emploient pour cet
effet l'esprit de sel marin, ou celui de
vitriol, qu'ils délayent dans trois fois
autant d'eau rose ou de plantain; d'autres mêlent quelques gouttes d'esprit
de sel avec du miel rosat, & en oignent
les levres & les ulceres des gencives,
évitant de toucher aux dents. Quant à
moi, je préfere le jus de citron ou d'o-
range à tout autre emede; & à leur défaut, je conseille au malade de mâcher
plusieurs fois par jour des feuilles de
cochlearia, de sysimbrium, d'oseille. &c.
Voyez *Stomachace*, parmi les flux de
sang, Classe IX.

5. *Odontalgia dentitionis*; La dentition. A.

Les enfans sont sujets depuis l'âge de
six mois jusqu'à celui d'un an & au delà,

à des maux de dents ſi violens, que
pluſieurs en meurent. Bien des gens s'i-
maginent fauſſement que cette douleur
eſt cauſée par la difficulté que les dents
trouvent à percer les gencives, & con-
ſeillent de les percer avec une lancette
ou avec les ongles. Quant à moi, voici
deux choſes que j'ai obſervées dans l'eſpace d'un mois. Environ vers le premier, & avant qu'il paroiſſe aucune
dent, les gencives s'enflent, deviennent douloureuſes, prennent une forme quarrée, &, comme diſent les nourrices, elles deviennent doubles, &
pour lors il ſurvient des démangeaiſons
& des douleurs inſupportables qui obligent les enfans à mordre tout ce qu'on
leur préſente. Les nourrices s'en apper-
çoivent à ce que l'enfant ſerre étroitement leur mamellon, & a la bouche
extrêmement chaude, il eſt alteré, il ne
peut dormir, il crie, il eſt inquiet, &
cependant il ne pleure point. La fievre
le prend, ſon viſage devient rouge, il
eſt attaqué de vomiſſemens, de diar-
rhées & de mouvemens convulſifs, &c.
Après que cet orage eſt paſſé, que la
douleur des gencives eſt appaiſée,
& lorſque les nourrices n'y penſent

plus, les premieres dents commencent
à paroître, quelquefois dans l'espace
d'un mois. Les deux incisives de la mâchoire supérieure sortent les premieres;
un mois après ou environ, les incisives
inférieures sortent à leur tour, & ensuite les molaires, mais pour l'ordinaire
sans causer aucune douleur.

Les dix premieres dents de chaque
mâchoire tombent vers l'âge de sept
ans, & il en vient d'autres à leur place.
Elles paroissent n'avoir point de racines,
& ce n'est que la couronne seule qui se
détache & qui tombe. Cette seconde
dentition ne cause aucune douleur non
plus que la chute des dents; les molaires ne tombent presque jamais. On prétend cependant qu'à Paris les enfans,
à qui les dents molaires poussent, ce
qui arrive vers l'âge de six ans, sont
sujets à des douleurs de dents si violentes, que plusieurs en meurent, ce qui
n'arrive point chez nous. Les dents qui
tombent aux enfans dans les deux mâchoires sont les quatre incisives, les deux
canines, & les quatre premieres molaires, dont il n'y a que deux qui tombent quelquefois. *Voyez* la Cure de la
dentition chez tous les Auteurs.

6. *Odontalgia arthritica*, Mufgrave, *de arthritide*, cap. 4 ; Odontalgie arthritique.

C'eft celle qui attaque les perfonnes goutteufes, lorfque le venin de la goutte quitte les pieds & fe répand dans le corps. Il fe jette fur les futures du crâne, & quelquefois fur les dents ; & dès que la goutte revient, le mal de dents ceffe.

Je ne dirai prefque rien de l'odontalgie vermineufe ; car quoique M. *Andry* affure avoir vu des vers dans les dents cariées, que *Leeuwenhoeck* prétende qu'il y en a plus dans une goutte de falive, qu'il n'y a d'habitans dans les Pays-Bas ; il y a plufieurs raifons qui m'obligent à ne point ajouter foi à ces fortes de récits. Loefekius, *obferv. pag. 66*, dit avoir vu un ver à deux queues dans une dent cariée ; j'ai vu moi-même quelque chofe de femblable ; mais ce que d'autres prenoient pour un ver, ne m'a paru qu'un petit morceau de nerf ou de vaiffeau coupé.

7. *Odontalgia hæmodia* ; L'agacement des dents, *vulgairement appellé* Engourdiffement des dents, *ftupor dentium*.

C'eft une fenfation incommode dans

les dents, occasionnée par des fruits acerbes, des sucs aigres, par leur frottement, laquelle n'est connue que de ceux qui l'ont éprouvée.

Les rachitiques y sont plus sujets que les autres, à cause de leur extrême sensibilité. Ce ne sont pas seulement les fruits acides, comme les cerises, les groseilles rouges qui agacent les dents, mais encore le sucre, sur-tout le candi. Le bruit de la lime, du liege que l'on coupe, produit aussi le même effet; la douleur augmente dans l'inspiration, empêche la mastication ; mais elle est passagere, & ne mérite pas qu'on y fasse attention.

Les dents sont de tous les os du corps les plus petits & les plus durs, & ceux par conséquent dont le ton est le plus aigu par les lois de l'acoustique; d'où il suit que les sons externes, qui sont extrêmement aigus, doivent agiter leurs fibres osseuses, & y exciter un grand nombre de vibrations, & que ces vibrations doivent être discordantes, s'ils sont eux-mêmes discordans; & c'est ce qui cause ce tiraillement douloureux, que l'on appaise à l'aide de la chaleur.

8. *Odontalgia hysterica*, Raulin, *de morbis vaporosis*, *pag.* 25 ; Odontalgie hystérique. B.

9. *Odontalgia stomachica ;* Mémoires des Académiciens étrangers , *tom. 3. pag.* 463.

C'est une douleur aiguë des dents & des gencives, qui paroît dépendre de la saburre de l'estomac, & qui s'appaise par le vomissement. *Voyez* les Act. Phys. de Médecine, *tom. 3. pag.* 163. *Append.*

Nota. On devroit rapporter à cet ordre la *stomalgie*, la *glossalgie ;* mais ces sortes de douleurs sont des symptomes qui appartiennent à d'autres maladies, telles que le catarrhe, le rhumatisme, l'esquinancie, l'angine, les aphtes, le carcinome ; dont il est fait mention dans leurs lieux.

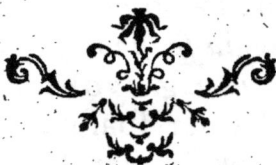

L v

ORDRE TROISIEME.

DOULEURS DE POITRINE.

CE sont principalement la péripneumonie & la pleurésie parmi les maladies
inflammatoires ; la douleur de poitrine
& la pneumonie, parmi les essoufle-
mens ; la palpitation, parmi les mouvemens convulsifs. On doit donc y rapporter les douleurs de l'œsophage & du
cœur.

XVII. *DYSPHAGIA ; Difficulté d'avaler.*

C'est une difficulté & une douleur
qui accompagnent & empêchent assez
souvent la déglutition ou la mastication, sans gêner la respiration ; en quoi
elle differe de l'angine.

1. *Dysphagia spasmodica,* Frid. Hoffmanni, *tom. 1. pag. 130. Spasmus gulæ ;*
Difficulté d'avaler spasmodique. B.

Elle est causée par la contraction
spasmodique de l'œsophage, laquelle
affecte tantôt sa partie supérieure, &
tantôt sa partie inférieure.

Les symptomes communs à tous les spasmes, sont le refroidissement des pieds, le tremblement des extrémités, le frissonnement, la constipation, les flatuosités, les borborygmes, les maux de ventre, le murmure des intestins, les nausées, les cardialgies, la pâleur de l'urine, la dureté du pouls, &c.

Les signes qui indiquent le spasme du pharynx, sont la difficulté d'avaler les alimens tant solides que fluides, & la douleur dont elle est accompagnée, la constriction & la rigidité des parties voisines, la douleur, la difficulté de se mouvoir, la suffocation, une sensation pareille à celle que causeroit un pieu fiché dans la gorge, ou un corps qui voudroit en sortir, la perte de la parole. Tous ces symptomes reviennent par intervalle, & sont quelquefois suivis de convulsions ou d'éclampsie. Les signes du spasme de la partie inférieure de l'œsophage, sont la sensation causée par les alimens qui s'arrêtent dans le conduit même de l'œsophage, principalement près de l'estomac, laquelle augmente lorsqu'on avale de l'eau froide, le soulagement que procure l'eau chaude, une douleur dans l'épine entre les omoplates, les efforts pour vomir, les rapports, un écoulement de mucosité limpide.

Cette espece accompagne souvent l'opisthotonos. *Forest. lib. 10. obf. 112 & 113.* & Bonet, *de opisthotono, in Sepulchreto.*

Cure. Elle exige des anti-spasmodiques, que l'on varie selon les circonstances.

2. *Dysphagia hysterica ;* Dysphagie hystérique. L.

Je connois une femme hystérique, qui, entr'autres maladies dont elle est affligée, ne sauroit manger qu'elle ne craigne à tout moment d'être suffoquée; elle est obligée à chaque morceau qu'elle avale de boire un verre d'eau; & comme elle regarde cette conduite comme contraire à la bienséance, elle s'est réduite à manger seule depuis un an & plus. Elle a été enfin guérie de cette incommodité par l'exercice, & l'usage des bains & du lait. Personne n'ignore que les femmes hystériques sentent dans le temps de l'accès un resserrement de gorge qui les empêche de rien avaler, ce qui vient du spasme dont l'œsophage & la

trachée artere font affectés ; mais cette
affection est paffagere, & n'est point
comparable pour le danger au fpafme
du pharynx.

3. *Dyfphagia paralytica*, Van Swieten, *tom. 1. pag. 702.* Frid. Hoffmanni,
ibidem, *pag. 130. n*⁸. *6.* Foreftus, *lib.*
15. obf. 30. Ne feroit-ce point la Dyfphagie compliquée de la toux ? *Dyf-*
phagie caufée par une paralyfie. L.

Cette efpece eft caufée, à ce qu'on
croit, par l'atonie & la réfolution des
mufcles qui dilatent le larynx. Cette
difficulté d'avaler n'eft point interpolée
comme les premieres, mais continue,
les alimens regorgent par la bouche &
le nez, & s'infinuent quelquefois dans
le larynx. Tulpius, *lib. 1. cap. 44.* rapporte un cas dans lequel la déglutition
étoit entiérement interceptée, le vifage pâle, les parties voifines molles
& flafques ; ce qui eft extrêmement
dangereux.

Vous trouverez dans les *Mémoires de*
l'Académie des Curieux de la Nature,
plufieurs exemples de dyfphagies caufées par une apoplexie fuivie de paralyfie, lefquelles demandent le même
traitement que celle-ci. Dans cette

espece , on avale les alimens solides ,
mais non point les liquides. Voyez
Manget , *Biblioth. Med. de paralyfi* ,
pag. 770.

4. *Dysphagia pharyngea* , Deidier,
Confultation. tom. 3. *pag.* 308. par des
excroiffances , des fongus , des verrues
dans l'œfophage , voyez *fynopfim Acad:
natur. curiof.* au mot *Déglutition ;* par
l'accroiffement du thymus, Bonet, *fepulchret. obf.* 10. *pag.* 33. par un offelet
formé derriere le larynx , *Acad. natur.
curiof. decad.* 2. *obferv.* 116. Tulpius ,
lib. 1. cap. 44. L.

Cette efpece affecte la partie fupérieure de l'œfophage , ce qui eft caufe
qu'on a de la peine à avaler les alimens folides , & qu'ils regorgent par
la bouche & par le nez. Lorfque le paffage eft tout-à-fait fermé , le malade
périt faute de nourriture , finon il eft
réduit à ne fubfifter que de bouillons.
On peut rapporter ici l'obfervation du
Docteur *Coulas* , inférée dans *les Mêm.
de l'Acad.* de Montpellier , au fujet
d'un hygrome qu'une femme rendit
derniérement par la bouche , & qui
étoit de la groffeur d'un œuf de poule.

5. *Dysphagia œfophagea* , Coiter ,

obſervat. anat. Deidier, _conſult. tom. 3._
pag. 327. par l'obſtruction de la partie
inférieure de l'œſophage cauſée par un
ſquirre, Fernel, _pathol. cap. 1. lib. 6._
par la calloſité de l'aorte, Dodonée,
cap. 30. Berriverii, _de abditis ;_ par
un ſquirre dans l'eſtomac, _voyez_ Coiter ; par un tubercule chancreux dans
l'œſophage, Bonet, _ſepulchret. pag. 38._
obſ. 2. par l'endurciſſement cartilagi-
neux de l'œſophage, idem, _pag._ 32.
obſ. 8. & 9. par une glande dans l'œ-
ſophage, Verheyen & Heiſter, _anat._
de l'œſophage. D.

Cette eſpece eſt cauſée par des tumeurs, ſoit extérieures, ſoit intérieu-
res qui ſe forment un peu au-deſſous du
milieu du conduit de l'œſophage, ou par
le rétréciſſement même de ce conduit,
comme cela paroît par la _trentieme_
obſervation d'Heurnius. On avale à la
vérité les alimens ; mais lorſqu'ils ſont
arrivés dans l'endroit où eſt l'obſtruction, ils ne peuvent plus avancer, &
ils regorgent par la bouche. _Voyez_ l'e-
xemple d'une _dyſphagie cauſée par la ſé-_
chereſſe & le rétréciſſement de l'œſophage,
enſuite d'une fievre chaude, dans le ſepul-
chret, de Bonet, _obſ._ 14.

6. *Dyſphagia lactentium*, Bonet, *ſe-pulchret. obſ. 5.* Dyſphagie des enfans à la mamelle.

Il ne s'agit point ici de celle qui eſt cauſée par l'obſtruction, l'endurciſſe-ment, le reſſerrement du pharynx ou du larynx, ou par tel autre vice ſemblable; mais par un trou au palais, par l'éroſion, la conſomption de la luette, ou par l'abſence du voile du palais.

Il faut pour pouvoir avaler, que le morceau ſouffre une plus grande com-preſſion dans la gorge que vers l'œſopha-ge, & qu'il deſcende enſuite dans l'eſto-mac; ſi donc le voile du palais & la luette manquent, les arrieres-narines n'étant point bouchées, oppoſeront une moin-dre réſiſtance au morceau, & il regor-gera par le nez, quelque libre d'ailleurs que ſoit l'œſophage. J'ai connu trois hommes qui ſont nés avec le palais troué, auſſi ont-ils la voix extrême-ment déſagréable. Ils ne purent teter dans leur enfance que lorſqu'on eut trouvé des nourrices dont le mamellon fut aſſez long pour atteindre au-delà de ce trou. C'eſt-là ſans doute ce qui fit périr l'enfant de *Bonet*, ainſi qu'on peut le voir dans l'endroit cité, &

dans *les Mém. des Cur. de la nat. décad.*
2. *obf.* 5. *Voyez* auſſi l'obſervation de
Salmuth.

Cette eſpece n'attaque preſque que
les enfans, & l'on ne doit point la confondre avec cette difficulté de teter,
qui eſt cauſée par d'autres principes,
par exemple, par le frein de la langue.
Lorſqu'on n'a pas ſoin de le leur couper, ils ont peine à teter, & ils refu-
ſent la mamelle ; mais ils n'ont aucune
difficulté d'avaler, au moins que je ſa-
che, & c'eſt aux Médecins à faire là-
deſſus de plus amples recherches.

7. *Dyſphagia tuſſiculoſa*, voyez Fabric. Hildanus, *obf. 34. cent. 5. L.*

C'eſt celle dans laquelle on ne ſauroit boire qu'on ne coure riſque d'être
ſuffoqué à cauſe que la boiſſon tombe
dans la trachée artere. J'ai connu un
vieillard qui ne pouvoit avaler la moindre goutte d'eau ni de bouillon, qu'il
ne fût auſſi-tôt attaqué d'une toux &
d'une ſuffocation. *Hildanus* prétend
que cet accident eſt occaſionné par l'é-
paiſſiſſement de l'épiglotte, enſuite
d'une fluxion catarrhale qui empêche
de fermer la glotte lorſqu'on boit. *P.*
Barbette rapporte quelque choſe de

femblable, qu'il attribue à l'endurciffement de l'épiglotte; & il a raifon de
regarder cette maladie comme incurable. Il obferve que les alimens folides,
quelque gros qu'en foient les morceaux, paffent plus aifément que la
boiffon. Foreftus, *lib. 15. obf. 30.* &
après lui *Fréd. Hoffmann* attribuent
cette efpece à la paralyfie de l'œfophage.

8. *Dyfphagia hydrophobica; Act. Societ.
Reg. Monfp.* Dyfphagie hydrophobi-
que, obfervée par *M. Haguenot.*

Il paroît par l'obfervation de cet Auteur, de même que par celles que
d'autres ont faites, que les hydropho-
bes avant que de devenir enragés, fe
plaignent principalement d'une difficulté d'avaler, qui n'eft cependant accompagnée d'aucune dyfpnée. Le Docteur *Lamorier*, cité dans cette hiftoire,
examinant un payfan, lui mit le doigt
dans la gorge pour découvrir la caufe
de cette difficulté, & n'y put rien découvrir; ce qui n'eft pas étonnant, vu
que les lacunes d'où fort le virus hydro-
phobique font cachées dans l'œfophage.
Il ouit dire le lendemain à ce payfan,
non fans frayeur, que fa rage étoit par-

venue au point, qu'il dévoreroit une armée entiere. Si cet habile Démonstrateur eût su qu'il y avoit une pareille espece de dysphagie, il se fût bien gardé de mettre son doigt dans la gueule du loup, ce qu'il fit pourtant impunément, sauf à n'y plus revenir.

9. *Dysphagia nauseosa*, Bonet, *sepulchret. pag. 31 & 32. tom. 2. B.*

Cette espece est causée par les nausées & par la contraction spasmodique de l'estomac qui en est la suite, ou par l'exulcération de l'œsophage, ou par des sucs âcres contenus dans l'estomac, ou par la répugnance que l'on a pour certains alimens. Voyez *les Mém. des Cur. de la nat. centur. 1. obs. 6.* Les malades s'efforcent d'avaler, mais ils en sont empêchés par les nausées, le hoquet & le vomissement qui surviennent. Cette espece est quelquefois causée par un ulcere, & l'on peut voir ce qu'en disent Vander Linden & Torti, *de febrib. pag. 132.*

10. *Dysphagia à deglutitis*, Vateri, *dissert. ab officulo infixo pone tonsillas subsistente*, Diemerbroeck, *anatom. lib. 2. cap. 16. A devorato officulo & eo rejecto inflammatione œsophagi persistente,*

Fabric. Hildani, *cent. 5. obf. 35. Ab efu feminis fagopyri*, *act. nat. cur. decad. 3. ann. 3. obf. 5. A fumo nicotianæ*, ibid. *ann. 1. obf. 79. A frufto cibi folidi*, Frid. Hoffmann. *confult. cafu 63.* & Forefti, *lib. 15. obf. 28.*

On peut voir chez *Heifter* & *Fabric. Hildanus* les moyens dont on fe fert pour retirer ces corps à moitié avalés.

11. *Dyfphagia à daturâ*, Grugeri, *ephem. germanic. decur. 3. pag. 84.* P.

La femence de datura ou de ftramonium caufe à ceux qui en mangent une dyfphagie accompagnée d'étranglement, de fuffocation, de vertige, de paraphrénéfie & d'extafe dans laquelle les malades fe forgent mille chimeres. Rien n'eft meilleur pour calmer ces accidens qu'un gargarifme de figues, de raifins fecs & de réglifle. La thériaque eft bonne pour provoquer la fueur, & les poudres abforbantes pour détruire les reftes du poifon. J'aimerois mieux commencer par donner un vomitif au malade, & lui faire avaler enfuite du vinaigre.

On peut voir plufieurs effets du datura à l'article de la paraphrénéfie.

12. *Dyfphagia à farcomate*, Hanne-

mani, *collectan. Academ. tom. 3. pag.*
604. Dyſphagie cauſée par un ſarcome. L.

Une femme fut attaquée enſuite d'un
abcès dans l'œſophage, d'une dyſphagie occaſionnée par une excroiſſance
ou une caroncule qui lui ſuccéda, &
qui bouchoit entiérement le paſſage aux
alimens. On lui fit deux fois l'opération, mais n'ayant pas voulu ſe ſou-
mettre à la troiſieme, elle mourut de
faim. *Voyez* ſur cette eſpece *l'obſ. 14.*
de l'append. ſur la cent. 4. de Riviere &
Tulpius, *lib. 1. obſ. 44.*

J. Rhodius, *centur. 2. obſ. 46.* parle
d'une dyſphagie cauſée par un ſarcome
vénérien.

13. *Dyſphagia ab ſchirro*, Joan. Rhodius, *cent. 2. obſ. 47.* Otto Heurnius.
Dyſphagie cauſée par un ſquirre.

Le Docteur *Coulas* a vu derniérement une dyſphagie cauſée par un *hy-*
grome de la groſſeur & de la couleur
d'un œuf de poule, lequel étoit placé
à côté entre la baſe de la langue & du
larynx. La malade le rendit par la bouche, & fut parfaitement guérie. Cet
hygrome contenoit une eau jaunâtre
qui ne ſe figeoit point au feu. *Voyez en*

l'hiftoire dans les Mémoires de la Société
Royale de Montpellier.

14. *Dyfphagia canina.* Effais d'Edimbourg, *tom. II. art. 15.* Dyfphagie
canine.

Dyfphagie caufée par un fquirre autour
de l'œfophage, par J. Taylor Médecin à
Edimbourg.

Douleur fixe au-deffous du cartilage
xyphoïde, difficulté d'avaler les alimens
folides, que l'on rend avant qu'ils foient
arrivés dans l'eftomac, pefanteur &
douleur dans la partie inférieur de l'œ-
fophage. La maigreur & la foibleffe augmentent de jour en jour à mefure que
ces tubercules fuppurent ; il furvient
une petite fievre accompagnée de fueurs
nocturnes, qui s'appaifent lorfqu'on
rend ces tubercules. Les malades meurent après avoir long-temps fouffert.
Les chiens ont dans la partie inférieure
de l'œfophage une glande, qui porte le
nom de *Vercelloni* qui l'a découverte
le premier, dans laquelle il s'engendre
fouvent un petit vermiffeau rouge. Lorfque la dyfphagie eft caufée par l'enflure de cette glande, ou de telle autre
femblable, on lui donne l'épithete de
canine.

La dyſphagie canine, comme l'obſerve le D. *Pringle*, ſe manifeſte par un vomiſſement qui ſurvient dès que l'on a mangé , mais qui n'a rien de violent , & dans lequel il ſemble qu'on remâche les alimens qu'on a pris ; mais dans la ſuite les forces diminuent, l'habitude du corps s'altere , le malade eſt tranſi de froid, même dans le cœur de l'été , & il tombe enfin dans le maraſme. Lorſqu'on l'ouvre après ſa mort, on trouve l'œſophage couvert depuis le milieu en bas d'excroiſſances ſquirreuſes , qui laiſſent à peine un paſſage pour la ſonde. Act. d'Edimbourg, *tom. 2. art. 24.*

15. *Dyſphagia Valſalviana* , Valſalve *de l'oreille , chap. 2. n°. 20.*

Il arrive quelquefois, lorſqu'on avale de trop gros morceaux , que les muſcles hyopharingiens ſouffrent une diſtraction violente , & que les appendices de l'os hyoïde ſe luxent. J'ai connu une femme à qui cet accident arriva en avalant un morceau de chair de bœuf coriace. Elle crut, & pluſieurs autres perſonnes crurent auſſi que le morceau lui étoit reſté dans la gorge, & elle mit tout en uſage pour le retirer ſans pouvoir y réuſſir. Il y avoit déjà trois jours

qu'elle ne prenoit aucune nourriture,
& elle me fit appeller. Je foupçonnai
après l'avoir examinée, qu'il y avoit
une luxation dans les appendices car-
tilagineux de l'os hyoïde, & me fer-
vant des connoiffances que j'avois dans
l'Anatomie, je fis fi bien, que je la ré-
duifis; de forte que la malade que l'on
croyoit perdue fans reffource, fut en
état de prendre du bouillon & de manger fans fentir la moindre difficulté dans
la déglutition. Voilà ce que rapporte
Valfalve.

16. *Dyfphagia anevryfmatica*, Morgagni, epift. XVII, 18, 25. *Dyfphagie caufée par un anévrifme.*

On a plufieurs exemples de dyfphagie
caufée par un anévrifme de l'aorte qui
comprime l'œfophage, & ce fymptome
peut contribuer à établir le diagnoftic
de cette efpece d'anévrifme.

17. *Dyfphagia à labario.* L'Ill. Linnæus donne le nom de *labarium*, à la
chute ou à la vacillation des dents, ce
qui empêche, ou au moins gêne la
maftication.

18. *Dyfphagia à ficcitate;* Dyfphagie
caufée par la féchereffe. B.

C'eft une difficulté d'avaler les alimens

mens folides & fecs, occafionnée par la fécherefse du gofier. Cette efpece s'obferve dans la fynoche & dans la tierce continue ardente. Bonet, *fepulchr. obf. 14.* Ainfi que dans l'anafarque & dans l'hydropifie afcite. *Bouillet, de l'anafarque.* Elle eft aufli occafionée par la fumée de la nicotiane, *ephemer. nat. cur. dec. III. ann. I. obf. 79.* Enfin cette efpece a aufli lieu, lorfqu'on ufe intérieurement de l'extrait de mandragore, de jufquiame blanche ou noire &c. *Mém. de la Soc. R. de Montpellier.*

19. *Dyfphagia ab hypoftaphile;* Luette tombée.

Cette efpece differe de l'angine & de l'efquinancie, en ce qu'elle n'eft accompagnée ni de difficulté de refpirer, ni d'inflammation, n'étant caufée que par un fimple relâchement de la luette; on la guérit par l'ufage des aftringens & des toniques, tels que le cachou, l'alun, le poivre, les rofes rouges, les balauftes, & l'efprit de vitriol.

XVIII. *Pyrosis; Crémafon.*

C'eft une maladie dont le principal fymptome eft une chaleur exceffive dans le ventricule & l'œfophage fans aucune fievre aiguë.

Hoffmann l'appelle *ardeur du ventricule*, ardor ventriculi, *tom. 2. pag.* 120. Stokar, *diff. cum hiftoriâ accuratâ,* 1704. Ardeur d'eftomac; *Ardor ftomachi.* Sennert, *cap. 16. Den fodt.* Nenter, *ibidem Orexis.* Les Lyonnois, *gorgoffet,* Meyffonier. Les Languedociens, *crémafon,* parce que l'eftomac eft en feu. Les Grecs, *Pyrofis,* de *pyr,* feu.

1. *Pyrofis vulgaris;* aigreur d'eftomac: *Le fer chaud.* Hift. de l'Acad. de Paris, 1708. L.

Celle-ci eft caufée par des crudités acides & empyreumatiques; elle eft paffagere, & ceffe dès que la digeftion eft faite.

On fent une aigreur & une chaleur dans la gorge, lefquelles s'étendent tout le long de l'œfophage, accompagnées d'un écoulement fréquent de falive qui paroît acide; on éprouve la même fenfation dans la région de l'épigaftre, qui eft fuivie du vomiffement, d'abattement d'efprit, de colere, de mauvaife humeur, & d'une altération dans les traits du vifage.

Cette maladie eft familiere à ceux

qui uſent d'alimens cruds, aceſcents, & de difficile digeſtion, ſur-tout qui contiennent beaucoup d'huile, comme la châtaigne, dont l'huile eſt difficile à digérer, & contracte une qualité empy-reumatique. Elle eſt pareillement fami-liere à ceux qui ſe nourriſſent de poiſ-ſon, de viandes frites avec de la graiſſe ou de l'huile rances, & qui boivent des liqueurs fortes.

La crémaſon ordinaire eſt ſimple, paſſagére & facile à guérir, pourvu que le ſujet ne ſoit point hypocondriaque. *Homberg* obſerve qu'elle eſt fréquente chez les buveurs de biere, & il l'a guérie avec les yeux d'écreviſſes. Il ſuffit or-dinairement pour la faire ceſſer, d'uſer de bonne nourriture, ou de ſe purger.

2. *Pyroſis bilioſa*, Fel. Plateri, *de do-loribus*; Bianchi, *Hiſt. hepat. tom. 1. pag.* 316. Crémaſon bilieuſe. L.

Cette eſpece eſt ſouvent accompa-gnée de fievre & de cardialgie, & c'eſt d'elle que parle *Hippocrate* dans ſes Aphoriſmes, lorſqu'il dit que c'eſt un mauvais ſigne dans les fievres, lorſque le malade ſent une chaleur violente dans la région de l'eſtomac & qu'il eſt affecté d'une cardialgie. Elle eſt accom-

M ij

pagnée d'inappétence , de l'amertume
de la bouche , & d'un vomiſſement de
bile. Elle eſt familiere aux perſonnes bi-
lieuſes, lors ſur-tóut qu'elles font uſage
de ſubſtances âcres, comme d'oignon,
d'ail, de vieux fromage, car ces choſes
ſont difficiles à digérer dans ceux qui
ont l'eſtomac chaud, & contractent une
qualité empyreumatique.

Les remedes qui lui conviennent ſont
les purgatifs avec les tamarins , & enſuite les abſorbans , tels que la craie, les
yeux d'écreviſſes , l'ivoire calciné , le
bol d'Arménie, l'eau de pourpier , la
conſerve de gratte-cu , &c. on peut
auſſi purger le malade avec les acidules,
de même qu'avec le petit lait , dans lequel on éteint un morceau de brique
rougi au feu.

3. *Pyroſis à phlogoſi*, Solenander; *ab
inflammatis viſceribus*, Bonet. Crémaſon cauſée par une phlogoſe; par l'inflammation des viſceres. L.

Cette eſpece eſt cauſée par l'inflammation de l'eſtomac, de même que par
celle du foie, de la veſſie, de la matrice.

On la guérit, comme la maladie pri-
mitive, avec la ſaignée, l'eau de poulet, les narcotiques.

4. *Pyroſis Suecica*, de Linnæus pre-

mier Médecin du Roi de Suede , *epiſt. ann. 1752*, qui l'appelle auſſi *cardialgia ſputatoria.* C.

Cette maladie eſt endémique en Suede, parmi ceux qui vivent près des montagnes de la Loponie , au point que la moitié des hommes & des femmes y ſont ſujets. Elle conſiſte dans une douleur accompagnée de preſſion au-deſſous de la foſſette du cœur, laquelle répond par intervalles au dos & à la poitrine, avec une anxiété qui ne ceſſe que lorſque le malade commence à rendre quantité de ſalive, & cet écoulement eſt accompagné de nauſées, & quelquefois de vomiſſement. Cette quantité de ſalive monte à demi-livre & même à une livre, elle eſt brûlante, limpide, d'une couleur aqueuſe, & cet écoulement calme la maladie, ou du moins la ſuſpend pour un ou deux jours.

Elle eſt cauſée par l'uſage des viandes ſalées ou fumées, du lard, de la bouillie ; elle ſe calme par celui des viandes fraîches, du poiſſon, du lait. Elle dure ſouvent toute la vie, & l'on n'a point encore trouvé de remede pour la guérir. Quelques uns prennent un ſcrupule de noix vomique pulvériſée ; d'autres ſe fervent de l'ail. Voilà ce que dit *Linnæus.*

5. *Pyrofis ulcerofa*, Frid. Stokari, *differt. Acad. Ardor ftomachi.* Bafle ann. 1704. *Crémafon compliquée d'ulcere.* C.

C'eft une efpece de crémafon opiniâtre & aiguë caufée par un ulcere au pylore, laquelle dure plufieurs années.

Certain biberon fe plaignoit depuis trois ans d'une ardeur violente dans l'épigaftre près du pylore, & s'il lui arrivoit de prendre quelque chofe d'âcre, ou de falé, comme du vin, du bouillon, il reffentoit une douleur auffi violente que fi on l'eût brûlé avec un charbon ardent, ou avec un fer chaud. Lorfque la douleur étoit dans fa force, il fe preffoit l'épigaftre avec le poing, il gémiffoit & pouffoit des cris & des foupirs capables d'attendrir tout le monde. Il n'avoit d'ailleurs aucune autre incommodité.

Il prit de la crême d'orge, de la farine d'avoine, du bol d'arménie, de la corne de cerf calcinée, de la craie, des yeux d'écreviffes, mais ces remedes ne produifirent aucun effet. On lui donna une poudre compofée avec la racine d'althæa, la gomme arabique & adragant, qui n'opéra pas mieux ; celle de femence de coing & quelques autres ne produifirent pas plus d'effet.

Un certain Empyrique lui donna un vomitif qui aigrit fon mal. Il lui prit un dégoût, accompagné d'altération, d'une fievre lente, de foibleffe; fon urine étoit rougeâtre, il vomiffoit fans ceffe; il tomba dans une afcite compliquée d'un marafme, & de douleurs cruelles dans les inteftins, qui le mirent enfin au tombeau. Son haleine étoit devenue extrêmement puante.

Lorfqu'on vint à lui ouvrir le bas-ventre, il en fortit vingt pintes de férofité verdâtre. L'eftomac avoit changé de place, fon fond étoit tourné à gauche, & fon orifice à droite; on l'ouvrit, & il en fortit une odeur extrêmement fétide. On trouva dans la cavité du pylore un ulcere de la largeur de trois pouces, fordide, purulent, fétide & cacoéthe. Les chairs étoient lacérées & pourries, & rendoient une fanie fétide; les inteftins étoient extrêmement atténués & enflammés dans différens endroits; le foie ne contenoit aucune goutte de fang, il étoit pâle & duriufcule, de même que les glandes du méfentere; le cœur étoit petit & flafque,

M iv

le péricarde diftendu par la férofité qu'il renfermoit ; à peine y avoit-il deux onces de fang dans le corps.

On devoit commencer la cure par l'ufage du lait ; c'eft à quoi perfonne n'a penfé.

6. *Pyrofis à conceptione*, Paul. Hermanni, *obf.* Von der Lahr, *diff. de fterilitate* ; Crémafon caufé par la conception.

Ce célebre Profeffeur de Leyde a connu une femme qui éprouvoit une efpece de crémafon auffi-tôt qu'elle avoit conçu ; & elle en concluoit avec fûreté, qu'elle alloit devenir enceinte. *Hermann* appaifa ce crémafon en faifant prendre à la malade des yeux d'écreviffes préparés, & quelques martiaux ; mais fa derniere groffeffe fut accompagnée pendant neuf mois, fans interruption, d'un crémafon beaucoup plus aigu, qui réfifta aux mêmes remedes, & qui ne fe termina que par l'accouchement de deux fœtus. Il fuit de là, que l'efprit féminal du mari, étoit le principe de ce crémafon, qui étoit d'autant plus violent, que cet efprit étoit plus abondant.

XIX. *Cardiogmus* ; *Anevrisma præcordiorum* ; Anévrisme du cœur, &c.

Cette maladie consiste dans une sensation incommode & opiniâtre dans le diaphragme, accompagnée d'un sentiment de pesanteur, & d'une grosseur pulsative, laquelle augmente pour peu qu'on agisse. Elle paroît être causée par la distension des vaisseaux qui sont dans le voisinage du cœur, ou par l'augmentation de ce viscere, ou par un anévrisme.

Quelques-uns, dit *Galien*, donnent le nom de *cardiogme* à un mouvement du cœur approchant de la palpitation ; Gorrée, *definit*. D'autres appellent de ce nom la douleur qu'on y sent ; quant à moi, comme je traite d'une maladie qu'on ne connoît point encore parfaitement, & qui est causée par un anévrisme du cœur & des gros vaisseaux qui sont dans le voisinage, aussi bien que par l'accroissement de ce viscere, soit qu'il y ait un polype ou non, je renvoie le lecteur à Lancisi, *chap. 6. des anévrismes du cœur* ; à Senac, *des*

M v

maladies du cœur, t. 2. liv. 4. c. 8; à Ant.
Matani, *de præcordiorum morbis anevris-
maticis*, Florence, 1756, *pag.* 34.

On peut l'appeller *cardionchus* de
cardia, cœur; & *onchos*, tumeur; & il
eſt à propos de définir au juſte un mot
qui na par lui-même aucune ſignifica-
tion propre.

On obſerve aſſez ſouvent que les
ventricules du cœur, ſes oreillettes,
ſes ſinus, la veine-cave & l'aorte, ſont
ſuſceptibles d'une dilatation extraordinaire; & on l'obſerveroit plus ſouvent
encore, ſi l'on avoit la liberté d'ouvrir
les cadavres. C'eſt ce qui fait que le
diagnoſtic de cette maladie eſt extrêmement difficile; & au cas qu'on puiſſe
la diſtinguer de la palpitation proprement dite, ce ne peut être que par la
groſſeur & le volume du corps qui bat
dans la région du cœur, & qui ſuffoque
le malade. Dans l'incertitude où l'on
eſt là-deſſus, je m'attacherai moins à
rapporter les eſpeces, que les obſervations qu'on a faites ſur cette maladie.

1. *Cardiogmus polypoſus*, Homberg,
*Hiſtoire de l'Académie de Paris, ann.
1704. pag.* 159; Anévriſme du cœur,
cauſé par un polype. C.

Une femme âgée de trente-cinq ans avoit un afthme violent & fréquent, accompagné d'un grand mal de tête, d'une infomnie perpétuelle, & de *douleurs de poitrine.* L'afthme augmentoit pour peu qu'elle agît ; & il étoit fuivi de palpitations de cœur violentes, qui duroient quelquefois pendant une heure. Elle étoit fujette à plufieurs autres fymptomes fucceffifs, qui faifoient craindre à tout moment pour fa vie. Le paroxyfme étoit accompagné d'une pulfation fenfible dans les veines du cou & des bras, qui répondoit exactement à celle du cœur, & d'une efpece d'ondulation.

On l'ouvrit après qu'elle fut morte, on lui trouva le cœur deux fois plus gros que dans fon état naturel, la veine-cave plus groffe & plus mince, & plufieurs polypes dans le cœur qui s'étendoient le long des arteres, à la diftance d'un pied & plus.

2. *Cardiogmus Palaggii,* Lancifi, *de cordis anevrifmatibus, propof.* 53 ; Anévrifme du ventricule droit. C.

J. Palaggi, Chanoine Romain, fujet hypocondriaque, avoit une palpitation de cœur périodique, accompagnée d'un

M vj

pouls inégal & intermittent, laquelle augmentoit lorsqu'il faisoit de l'exercice, ou qu'il étudioit un peu trop. Il étoit de plus sujet de temps à autre à un asthme suffocant, & au vertige.

Lancisi l'ouvrit, & lui trouva les valvules de l'aorte osseuses ou cartilagineuses, la veine-cave, l'oreillette & le ventricule droit si extraordinairement dilatés, qu'on eût pu fourrer le poing dedans. Le ventricule gauche étoit dans son état naturel. On ignore si cette maladie étoit occasionnée par des accès d'épilepsie ou non. Le même Chanoine avoit eu la main droite sphacélée. *Hildanus* rapporte un cas tout-à-fait semblable, *centur. 2. obf. 99.*

Il paroît par l'histoire 49 que *Bonet* rapporte *lib. 2. sect. 7.* & qu'il a tirée d'*Horstius*, que l'ossification des valvules de l'orifice de l'aorte, avoit causé une plus grande dilatation dans le ventricule gauche que dans le droit. Il conste par plusieurs autres exemples, qu'il peut y avoir des anévrismes sans polypes, & qu'il y a quantité de concrétions polypeuses qui sont produites à l'agonie par la coagulation de la lymphe.

Senac parle d'une femblable maladie caufée par le rétréciffement de la veine pulmonaire, qui étoit devenue cartilagineufe ; *Garnier* d'une autre, caufée par un farcome entre l'aorte pulmonaire; *Blancart* d'une autre, occafionnée par l'offification & le rétréciffement de l'aorte.

Il confte par une infinité d'obfervations qu'il y a des anévrifmes du cœur, fans aucune concrétion polypeufe, & qu'ils font accompagnées des fymptomes du cardiogme. Senac, *lib. 4. cap. 8. n°. 5. Voyez* ce que *P. de Marchettis* & *Senac, pag.* 400. difent de cette efpece.

3. *Cardiogmus auriculæ*, Senac, *lib. 4. cap. 8. n°. 8.* Anévrifme de l'oreillette. C.

Une fille de vingt ans étoit fujette à une dyfpnée, laquelle augmenta par degrés au point qu'elle ne pouvoit refter couchée, qu'elle ne courût rifque d'être fuffoquée. Elle fentoit une palpitation violente au-deffous du cartilage xyphoïde ; elle n'avoit prefque point de pouls, & peu de temps avant fa mort, il lui furvint une enflure œdémateufe aux pieds & aux jambes. On lui trouva le cœur auſſi gros que celui d'un bœuf, le ventricule droit principalement, & l'oreillette droite étoient extraordinairement dilatés, la veine-cave inférieure & ſupérieure étoient auſſi groſſes que le bras, la partie gauche du cœur étoit dans ſon état naturel. La foibleſſe du battement ne venoit-elle point de la laxité du ventricule & de l'oreillette affectés ? La pulſation ne doit-elle pas plutôt ſe faire ſentir du côté droit que du côte gauche. L'ondulation des jugulaires n'eſt-elle pas plus fréquente ? *Lanciſi* ajoute à ces ſignes la grandeur & l'égalité du pouls.

4. *Cardiogmus cordis ſiniſtri*, Poterii, *centur. 3. pag.* 22. Anévriſme du ventricule gauche. C

Ceux qui en ſont affectés, reſſentent de temps à autre en marchant une certaine difficulté de reſpirer ; ils tombent tout-à-coup en foibleſſe, & s'ils ne s'appuyoient, ils tomberoient à la renverſe. Ces ſortes de perſonnes meurent pour l'ordinaire ſubitement. La veine pulmonaire, qui eſt extrêmement diſtendue, ſe rompt, le ſang s'épanche & ſuffoque tout-à-coup le malade.

5. *Cardiogmus aortæ*, Senac, *pag.* 407. n°. 6. Anévrisme de l'aorte. C.

J'ai connu, dit-il, un homme sujet à des palpitations violentes ; elles se faisoient sentir au-dessous des côtes gauches, & elles étoient accompagnées de douleurs très-aiguës. Sa maladie étoit occasionnée par la dilatation de l'aorte, laquelle s'étendoit depuis son origine jusqu'au diaphragme, & qui étoit devenue de la grosseur de la tête ; le volume du cœur n'avoit presque pas augmenté.

6. *Cardiogmus à mole cordis*, Petr. de Marchettis, *obs.* 49. C.

Un Vénitien âgé de 40 ans, très-adonné à la crapule, se plaignoit d'une difficulté de respirer & d'un resserrement dans les hypocondres. Il mourut subitement, on l'ouvrit, & on lui trouva le cœur trois fois plus gros qu'à l'ordinaire ; ses ventricules étoient considérablement dilatés & charnus, il étoit adhérent de toutes parts au péricarde, & portoit sur l'hypocondre, lequel formoit une tumeur.

On a trouvé plusieurs fois le cœur extrêmement grossi & chargé de graisse. Ces sortes d'anévrismes sont causés par

tout ce qui accélere la circulation du
fang, intercepte fon cours, & affoiblit
le ton de ce vifcere; & de là vient que
les Prédicateurs, les perfonnes fujettes
à la colere & qui font des exercices
violens, y font extrêmement fujettes;
que l'accès vient pour peu qu'on faffe
de l'exercice, car le fang fe porte alors
au cœur avec plus de force ; que les
coups, les chutes, les contufions dans
la poitrine, la cacochymie âcre, féreufe, qui relâche ou corrode le tiffu du
cœur, la ftricture de fes orifices, les
concrétions polypeufes, les anévrifmes de l'aorte, les tumeurs qui compriment les vaiffeaux voifins, difpofent
à cette maladie.

Les moyens les plus fûrs pour éloigner la mort fubite dont cette maladie
eft fouvent fuivie, font le repos de
l'efprit & du corps, & l'ufage de la
faignée ; nonobftant l'hydropifie de
poitrine & l'enflure œdémateufe dont
le malade eft menacé fur la fin de la
maladie. Les narcotiques font auffi fort
bons pour appaifer les fpafmes & les
douleurs du cœur, ce qui fait que plufieurs en confeillent l'ufage; mais on
doit fur-tout ufer d'un régime moyen,
& ne point s'en écarter.

On confond souvent cette maladie avec la palpitation & l'asthme, mais il s'en faut beaucoup que ses principes soient les mêmes, & peut-être sera-t-on plus savant dans la suite dans son diagnostic. La plupart des morts subites que l'on attribue à l'apoplexie, sont une suite de cette maladie, & sont causées par la rupture subite de l'anévrisme, ainsi que j'ai eu plusieurs fois occasion de m'en convaincre. On voit cependant des personnes qu'elle n'empêche pas de parvenir à un âge très-avancé, témoin *Philippe de Neri*, qui en étoit atteint, & qui, suivant le rapport de *Césalpin*, ne laissa pas que de vivre 80 ans. *Voyez* à ce sujet la *palpitation*, la *syncope*, l'*orthopnée*, avec lesquelles l'anévrisme du cœur a beaucoup d'affinité.

7. *Cardiogmus Leprotianus*, Ant. Leproti, *observ. de anevrismate arteriæ bronchialis comment. Acad. Bonon.* 1731. C.

Douleur insupportable du sternum, du dos, des épaules, laquelle diminuoit, lorsque le malade étoit couché la tête penchée en avant. Cette douleur étoit accompagnée d'insomnies, d'amertume de bouche, de vents qui

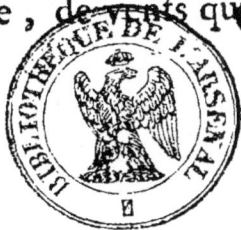

étoient repouſſés de l'œſophage dans
l'eſtomac ; le malade reſpiroit avec peine, ſon viſage étoit livide, la jugulaire
gauche battoit dans la poitrine ; le pouls
du carpe étoit intermittent. Ces ſymptomes ont été obſervés dans un jeune
courier.

8. *Cardiogmus Meckelii*, *Mém. de l'A-
cad. de Berlin*, Des maladies du cœur,
obſerv. C.

Cette eſpece, qui dépend de l'adhérence du cœur avec le diaphragme &
le péricarde, ſe manifeſte par des maux
de cœur accompagnés de dyſpnée,
d'anxiétés & de l'intermittence du
pouls &c. les hiſtoires de cette maladie rapportent, que les ventricules du
cœur étoient flaſques, remplis & diſtendus par une grande quantité de ſang.
Voyez la huitieme eſpece de palpitation.

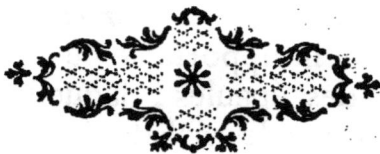

ORDRE QUATRIEME.

DOULEURS DE BAS-VENTRE.

XX. *CARDIALGIA* ; *Mal au cœur*; *Cardialgie* ; appellée en Latin *Morſus ventriculi.*

C'Eſt une ſenſation incommode dans l'eſtomac ou l'épigaſtre, qui menace à tout moment le malade d'une ſyncope.

Elle differe de l'anévriſme du cœur, en ce qu'elle n'eſt accompagnée ni d'oppreſſion ni de palpitation violente; & encore, ſuivant les ſcolaſtiques, en ce qu'elle a ſon principe dans l'eſtomac même, ou dans ſon orifice gauche appellé *cardia* ; mais les malades ont une connoiſſance ſi confuſe de l'endroit qu'elle affecte, qu'ils ſont ſouvent en peine de le déterminer.

Elle differe de la lipothymie, en ce que dans la cardialgie la douleur ſe fait ſentir dans l'épigaſtre, & que la lipothymie eſt précédée du vertige, de

l'obfcurciffement de la vue ; & fuivie
d'une douleur dans le cœur ou dans
l'eftomac.

Elle differe de la colique d'eftomac,
en ce que celle-ci eft accompagnée,
non point d'une fimple anxiété, mais
d'une douleur aiguë dans l'eftomac ;
& qu'elle n'eft point fuivie de cet abattement des forces vitales, que les malades expriment en difant qu'ils vont
mourir, que le cœur leur manque,
leur défaut.

Il eft bon de remarquer que les Anciens, par le nom générique de *douleur*
ou d'*algie*, ne prétendent pas toujours
défigner cette douleur vive & violente
que caufent les plaies ou la diftraction
des parties, vu que la fenfation confufe qui accompagne la cardialgie, differe entiérement de cette douleur âcre
que caufent les plaies.

Galien met fon fiege dans l'orifice
gauche de l'eftomac, *Hoffmann* dans le
pylore ; mais il y a plus d'apparence
qu'elle réfide dans la cavité même de
ce vifcere.

1. *Cardialgia à faburrâ*, Juch. *differt.*
Erford. *Dolor cardialgicus à cruditatibus
oriundus*, Fréd. Hoffmann, *tom. 2. pag.*

261. *n°. 6.* Cardialgie caufée par des faburres; Douleur cardialgique caufée par des crudités. B.

On connoît cette efpece aux fignes des faburres de l'eftomac, de telle efpece qu'elles puiffent être, foit que ce foit une faburre crue, occafionnée par une crapule récente, une faburre vifqueufe, âcre, bilieufe, putride, ou rance; & ces fignes font, une pefanteur dans l'épigaftre, les anxiétés, les naufées, les rapports, l'amertume de la bouche, la faleté de la langue, les borborygmes.

Dans le cas où la cardialgie eft accompagnée d'amertume de bouche, de vertige & de pefanteur de tête, fans aucune tenfion dans l'épigaftre; il faut pour la faire ceffer, donner l'émétique au malade, & fouvent il fuffit de lui faire avaler de l'eau tiede pour lui procurer un vomiffement falutaire. Lorfque la faburre eft âcre, il faut lui donner de l'eau de poulet, ou de l'eau avec de l'huile; & même une potion légérement cardiaque, laquelle fortifie l'eftomac & facilite quelquefois le vomiffement. On le purgera enfuite pour prévenir les rechûtes.

2. *Cardialgia à veneno*, Frid. Hoffmanni, *cap. 2. n°. 6. tom. 2.* Cardialgie caufée par le poifon. A.

J'appelle poifon toutes les fubftances, qui étant prifes par la bouche, caufent une irritation violente dans l'eftomac, comme l'arfenic, l'antimoine, & même les cathartiques réfineux pris à contre-temps. Ses fignes, lorfqu'elle eft violente, font la céphalalgie, le vertige, l'infomnie, le délire, les convulfions, l'oppreffion de poitrine, la palpitation du cœur, la fyncope, la petiteffe, la foibleffe, la dureté, l'inégalité, l'intermittence du pouls, les tranchées, la conftipation, la rétention d'urine, le froid des extrémités, le friffonnement, les fueurs froides, la couleur livide du vifage, l'altération des traits, &c.

J'ai connu un homme, qui pour avoir avalé une drachme d'arfenic, fut attaqué de tous ces fymptomes & même de plufieurs autres, comme de l'érofion de l'épiderme de la bouche & de l'œfophage, d'un fpafme dans la verge ; & qui mourut au bout de huit jours, non obftant tous les remedes qu'on lui donna. Ce malheureux avoit été trompé

par une efpece d'Empyrique, qui dif-
tribuoit fes remedes chymiques aux
malades en dépit des ordonnances.

Dans ces fortes de cas, il faut faire
boire au malade de l'eau de poulet, de la
graiffe fondue, du beurre fondu, du
lait, de l'eau tiede, de l'eau de tripes
pour le faire **vomir** & émouffer l'activité du poifon, & lui donner enfuite
des lavemens de même efpece, & des
narcotiques.

3. *Cardialgia flatulenta*, Hubert Mar-
chand, *differt. Argentin. habitâ anno
1754 ; Dolor cardialgicus flatulentus*,
Frid. Hoffmanni, *tom.* 2. *cap.* 2. *pag.*
257. Cardialgie flatueufe. A.

Cette efpece fe manifefte par une
tumeur de la groffeur d'un œuf de
poule dans la partie droite de l'épigaftre où le pylore eft fitué, de même
que par la dyfpnée que caufe la diftenfion du ventricule, à caufe des vents
qui y font enfermés. Elle eft auffi accompagnée de rapports fréquens qui
calment quelque peu la douleur, laquelle, à ce que dit *Hoffmann*, augmente après le repas, lorfqu'on ufe
d'alimens flatueux.

Cette cardialgie, dont *Hoffmann* nous

a donné la defcription , paroît être à peu près la même que la colique d'eftomac flatueufe , qu'on appelle communément *colique venteufe d'eftomac* , quoique les Médecins modernes prétendent qu'elle fait un genre à part.

Dans cette efpece , fi le pouls le permet , il faut commencer par la faignée ; faire boire enfuite au malade quantité d'eau de poulet , lui donner un grain de laudanum , & auparavant , un lavement , au cas que la douleur ne foit point violente. On lui appliquera des linges chauds fur les pieds & fur la région de l'épigaftre , pour calmer la contraction fpafmodique des orifices de l'eftomac.

Si la douleur eft légere , le fujet pituiteux & froid , l'eftomac foible , on aura recours aux ftomachiques & aux carminatifs , dont les gens de la campagne font une felle à tous chevaux , tels que la décoction des baies de geniévre , le poivre en grain , l'anis , le fenouil , qui dans d'autes cas augmentent la phlogofe , la fechereffe & la douleur , & fur-tout la thériaque nouvelle.

4. *Cardialgia febricofa* , Voyez Morton ,

ton, *hist. 6. cap. 9. Febris cardiaca;*
Torti, *de febrib. lib. 3. pag. 125 & 183.*
Cardialgie fébrile.

Werlhoff appelle affections fiévreuses
(*febricosas*) celles qui font des accidens
des fievres intermittentes ou rémittentes, pour les diſtinguer des fébriles qui
accompagnent les continues. La cardialgie dont il s'agit ici eſt un concours de
ſymptomes cardialgiques qui accompagnent le paroxyſme fébrile, qui vient &
ceſſe avec lui, & qui augmentent dans le
fort de la fievre, ce qui a pareillement
lieu par rapport aux autres accidens qui
furviennent dans les fievres intermittentes.

Ceux qui ont une fievre tierce, font
fouvent attaqués durant le friſſon, &
même après qu'il a ceſſé, d'une cardialgie violente, laquelle eſt fuivie d'un léger vomiſſement, ou d'efforts pour vomir, de défaillance, ou d'une ſyncope
ſtomachique, d'un pouls foible, d'un vifage Hippocratique, de foupirs &c. dans
ces cas, l'expiration eſt accompagnée
d'un fon glapiſſant ou d'une eſpece de
hurlement, qui n'a pas lieu dans le premier accès, mais bien dans le fecond ou
le troiſieme, & rarement dans le cin-

quieme ; & plus les fymptomes font violens, plus on a à craindre pour la vie du malade dans l'accès fuivant.

Voyez à fon endroit, en quoi elle differe de la fyncope fébrile. Celle-ci n'eft précédée d'aucune douleur d'eftomac. Bartholin, *centur.* 3. *obf.* 50. a obfervé dans fa propre fille & dans d'autres des douleurs périodiques d'eftomac qui revenoient de deux jour l'un fans fievre.

5. *Cardialgia fputatoria*, de Ch. Linnæus prem. Méd. du Roi de Suede, Lettr. ann. 1751. *Voyez* Crémafon. C.

6. *Cardialgia fchirrofa*, Bonet, *fepulchret. obf.* 13. Cardialgie fquirreufe.

Par un *fquirre au ventricule*. Elle a été plufieurs fois obfervée par *Hypolite Bofca*, & elle caufe une douleur qui dure des années entieres.

Par une *mole*, ou une *excroiffance charnue dans l'eftomac*. Elle a été obfervée par *Vitagliano*, comme on peut le voir chez *Panarole*.

Par un *fquirre dans le pylore & le pancréas*. Riviere *centur.* 1. *obf.* 90.

Par *l'endurciffement du foie & de la rate*. Bonet. *obf.* 31.

Par un *fquirre au pancréas. obf.* 49. &

Pifon, *de colluvie ferofâ, pag.* 594. Cette
efpece appartient plutôt à la colique
d'eftomac.

Par une *verrue dans l'eftomac.* Acad.
nat. cur. *Decad. 1. ann. 1. obferv.* 109.

Par une *tumeur fcrophuleufe, Dec.* 3.
ann. 5 & 6. *obf.* 175. &c.

7. *Cardialgia paralytica ; Paralyfie du
ventricule ; maladie de l'eftomac fort rare,*
Lieutaud, *Mém. de l'Acad. de Paris,
ann. 1756. pag.* 223.

Elle fe manifefte par un fentiment
continuel de plénitude & de pefanteur
dans l'eftomac, accompagné de naufées
& d'efforts inutiles pour vomir.

Un homme âgé de foixante ans étoit
fujet depuis long-temps à ces fymptomes. On lui donna l'émétique, mais on
ne put jamais venir à bout de le faire
vomir. Après qu'il fut mort, on lui
trouva l'eftomac tendu & rempli des
alimens qu'il avoit pris quelques jours
auparavant, quoiqu'il eût très - peu
mangé. Le pylore n'étoit point engorgé ; d'où l'Auteur conclut avec affez de
raifon qu'il s'étoit paralyfé, & qu'il n'a-
voit pu fe décharger, ainfi qu'il arrive
à la veffie urinaire, lorfqu'elle eft affectée d'une paralyfie. Il avoit la rate ex-

trêmement petite, & la raifon en eft que ce vifcere eft deftiné à remplir le vuide qui refte dans le bas-ventre lorfqu'on s'abftient de manger, au lieu qu'il diminue lorfque l'eftomac eft plein.

8. *Cardialgia arthritica*, Sydenham, *proceff. pag. 710. de podagrâ.* Cardialgie arthritique. A.

Les perfonnes goutteufes font très-fujettes aux cardialgies & aux coliques de bas-ventre, lors fur-tout que leur maladie dure long-temps. Rien n'eft meilleur en pareil cas que l'ufage du vin des Canaries & l'exercice. Au cas que le fymptome continüe & qu'il y ait à craindre pour la vie du malade, il faut, fi la tête eft libre, recourir fans délai au laudanum. *Sydenham* fe garantit par cette méthode de la mort dont il étoit menacé à l'occafion d'une cardialgie violente qu'il s'étoit attirée, & qui étoit accompagnée de vómiffement & de colique ; il ne fentoit aucune douleur dans les membres, ils étoient même devenus plus difpos par l'abfence de la matiere arthritique. Il avala un conge de poffet, & dès qu'il l'eut rendu, il but un verre de vin des Canaries dans lequel il avoit mis feize gouttes de fon laudanum. Au cas que le fymptome ne cede point à ce remede, on provo-quera la fueur par la méthode & les remedes deftinés à cet ufage deux ou trois jours de fuite matin & foir, pendant deux ou trois heures confécutives.

9. *Cardialgia bradypepta; cardilæa* Plate-ri, *de dolore cordis, à ventriculi imbecillitate,* p. 369 & 375. Foibleffe d'eftomac. L.

C'eft une cardialgie habituelle cau-fée par la débilité de l'eftomac. Elle eft accompagnée d'inappétence, la dou-leur eft compliquée d'un fentiment de preffion, de diftenfion & d'érofion, & elle augmente pour peu que l'on peche à l'égard de la diete & de l'exer-cice, mais fur-tout lorfqu'on fe refroi-dit l'épigaftre, ou qu'on fe nourrit d'a-limens difficiles à digérer.

C'eft le défaut de digeftion qui l'occa-fionne, & les crudités qu'elle engen-dre, caufent divers fymptomes, tels que l'inappétence, les naufées, les rap-ports, la cachexie &c.

Les principes qui y donnent lieu font, le mauvais tempérament, les an-nées, la débilité occafionnée par les maladies qui ont précédé; l'excès dans le boire & le manger, la crapule, qui,

N iij

comme l'obferve *Platerus*, diftend &
amincit l'eftomac. Il appelle cette efpece, *cordis moleftia, imbecillitas ventriculi dicta, pag. 370.* Il traite fort au long
de fa cure, depuis la page 398, jufqu'à
la pag. 445, où il recommande à ceux
qui y font fujets, de porter continuellement fur la foffette du cou un plaftron
d'écarlate, ou un morceau de peau de
renard, de lievre ou de vautour, ou
un plaftron de toile de coton, rempli
de poudre de galanga, de girofle, de
jonc odorant, de menthe, de pouliot,
de graine de fenouil, de carvi, &c. Il
leur confeille auffi de tenir la main pendant la nuit fur leur eftomac après l'a-
voir fait chauffer, ou bien un petit
chien; mais les meilleurs remedes font
les vins ftomachiques, & une diete
convenable.

10. *Cardialgia verminofa, fepulchret.
vol. 3. pag. 527.* Fred. Hoffmann. *ibid.
n°. 19. Hirudinofa,* Acad. Nat. Cur.
centur. 1. obf. 172. Hercul. Saxon. *prælect.
pract. part. 2. cap. 7.* Riviere, *lib. 9.
cap. 10. & centur. 1. obf. 91*; Cardialgie
vermineufe. A.

M. *Bezac*, Doyen de l'Univerfité,
fut une fois à Frontignan, où il étoit

mort quantité de perſonnes de cette cardialgie. Ayant fait ouvrir les cadavres, il trouva dans leur eſtomac des vers qui avoient percé ſes tuniques. Le tænia cauſe ſouvent le matin pendant qu'on eſt à jeun de ſemblables cardialgies, & elles ſont accompagnées de boulimie, de ptyaliſme, qui ceſſent dès qu'on a mangé. Les malades rendent de temps en temps des morceaux de vers, auxquels on donne le nom de *cucurbitains*. Dans ce cas, il faut donner aux malades de l'huile de noix, du jus de bigarreau, indépendamment de l'émétique & de l'eau de Balaruc, qui ont produit ſouvent de très-bons effets.

On peut auſſi employer utilement quelques remedes qui paſſent pour un poiſon. Je mets de ce nombre la racine de la ſenſitive. *Voyez* Labbat, *Hiſt. des Antilles*; la ſpigelia anthelmia, la nicotiane, le tabac, l'arcane du D. *Hertenſchwand*, &c. *Voyez* Wepfer. *de cicuta aquatic. cap. 13. hiſt. 3.* Hildan. *centur. 1. obſ. 27.*

11. *Cardialgia lactentium; Cardiogmus,* Nenteri, *tab. 209. cap. 9.* Cardialgie des enfans à la mamelle. A.

C'eſt, dit l'Auteur, une eſpece de cardialgie familiere aux enfans, compliquée d'anxiétés, de viſceres, & d'une douleur gravative, laquelle eſt occaſionnée par des flatuoſités qui diſtendent le bas-ventre & le ventricule.

La cardialgie des adultes eſt plus ſerrée, celle-ci plus lâche; elle eſt cauſée par les crudités des premieres voies, par des vers & des flatuoſités. Elle ſe manifeſte 1°. par une anxiété & un reſſerrement de cœur, compliqué de dyſpnée; 2°. par des nauſées, une anorexie & un vomiſſement; 3°. par un ptyaliſme abondant, lorſqu'il y a des vers; 4°. par une petite fievre, quelquefois aſſez forte, compliquée de mouvemens convulſifs. Elle eſt cauſée par des reſtes de mercure, une ſaburre viſqueuſe, les vers, une ſueur & des achores répercutés. L'éruption des vents ſoulage le malade; & c'eſt un bon ſigne lorſqu'il a le ventre libre; mais il eſt en danger lorſque la maladie eſt compliquée de terreurs paniques, de convulſions & de fievre.

On purgera l'enfant avec du ſirop de fleurs de pêches, auquel on ajoutera trois ou quatre gouttes de ſirop émétique de *Glauber*, ou deux ou trois grains d'ipécacuanha, & une once de manne, s'il a deux ou trois ans. On lui oindra

le nombril avec un onguent composé
avec de l'huile d'aneth, & quelques
gouttes d'huile de pétrol; on le purgera
une seconde fois, on lui donnera des
lavemens, &c.

12. *Cardialgia à cardiogmo*, Bonet,
sepulchret. tom. 2. *pag.* 80. *obs.* 45; Cardialgie causée par un anévrisme.

Antoine de Pozzis a connu un Colonel de Cavalerie qui étoit sujet depuis
un an après ses repas à une cardialgie,
accompagnée de dyspnée, de l'intermittence du pouls, & d'autres symptomes fâcheux. On lui trouva le cœur
plus gros que celui d'un bœuf, il portoit sur les poumons, qui étoient extrêmement flasques, & étoit distendu
par deux polypes qui comprimoient
l'estomac après qu'il avoit mangé, &
qui causoient les symptomes dont on
a parlé. On a vu ci-dessus ce que c'est
que l'anévrisme du cœur. On attribue
souvent dans la pratique aux saburres
& aux vices des fluides, des maladies
qui sont causées par des principes mécaniques.

13. *Cardialgia inflammatoria*, Tralles,
Cardialgie inflammatoire; elle appartient
à l'inflammation de l'estomac. A.

XXI. *GASTRODYNIA ;* Colique d'eftomac ; *Cordis dolor*, Fel. Plateri, *claff. de doloribus*, vulgairement appellée *Colique ou douleur d'eftomac ; Dolor ventriculi*, Boneti, *Sepulchret. Cardiaca*, Panaroli. Fréd. Hoffman l'appelle *Cardialgie*, & confond ce genre avec la douleur d'eftomac, dont *Bonet* a fait depuis long-temps un genre diftinct. *Cœlius Aurelianus* appelle ceux qui en font affectés, *ftomachicos*.

On appelle auffi toute douleur notable & conftante dans la région de l'eftomac, qui n'eft point accompagnée de fyncopes continuelles comme la cardialgie.

La cardialgie eft prefque toujours accompagnée de fyncopes ; les malades fentent que le cœur & les forces leur manquent ; & les Languedociens ont coutume de dire *que l'eftomac leur défaut*. Dans la cardialgie, au contraire, quoique la douleur foit quelquefois affez violente pour caufer une fyncope, on n'éprouve pas toujours une pareille défaillance, & il eft même rare qu'elle ait lieu.

1. *Gaftrodynia faburralis ;* Colique d'indigeftion. A.

C'eft celle qui eft caufée par la quantité, la qualité des alimens, par l'excès qu'on en fait, & par l'erreur où l'on tombe par rapport au temps où l'on en ufe. L'erreur où l'on tombe par rapport aux alimens, eft d'autant plus grande, que la quantité en eft plus confidérable, la qualité plus mauvaife, & l'eftomac moins en état de les fupporter ; car la même nourriture qui fait du bien à un homme fain, eft fouvent nuifible à celui qui a l'eftomac foible. Il arrive quelquefois que l'eftomac fe débarraffe de ce fardeau, ou, comme difent les Médecins, de ces faburres, par un vomiffement ou une diarrhée paffagere qui fuccede à la cardialgie ; mais il arrive auffi quelquefois que fes orifices fe refferrent, que les faburres ne peuvent s'évacuer, qu'il les comprime ; & c'eft cette compreffion qui caufe cette douleur vive, qui eft fou-

vent accompagnée d'un sentiment de
pesanteur qui gêne la respiration, de la
fievre, de la dureté, de la dépression
& de la lenteur du pouls. Cette douleur est cependant beaucoup plus supportable que dans la colique venteuse
& bilieuse.

Cette colique, comme on l'observe
tous les jours, est souvent causée par
un lait coagulé, par un morceau de
lard, par des fruits d'été, & par mille
autres sortes d'alimens difficiles à digérer; mais elle cesse pour l'ordinaire
à l'aide d'un vomissement spontané ou
artificiel, ou par une diarrhée qui survient, & il n'est point à propos de ra-
lentir l'action de l'estomac, qui se trouve chargé d'alimens, par des narcotiques, à moins que la violence de la
douleur n'oblige d'y avoir recours. Il
suffit même pour l'ordinaire de faire
avaler au malade de l'eau tiede, de
l'huile, de lui donner des lavemens,
de lui passer une plume dans la gorge
pour la faire cesser; & de là vient que
les Auteurs daignent à peine mettre
cette espece au nombre des douleurs
de l'estomac, & qu'ils ne la regardent
que comme un symptome d'une di-

gestion dépravée, du vomissement, ou
de telle autre maladie.

2. *Gastrodynia flatulenta ; Colique
venteuse d'estomac*, appellée par Aëtius
Inflatio ; par Fréd. Hoffmann, *Cardialgie
venteuse* ; par Ettmuller, *Hypocondriaque.* Voyez ce que j'en ai dit à l'article
de la *Cardialgie*.

C'est une douleur violente & tensive dans le creux du cœur, accompagnée de la difficulté de respirer, qui
oblige le malade de rester courbé, & qui
s'appaise lorsque les vents se frayent
une issue par haut & par bas. A la foiblesse & à la petitesse du pouls, se joignent le refroidissement des extrémités,
une anxiété extraordinaire, un resserrement du diaphragme. Elle diffère de
l'inflammation d'estomac, de la colique
d'estomac hystérique, & autres semblables maladies, en ce que l'épigastre sup-
porte la pression de la main, au lieu
qu'elle augmente la douleur dans les
maladies dont on vient de parler.

Ensuite d'une saignée, au cas que le
pouls la permette, d'un lavement émollient, & de quelques écuellées d'eau de
poulet ; si la douleur n'est point trop
violente, on passera à l'huile d'amande

douce, & enfin au laudanum & à la
thériaque récente, ou aux pilules de
cynogloſſe. La doſe du laudanum ſo-
lide eſt d'un grain & plus; celle du liquide, de vingt ou trente goùttes; celle
des pilules de cynogloſſe, de ſix grains
ou plus. On doit s'abſtenir des cathartiques, même des plus doux, juſqu'à
ce que la douleur ait ceſſé pendant un
jour. Pour la prévenir, on doit s'abſtenir de tout aliment légumineux & difficile à digérer; prendre des bouillons
émólliens, le petit lait, & les eaux minérales froides.

3. *Gaſtrodynia bilioſa*; *Colique bilieuſe*
d'eſtomac; *Cardialgie qui cauſe l'épilepſie*,
*d'*Amatus Luſitanus, *centur: 1. obſ.* 20.
Cardialgie bilieuſe, Bianchi; *atrabilaire*
*d'*Hollier & de Zacutus. A.

On la croit cauſée par une matiere
bilieuſe, âcre, porracée, érugineuſe.
Il conſte par les expériences de *Groſ-*
ſius rapportées par *Ettmuller*, que les
acides vitrioliques donnent une couleur verdâtre à la bile jaune; la douleur eſt auſſi violente dans cette eſpece
que celle que cauſe le poiſon, *Amatus*
obſerve même qu'elle eſt quelquefois
ſuivie de convulſions. On l'attribue

communément au poifon : Bartholin &
Bonet *in fepulchret. obf.* 1. *de ventriculi
dolore*, obfervent que lorfqu'on vient
à ouvrir ceux qui en meurent, on leur
trouve l'eftomac rouge & prefque ex-
corié. Cette efpece eft familiere aux
fujets d'un tempérament chaud & bilieux, qui ufent d'alimens chauds &
qui boivent des liqueurs fpiritueufes.
Nous apprenons des expériences de
Louis Davizard, membre de l'Académie Royale des Sciences, que la bile
reflue très-aifément du duodenum dans
l'eftomac.

Cette maladie fe termine par un vomiffement & une déjection abondante
de bile âcre & verdâtre.

On peut employer dans le paroxyfme même les émétiques légers, tels
que la décoction de femence de raifort,
l'oxymel fcillitique à la dofe de fix
drachmes ; mais fi la douleur n'eft point
violente, on donnera au malade de
l'eau de poulet pour le faire vomir.
Rien n'eft meilleur pour la prévenir
que l'ufage des eaux minérales froides.

4. *Gaftrodynia à veneno*, Bonet, *fepulchret. obf.* 2, 3, 4, 9, 17. Colique
d'eftomac caufée par le poifon. A.

C'eſt celle qui eſt cauſée par des poiſons corroſifs, tels que les acides du nitre, du ſel, du vitriol, le mercure ſublimé corroſif, l'arſenic, ſoit qu'on l'ait pris par mégarde, ou que quelqu'autre l'ait donné par méchanceté, ce qui eſt un crime qui exige beaucoup de prudence & de ſagacité de la part du Médecin qui le défere au Juge. Lorſque le poiſon eſt corroſif, actuel, comme ceux dont on vient de parler, il eſt évident qu'il doit plutôt affecter les levres, la langue, le palais que le ventricule; & par conſéquent lorſqu'ils ſont corrodés, on ne peut plus douter que le malade n'ait été empoiſonné. Lorſqu'on n'apperçoit point ces ſymptomes externes, on peut douter ſi la maladie provient d'une cauſe interne, ou du poiſon. On a coutume dans pareil cas d'ouvrir le cadavre, de tremper un morceau de pain dans le ſuc de l'eſtomac, & de le faire manger à un chien; & lorſque le chien meurt, que l'eſtomac eſt corrodé & livide, on conclut que le malade eſt mort empoiſonné; mais cette conſéquence ne ſauroit tenir lieu de preuve, à moins qu'elle ne ſoit appuyée d'autres circonſtances

qui rendent la conjecture vraisembla-
ble. Voyez-en la cure à l'article du
cholera.

5. *Gastrodynia ulcerosa*, Bonet, *sepul-*
chret. obs. 5, 6, 7, 8, 27, 28, 42, 43,
48; & l'obs. 3. de l'appendix. Colique
d'estomac causée par un ulcere, par le
sphacele du ventricule, par la putréfaction, l'exulcération, la corruption de
l'épiploon, du pancréas, du foie qui
est dans le voisinage, *obs. 2, 18, 19,*
23, 38, 48, 50. Append. *obs. premiere,*
seconde, &c. A.

C'est celle qui accompagne l'inflammation de l'estomac, & les phlegmasies des visceres qui en sont voisins &
qui viennent à suppuration; le pus, la
sanie, les vapeurs putrides qui en sortent corrodant l'estomac, ou l'irritant
continuellement, occasionnent le vomissement; la fievre hectique & les
autres symptomes funestes qui en sont
inséparables.

6. *Gastrodynia Americana; Prolapsus*
cartilaginis mucronatæ, G. Piso, *de morbis*
Ind. Occid. cap. 8. appellée par les Portugais *spinela*; Colique d'estomac de l'A-
mérique; Chute du cartilage xyphoïde.

Cette maladie est accompagnée d'une

langueur univerſelle, de douleur d'eſtomac, & quelquefois de vomiſſement,
d'une grande difficulté de reſpirer, occaſionnée par le refroidiſſement de la
poitrine, ſur-tout par la compreſſion
du cartilage xyphoïde. Le malade perd
l'appétit, ſes forces diminuent à vue
d'œil, & il tombe dans l'atrophie.

C'eſt une maladie froide & chronique, qui n'a rien de dangereux, qui
vient peu-à-peu, & qui eſt par conſéquent difficile à connoître au commencement. Les Empiriques diſent qu'elle
ſe manifeſte par des varices aux bras.
Elle diffère de la cachexie, de l'opila-
tion cachectique, en ce que le viſage,
quoique triſte & abattu, conſerve ſa
couleur & n'eſt point livide, en ce
qu'on ne ſent ni peſanteur ni dureté
dans les hypocondres, & que l'appétit
eſt languiſſant.

La cure demande des remèdes diſ-
cuſſifs, chauds & corroboratifs, tant
internes qu'externes, des bouillons
aſſaiſonnés avec le poivre, l'ail, l'oignon, les pilules ſtomachiques, le ſirop
de tabac, le vin, le baume de copahu,
la décoction de ſalſepareille & de ſaſſa-
fras avec l'anis & la canelle. Les exter-

nes font les ventoufes feches appliquées plufieurs fois fur les mamelles, les linimens de l'eftomac & de la poitrine avec l'huile d'écorce d'orange, de tabac d'armoife, de menthe fauvage ; un écuffon ftomachal fait avec des herbes corroborantes ; enfin, un emplâtre compofé avec les baumes & les réfines. Le bon effet, dit *Pifon*, qu'ont produit ces remedes dans la colique, l'atrophie, & la dyffenterie, m'obligent à recommander aux Chirurgiens les ventoufes feches & les topiques externes.

7. *Gaftrodynia periodynia.*

La *Périodynie* des Grecs eft, fi je ne me trompe, une efpece de colique d'eftomac chronique, telle que celle que j'ai obfervée dans un Prêtre âgé de foixante ans, qui étoit fujet depuis fix mois après avoir mangé, & pendant tout le temps que la digeftion fe faifoit, à des contorfions, des inquiétudes, des douleurs & des tiraillemens qui fe communiquoient aux inteftins, & qui lui rendoient la langue très-feche, fans qu'il fût pour cela altéré. Il étoit extrêmement maigre, foible, conftipé ; fon pouls étoit rare, mais d'ailleurs le même que dans les perſonnes ſaines, il ſentoit quelques douleurs dans les lombes.

Je lui ordonnai les bouillons de poulet, des narcotiques, & enſuite le lait d'âneſſe; il les prit pendant un mois, & il guérit.

8. *Gaſtrodynia calculoſa*, Schneideri, *lib. 3. de catarrhis, cap. 7.* Elle a été connue de *Riviere*, d'*Alſarius*, de *Crucius*, de *Bartholin*, & obſervée par pluſieurs autres. C.

Un certain Artiſan ſentoit depuis long-temps dans ſon eſtomac une peſanteur incommode, comme s'il y eût eu dedans une meule de moulin. Il mourut non obſtant tous les remedes qu'on lui donna. On lui trouva dans le jejunum une pierre blanchâtre qui comprimoit le pylore, & qu'aucun Médecin n'avoit ſoupçonné y être. *Voyez* quelques autres obſervations pareilles à l'article de la Paſſion iliaque. *Voyez* auſſi Bonet, *ſepulchret. tom. 2. pag. 77. obſ. 33. de calculis cyſticis, obſ. 31. de calculo gaſtrico,* ibidem, *obſ. 32.* & ſix hiſtoires de pareils calculs, *obſ. 29.* J'ai vu des calculs gaſtriques ellipſoïdes, blancs, plus légers que l'eau, plus gros qu'un œuf de pigeon, qui ne s'enflammoient point au feu , & qui différoient par conféquent des cyftiques , qui avoient caufé le cholera morbus.

J'ai vu divers Charlatans , dont l'un entr'autres avaloit des cailloux très-durs , liſſes , ſphéroïdes , de même diametre que l'œſophage , ſans être incommodé. L'autre mâchoit une eſpece de caillou teſtacé , dont toutes les maiſons de Montpellier ſont conſtruites , & en avaloit d'aſſez gros morceaux , qu'on entendoit remuer dans ſon ventre. Je n'ai pu ſavoir s'ils les vomiſſoient. J'ai auſſi traîté un ſoldat , qui par maniere de jeu , caſſoit des verres dans ſa bouche , & en avaloit les morceaux.

La colique d'eſtomac accompagne ſouvent celle du foie qui eſt cauſée par des calculs. *Voyez* Bonet , *ſepulchret. tom.* 2. *pag.* 76. *obſ.* 31. 32 & 33.

9. *Gaſtrodynia aſtringens ; Stomachi aſtrictio* Aetii , *lib.* 3. *ſerm.* 1. *cap.* 13. Reſſerrement d'eſtomac. L.

C'eſt une douleur que l'on ſent pendant la digeſtion , accompagnée de conſtipation , d'une chaleur générale , ſurtout dans les paumes des mains , & aux plantes des pieds , de la rougeur du viſage , de la fréquence du pouls , ou , fuivant quelques-uns, d'une petite fievre. Elle attaque les perfonnes qui ont les chairs feches & épaiffes. Voilà ce qu'en dit *Aëtius*. Pour moi j'attribue cette maladie à la féchereffe & à l'éréthifme de l'eftomac, au défaut de boiffon aqueufe, & à la difpofition fpafmodique du genre nerveux.

Aëtius confeille dans le paroxyfme, c'eft-à-dire, dans le temps de la digeftion, de fe frotter & de fe lier les extrémités, de tenir le corps droit, de fe faire porter en litiere, & enfuite d'ufer d'humectans & de délayans, par exemple, de s'oindre le corps avec de l'huile & un peut de nitre; après le paroxyfme, de boire beaucoup d'eau chaude, de fe baigner les pieds, & de fe laver fouvent les mains. *Aëtius* dit avoir foulagé fes malades en les faifant baigner avant leurs repas, & en leur faifant boire du vin après que la douleur avoit ceffé. Ils doivent ufer d'alimens faciles à digérer, & en faire trois ou quatre repas.

10. *Gaftrodynia atterens.* Voyez Jonfton, *idea medicina*, pag. 445. *ftomachi attritio*, Bonet *Polyalth. Periodynia ftomachi* d'Hippocrate, qui, à ce que dit

Gorrée, a voulu défigner par là la douleur violente qu'elle caufe, de même que la tenfion dont elle eft accompagnée. L.

Cette efpece furvient auffi dans le temps de la digeftion, mais elle eft accompagnée d'un foid dans les extrémités & de la courte haleine, en quoi elle differe de la précédente. Eft-ce une efpece différente de la colique d'eftomac caufée par des faburres, de la colique d'eftomac venteufe , &c. *Jonfton* confeille à ceux qui en font atteints de s'oindre l'épigaftre avec de l'huile de nard & d'avaler une drachme de poivre. *Hecquet* veut qu'on ufe dans les repas d'une boiffon émolliente , & qu'on prenne dans le temps que la douleur fe fait fentir de la thériaque récente.

11. *Gaftrodynia à peregrinis ; Cœliacus affectus*, de Celfe , *lib. 4. cap. 12. Colique d'eftomac caufée par des corps étrangers ; Affection cœliaque.*

Elle eft caufée par des corps qu'on avale & qui ne peuvent fe digérer, par exemple , un *morceau de fer ;* fuivant l'obfervation de Scholtzius ; une *piece de cuivre, d'argent, un couteau , une boucle , un clou , une épingle.* Voyez Tiffot, *Avis au peuple , n°. 365 ; des cailloux,*

ainſi que *Cardan*, *Heſſius* &c. l'ont obſervé. *Balloni*, *Mollenbroeck*, rapportent
qu'un homme en fut atteint pour avoir
avalé *des pilules dorées & réſineuſes* qui lui
reſterent pluſieurs mois dans l'eſtomac.
La même choſe arriva à un autre, à ce
que dit Hildanus, *centur. 3. obſ. 33.* pour
avoir avalé un morceau de lard; à un
autre, ſuivant Platerus, *obſ. lib. 3.* pour
avoir mangé une livre de gingembre.
Elle a été cauſée dans d'autres par de
petites veſſies remplies de poux, ſuivant *Heurnius ;* par des lézards & des
couleuvres, ſuivant Geſner *Hiſtor. ani-*
mal. de lacertis, qui rapporte que trois
mille hommes en moururent. Le D.
Batigne rapporte dans les Mém. de la
Société R. de Montpellier, qu'il n'y a
pas long-temps qu'un homme rendit
par la bouche des ſalamandres, enſuite
de l'émétique qu'on lui donna.

A l'égard de la colique d'eſtomac que
cauſent les tænia, les vers, les chenilles
& autres pareils reptiles qui s'engendrent dans l'eſtomac, *Voyez* ce que j'ai
dit à l'article de la colique d'eſtomac
vermineuſe.

J'ai vu des gens qui ont avalé impunément des épingles, des plumes à
écrire,

écrire, du verre, des coquilles de moule, des noyaux de pêche, &c. mais tous ne font pas auffi heureux, & il y en a plufieurs à qui ces fortes de folies caufent des coliques d'eftomac énormes, des ulceres qui font tôt ou tard fuivis de la mort. Il y a quantité de liqueurs propres à diffoudre ce corps, & qu'on peut prendre en toute fureté, par exemple, le jus de limon, pour les coquillages, mais il eft bon de mettre en ufage les lubrifians, pour en procurer l'évacuation.

12. *Gaftrodynia à xiphoide.* Balloni, *Epidem. lib. 2 pag. 242.* Barbette *Anat. pract. lib. 1. cap. 4.* C.

Les Languedociens appellent cette maladie, *la palette de l'eftomac tombée.* Barbette & Bonet prétendent que cette maladie n'eft pas rare, mais elle l'eft cependant plus qu'on ne le croit communément. Elle eft occafionnée par l'affaiffement ou la luxation du cartilage xiphoïde, & elle eft accompagnée d'une douleur continue, de vomiffement, d'anorexie, & fi la maladie perfévere, d'atrophie. On rend par la bouche les alimens dès qu'on a mangé, & la douleur fubfifte des mois & des années.

Tome VI. O

Barbette veut qu'on applique de grosses ventouses sur la région de l'épigastre une fois ou deux, & ensuite un emplâtre astringent. *Bonet* rapporte que tous ces symptomes cesserent dès que le Chirurgien eut remis ce cartilage en place. *Wepfer* prétend que cette maladie ne differe en rien de la douleur du foie causée par les calculs.

13. *Gastrodynia pulsatilis.* Bonet, *sepulchret. tom. 2. obs. 45. pag. 80.* L.

Elle consiste dans une douleur accompagnée de pulsation dans la région de l'épigastre, & qui n'a rien de commun avec celle que l'on sent dans les autres especes. Je l'ai observée deux ou trois fois, & elle n'est pas rare chez les sujets hypocondriaques & hystériques. On l'attribue communément à la pulsation de l'artere céliaque, qui devient quelquefois de la grosseur du poing, si l'on en croit *Bonet.* Il est certain que les arteres gastriques & l'aorte, quand même elles ne seroient affectées d'aucun anévrisme, ont assez de sensibilité dans ces sortes de constitutions, pour produire cette pulsation incommode.

14. *Gastrodynia hysterica; Colica hys-*

terica., Sydenham. *cap. 7. pag. 132. & in proceſſ. pag. 669.* Colique d'eſtomac hyſtérique. L.

Cette maladie eſt familiere aux femmes hyſtériques, de même qu'à celles dont le tempérament eſt affoibli par les maladies, & ſur-tout par des accouchemens laborieux, & eſt accompagnée d'une douleur aiguë dans la foſſette du cœur, & d'un vomiſſement de matiere verdâtre. La colique bilieuſe a ſon ſiege dans les inteſtins, celle d'eſtomac dans ce viſcere même. Celle-ci abat les forces à un point extraordinaire, & jette la malade dans le découragement. La douleur ceſſe pendant un jour ou deux, mais elle revient au bout de quelques ſemaines avec la même violence; & après qu'elle eſt paſſée, il reſte une ſenſibilité dans l'épigaſtre que la moindre preſſion irrite, & d'ailleurs elle eſt aſſez ſouvent compliquée d'un ictere pendant quelques jours. Elle differe de la paſſion iliaque & de la colique bilieuſe, ainſi qu'il eſt aiſé de s'en convaincre pour peu qu'on y faſſe attention.

Cure. On donnera à la malade du poſſet, ou du petit lait cuit avec de l'aile ou de la biere, autant qu'elle pourra en boire, pour la faire vomir (nous nous fervons en France d'eau de poulet ou de petit lait) & enfuite 25 gouttes de laudanum liquide dans de l'eau de cinnamome, réitérant ce paré-gorique jufqu'à ce que la douleur foit calmée. Il convient même de commen-cer par la faignée, au cas que les forces le permettent

Au cas que les paroxyfmes revien-nent, on lui donnera dans les intervalles qu'ils laiffent, un bol compofé d'une drachme, ou d'une demi-drachme de zédoaire, avec du firop de citron, ma-tin & foir pendant un mois, & par deffus l'infufion fuivante. Faites infufer demi-once de zédoaire dans quatre on-ces de vin des Canaries pendant douze heures, coulez-le, & gardez-le pour l'ufage. On peut auffi fe fervir du baume du Pérou, comme dans la colique de Poitou.

15. *Gaftrodynia chlorotica*; Colique d'eftomac chlorotique. L.

Cette efpece eft caufée par la fup-preffion des flux menftruel & hémor-roïdal; elle eft familiere aux femmes qui ont les pâles couleurs, & il y en a peu qui en foient exemptes. La douleur est à la vérité supportable, mais fixe, & s'étend depuis l'épigastre, jusques dans le dos entre les deux omoplates; elle est quelquefois accompagnée de l'enflure de l'épigastre & de dyspnée, pour peu qu'on agisse, de lassitude, de pesanteur dans les jambes, de la pâleur du visage, de l'enflure œdémateuse des pieds, & d'anorexie. On la guérit de même que la chlorose par l'usage continué des chalybés.

16. *Gastrodynia hypochondriaca; Colica hypochondriaca*, Sydenhami, *Processus integri de colicâ hystericâ, pag. 670.* Colique d'estomac hypocondriaque.

Elle a beaucoup d'affinité avec la colique d'estomac hystérique, mais elle affecte les hommes hypocondriaques, & *Sydenham* exhorte les Médecins à chercher une méthode curative qui lui convienne, & à laquelle la maladie cede pour ainsi dire natuellement. Les chalybés tiennent le premier rang parmi les remedes dont on peut se servir.

17. *Gastrodynia febricosa*, Morton, *de proteif. feb. pag. 33. hist. 16.* Journ. de Méd. Janv. 1761. pag. 25. Colique d'estomac fiévreuse. A.

18. *Gaftrodynia à frigore* de Meyferey *n°. 411. Colique d'eftomac caufée par le froid.* B.

19. *Gaftrodynia metaftatica*, de Meyferey, *n°. 411.* Colique d'eftomac métaftatique, caufée par la répercuffion de la matiere morbifique de la goutte, de la gale, des dartres, des fétons, des ulceres, des marifcas. A.

20. *Gaftrodynia gaftrocelica*, de Meyferey, *n°. 411.* Voyez le *gaftrocele.* A.

Nota. Le mot de colique n'étoit autrefois employé que pour défigner les douleurs qui ont leur fiege dans le colon; on s'en eft depuis fervi pour défigner celles de l'ileum, du foie, de la matrice, de l'eftomac & je ne fai de quelle autre partie, ce qui eft d'une conféquence dangereufe dans la pratique de la Médecine. En effet, il n'y a proprement qu'un nom qui convienne à chaque genre, à moins qu'on ne veuille confondre toutes chofes; & comme les genres des maladies qui affectent les divers vifceres font differens, il s'enfuit qu'on doit les diftinguer par des noms qui fervent du moins à faire connoître les principaux fymp-

tomes qui les accompagnent, autrement il faudra bannir ceux de céphalalgie, de cardialgie, de goutte, &c.

XXII. *COLICA; Colique, Douleur au ventre.*

La colique est une maladie dont le
principal symptome consiste dans une
douleur ou une sensation incommode
dans le gros intestin, & qui est déterminée par sa situation, sa figure, & ses
usages.

Comme les intestins, soit gros ou
grêles, occupent différentes places, &
sont contigus aux différens visceres du
bas-ventre, il est difficile de connoître
le siege de la maladie sur le simple exposé du malade, & de là vient qu'on s'y
méprend tous les jours. On peut cependant à l'aide de la physiologie, &
lorsqu'on connoît les causes, les principes & les symptomes de la maladie, la
structure, la situation & l'usage de l'intestin, connoître aussi les différens symptomes qui doivent en résulter, aussi-bien
que la partie affectée, tant dans cette
maladie-ci que dans les autres. Il est
fâcheux que l'on ne puisse distinguer

plufieurs genres de maladies que par le
moyen de la théorie ; il feroit infiniment mieux de les définir par les fymptomes qui leur font propres, mais il
faudroit pour cela qu'on s'attachât à
nous donner une hiftoire des maladies
plus exacte que celle qu'on a jufqu'ici.

Le mot de colique ne s'eft introduit
dans la Médecine que du temps de
Pline. Les Grecs ne connoiffoient point
cette maladie, ou ne l'avoient point
défignée par aucun nom propre. Ils
appelloient *ileum* cette douleur de l'inteftin grêle, qui eft accompagnée de
conftipation & d'un vomiffement continuel, & à laquelle nous donnons le
nom de paffion iliaque, de même que
les Arabes appelloient *paffionem coli-
cam*, celle qui a fon fiege dans le gros
inteftin. Quelques-uns ajouterent à la
définition de la colique, qu'elle étoit
compliquée de conftipation, pour diftinguer les tranchées de la colique ordinaire ; mais cette diftinction n'appartient point au genre ; car fi la douleur
eft violente, conftante, compliquée de
tranchées & de déjections par bas, &
qu'elle foit le principal fymptome de
la maladie, ce fera proprement une

colique; & à plus forte raison le fera-
t-elle si le ventre est libre comme il arrive quelquefois; autrement, il n'y aura
point de genre auquel on puisse rapporter cette douleur, & il faudra en
créer un nouveau sans nécessité.

1. *Colica flatulenta*, Sennert, *de dolore colico, prima species*; Bonet, *sepulchret. obs.* 1 & 2. Colique venteuse.

On la connoît 1°. en ce qu'elle s'appaise dès que le malade a rendu le lavement qu'il a pris, ou qu'il a été à la
selle, ce qui n'arrive point dans la
colique d'estomac venteuse; 2°. en ce
qu'elle s'étend le long de l'intestin,
ou tout autour du bas-ventre, d'où
vient qu'elle affecte souvent la partie
inférieure de l'estomac où passe le colon; mais elle se calme par l'éruption
des flatuosités & des borborygmes &
par le changement de situation; 3°.
quoique dans le fort de la douleur il
survienne une rétention d'urine, &
que la verge se roidisse sans aucun ai-
guillon de volupté; elle n'est accompagnée ni de maux de reins, ni d'envie
d'uriner, d'aucune ardeur ni d'aucune
altération dans les urines comme dans
la colique rénale; 4°. la douleur n'aug-

O v

mente point lorſqu'on preſſe le bas-
ventre, comme dans la colique d'eſtomac hyſtérique, & dans l'inflammation des inteſtins ; 5°. elle eſt compliquée de la ſéchereſſe du bas-ventre,
de conſtipation & de l'endurciſſement
des excrémens ; 6°. elle n'a ni les ſymptomes ni les principes procatartiques
de la colique de Poitou.

Elle eſt cauſée par le défaut de digeſtion, lequel engendre quantité de
flatuoſités, au lieu que lorſque la ſalive, le ſuc gaſtrique & la bile ſont tels
qu'ils doivent être, la digeſtion ſe fait
ſans cauſer aucune flatulence. Les alimens les plus flatueux ſont le vin qui n'a
pas aſſez fermenté, les légumes, & les
fruits charnus & cucurbitacés. Cette
eſpece, quoique légere & paſſagere,
eſt ſouvent l'avant coureur de l'ictere,
parce qu'elle empêche le cours de la
bile dans le duodenum. Il conſte par
les expériences que *Stwart* a faites ſur
un homme & ſur un chien, que lorſque la bile ceſſe de circuler, il s'engendre des flatuoſités dans les inteſtins;
& la même choſe arrive lorſque le bas-
ventre eſt conſtipé.

Lorſque la colique eſt légere, il ſuffit d'un lavement émollient, huileux, de l'infusion de camomille en guise de thé, d'appliquer des linges chauds sur le bas-ventre, & de le frotter pour la faire cesser. Dans le cas où la douleur est violente, il faut commencer par saigner le malade, lui faire boire beaucoup d'eau de poulet, lui donner un lavement émollient, & si ces remedes ne produisent aucun effet, vingt ou trente gouttes de laudanum liquide. On lui donnera ensuite toutes les quatre heures de l'huile d'amande douce, sans discontinuer l'eau de poulet, & quelques lavemens d'environ une chopine pour lui tenir le ventre libre. Après que la douleur sera appaisée, on le purgera légérement, & lorsque la saison le permettra, on lui fera boire les eaux minérales froides pour délayer la bile, & balayer les premieres voies.

2. *Colica pituitosa*, Sennert, *ibid*, *troisiemme espece*, Fernel, *pathol. lib. 6. cap. 9.* Salmuth, *centur. 1. observ. 78. sepulchret. obs. 23.* Colique glaireuse.

On la croit occasionnée par des humeurs épaisses & gluantes qui engornent le gros intestin. Elle cause la même douleur que si l'on enfonçoit un pieu

O vj

ou une tariere dans la partie, ce qui
vient de la diftenfion qu'y caufent les
glaires & les vents qui y font enfermés. Quoique les douleurs des autres
efpeces foient fortes & aiguës, elles ne
font ni *fixes* ni *perforantes*, à quoi l'on
peut ajouter que cette colique eft très-
opiniâtre.

Ettmuller attribue cette douleur *gravative* à une pituite, ou mucofité abondante, vifqueufe, mais fans aucune
acrimonie, prétendant avec raifon que
c'eft l'acrimonie acide qui la rend tout
à la fois gravative & contondante; il
convient toutefois qu'elle eft fixe, continue, pertérébrante; & croit qu'elle
a fon fiege dans l'hypocondre gauche,
& qu'elle affecte très fouvent les hypocondres; au lieu que la colique venteufe eft accompagnée d'une douleur
& d'un fentiment de diftenfion & de
déchirement: la cure prophylactique
exige l'ufage des fels neutres.

3. *Colica ftercorea*, Ettmuller, *de inteftinorum doloribus*, *tom.* 10 *pag.* 159.
Colique ftercoreufe. A.

C'eft celle qui eft caufée par des
excrémens recuits & endurcis qui ne
peuvent fortir. Je l'ai plufieurs fois ob-

fervée chez les femmes qui font déte-
nues dans des maifons de force , à
caufe du chagrin où elles font plongées
de la vie fédentaire qu'elles y menent.
Ces excrémens ainfi endurcis caufent
fouvent des coliques violentes fans fièvre , qui font fuivies de quelques déjections fanguinolentes. On connoît cette
maladie au tact; les cathartiques les plus
doux l'irritent ; mais elle fe diffipe au
bout de quelques jours par le long ufage
de l'huile d'amande douce , des fomentations .& des lavemens émolliens ,
fans aucune éruption de vents, du moins
qui foit confidérable , & les excrémens s'évacuent infenfiblement en
forme de gale de cyprès.

4. *Colica verminofa*, Sennerti , *fecun-
da fpecies doloris colici*, Fabricius , *cent.
i. obferv. 57.* Ne feroit ce point le *ftro-
phus* de Celfe ? Colique vermineufe. A.

Celle-ci eft caufée par des vers , &
elle confifte dans une douleur tantôt
corrodante, tantôt poignante qui change de place , & qui n'eft accompagnée
d'aucune conftipation. Les douleurs
font fouvent paffageres, accompagnées
de foubrefauts dans le bas-ventre , pour
l'ordinaire de cardialgie , de naufées ,

d'une petite fievre, de déjections gri-
fâtres, fur-tout chez les enfans, d'une
odeur particuliere d'haleine, tantôt de
la pâleur, & tantôt de la rougeur du
vifage.

Comme le bas-ventre eft ordinairement relâché dans cette efpece, on
peut purger le malade avec le féné, la
barbotine, le mercure doux, &c. à
moins que la douleur ne foit violente ;
fi l'on craint la fievre, le délire & les
convulfions, & que le fujet foit d'un
âge un peu avancé, on peut lui donner
avec fuccès le firop émétique de *Glau-*
ber. L'huile & le jus de limon fuffifent
quelquefois dans le paroxyfme. Les
lavemens operent quelquefois ce que
les cathartiques n'ont pu faire, & procurent l'évacuation des vers. Lorfque
le fujet eft jeune, on peut lui faire avaler trois gouttes d'huile de pétrol, &
lui en oindre la région du nombril.

5. *Colica biliofa,* Frid. Hoffmann,
pag. 286. & non point de *Sydenham,*
qui eft le *Chordapfus.* Colique caufée
par une humeur âcre & fcorbutique de
Sennert; Colique bilieufe.

Cette efpece attaque les jeunes gens
vifs, chauds, colériques, adonnés aux

liqueurs fpiritueufes, les hommes bilieux, qui font beaucoup d'exercice en été, quelquefois avec une fievre paffagere, & d'autres fois fans fievre. Ses fymptomes font, la voix rauque, la cardialgie, la cacofitie, un vomiffement de bile porracée, le hoquet, la chaleur, la foif, l'amertume de la bouche, l'urine peu abondante, haute en couleur, la conftipation, qui n'a pas toujours lieu, en quoi elle differe du chordapfe, les déjeftions bilieufes & fréquetes. La douleur fe fixe le plus fouvent dans les inteftins grêles, par exemple, le duodenum; le bas-ventre n'eft ni chaud ni tendu comme dans l'inflammation de bas-ventre; les urines coulent à l'ordinaire, le malade a des vertiges, le pouls n'eft ni dur ni tendu, quoique fréquent; la maladie eft aiguë.

La cure exige d'abord la faignée, les lavemens émolliens avec la mauve, la graine de lin, la racine de guimauve, l'huile, les bouillons cuits avec l'ofeille, les potions acidulées, comme le petit-lait, la limonade, l'oxycrat, l'eau nitrée, l'eau de poulet, les fomentations émollientes, la tifane d'orge, les émulfions narcotiques. Dans le fort de la douleur, le laudanum, la décoction de têtes de pavot dans de l'eau de riz froide ; mais avant toutes chofes la purgation & la décoction de caffe. Au cas que la douleur revienne, on aura recours aux demi-bains.

6. *Colica phlogiftica*, Sennert, *quatrieme efpece* ; *Phlogofis inteftinorum* de Felix Platerus. Tiflot, *Avis au Peuple.* Colique inflammatoire.

Elle ne differe de l'inflammation des boyaux que par fon degré, je veux dire, qu'elle n'eft accompagnée ni de fievre aiguë ni de l'agitation ni de la fréquence du pouls, ni de la chaleur exceffive, ni de fueur, &c. on la diftingue des autres efpeces par l'enflure du bas-ventre, par fon extrême fenfibilité qui fait qu'on ne fauroit y toucher, par la rénitence des vifceres du bas-ventre vers le nombril, par la difficulté d'uriner, la foif, &c. On la guérit par des faignées copieufes, des fomentations émollientes, des lavemens, de l'eau de poulet, comme l'inflammation des boyaux. Lorfqu'on traite les coliques venteufes avec des remedes chauds, elles dégénerent fouvent en coliques inflammatoires. Les cathartiques âcres, pris à contre-temps, comme lorfque le bas-ventre eft refferré, la caufent fouvent. *Voyez* l'Inflammation des boyaux.

7. *Colica fpafmodica*, Frid. Hoffmann. *de inteftinorum dolore*, *pag. 287;* Colique convulfive, *Sepulchret. pag. 266. obf. 2.* A.

Il y en a une qu'*Hoffmann* attribue à une férofité âcre qui engorge les inteftins, & une autre qui eft endémique en Hongrie. Celle-ci eft une efpèce de colique de Poitou, dont je parlerai à fon article; l'autre eft compliquée de mouvemens convulfifs, même dans les parties externes. Elle affecte, à ce qu'il dit, les fujets goutteux & fcorbutiques. Elle eft ordinairement fuivie *d'inflammation*, & on ne peut la guérir qu'en attirant la *matiere arthritique* dans les pieds, la *fcabieufe* & la *miliaire*, ou la pétéchiale au dehors. Elle paroît donc être la même que la *colique arthritique* de Mufgrave, *cap. 3. de arthritide. Baglivi* prétend qu'après la faignée il n'y a pas de meilleur remede que l'infufion de camomille en guife de thé.

8. *Colica plethorica ; Colica hæmor-*

rhoidalis, Juncker, *Tabul.* 106, qui l'attribue à la répercuffion de la goutte ou de la fciatique, & la confond par conféquent avec la convulfive. Colique caufée par la pléthore. *Colica fanguinea*, Nenter. *tab.* 26 ; Colique fanguine. A.

C'eft celle qui eft caufée par la fuppreffion des menftrues, des lochies, des hémorrhoïdes, & qui ceffe dès que ces écoulemens reprennent leur cours ordinaire. Elle eft familiere aux hommes & aux femmes pléthoriques & hypocondriaques ; & elle eft fouvent accompagnée d'un tenefme hémorroïdal, & d'un flux de fang abondant. Cette efpece exige la faignée, des délayans & des emménagogues.

Colica catamenialis. C'eft celle qui dans le temps des ordinaires affecte le bas-ventre, les lombes & les parties voifines de la matrice. Elle eft fouvent très-violente, & ceffe par la faignée & l'éruption des menftrues. *Voyez* Colique utérine.

9. *Colica Lapponica*, Linnæus, *flora Lapponica*, *p.* 69. *de Angelica.* Colique Lapponique. C.

Les Lappons qui vivent dans les forêts font fujets à une maladie très-cruelle, qu'ils appellent *ullem* ou *hotme*, laquelle est une espece de colique approchante de la convulsive de *Scheuchzer*. Elle cause dans les visceres qui sont dans la région du nombril des spasmes qui s'étendent jusqu'au pubis, & dont les accès sont aussi violens que les douleurs qu'éprouve une femme en travail, de sorte que le malheureux Lappon se traîne par terre comme un ver, & rend souvent une urine sanguinolente. On ne sauroit l'attribuer au calcul, vu que ces peuples n'y sont point sujets non plus qu'à la goutte. Au bout de quelques heures, & quelquefois d'un jour, la maladie se termine par un ptyalisme abondant qui dure un quart d'heure. Les Lappons assurent que cette maladie ne les attaque point tant qu'ils vivent dans les montagnes, & qu'elle ne les prend que lorsqu'ils descendent l'été dans les forets, où ils sont obligés de boire de l'eau à demi corrompue, échauffée par l'ardeur du soleil, & remplie de petits vers qu'il appellent *gordio*. Ils se servent pour la guérir de remedes extrêmement violens, tels que la racine d'angélique, la cendre ou l'huile de tabac; le castoreum liquide, &c. La colique convulſive dont *Scheuchzer* donne la deſcription dans ſon voyage des Alpes emporta pluſieurs Religieux qui faiſoient cuire leurs alimens dans des vaiſſeaux de cuivre, & cette eſpece paroît être la même que la colique de Poitou. *Laurent Montin* prouve d'une maniere inconteſtable que celle des Lappons eſt cauſée par le *gordio* qu'ils avalent avec l'eau dont ils uſent, & qu'elle ceſſe dès qu'ils l'ont rendu.

10. *Colica Japonica*, Kœmpfer, *faſc. 3. amœnit. obſ. 11.* C. *Senki* par les Japonois, c'eſt-à-dire un ſpaſme des inteſtins & du bas ventre ſi fréquent dans le pays, qu'à peine ſur dix adultes y en a-t-il un qui en ſoit exempt.

On l'attribue à la biere dont ils uſent, laquelle eſt faite avec le riz, ce qui fait que les étrangers qui en uſent y ſont ſujets tout comme les nationaux.

Cette eſpece differe des autres, 1°. en ce qu'indépendamment des douleurs lancinantes qu'elle cauſe dans les inteſtins, elle excite auſſi des mouvemens convulſifs dans les aines ; 2°. en ce qu'elle cauſe des douleurs dans les muſcles du bas-ventre. 3°. Elle cauſe ſouvent au malade une espece de suffocation hystérique qui affecte toute la région depuis le pubis jusqu'au cartilage xiphoïde. 4°. Après que la maladie a duré quelque temps , elle se termine par des tumeurs dans différentes parties du corps. 5°. Ce qu'il y a de plus fâcheux est qu'elle dégénere quelquefois dans les hommes en un sarcocele fistuleux, & dans les femmes en une quantité de fics au fondement & aux levres des parties naturelles , (ils appellent ce sarcocele *sobi* , & les malades *sobimots*) & ces fics , indépendamment de la colique sont fréquens & endémiques dans le Japon.

Les habitans de la Corée , de la Chine & du Japon se servent de deux sortes de remedes dans toutes leurs maladies , qui sont le *moxa* & la *ponction*. Le *moxa* est une petite tente de figure conique faite avec les filamens de l'armoise des boutiques, laquelle est de la grosseur du doigt. On l'allume par la pointe, & on la laisse brûler jusqu'à l'endroit où elle touche la partie. La douleur que cette brûlure cause est si légere, que les enfans la supportent sans pleurer, ainsi qu'*Alpinus* & *Kœmpfer* l'assurent. Les Arabes

se servent pour cet effet de coton bleu ;
& les Indiens de la moelle du jonc de
marais.

Ils se servent pour faire la ponction
d'aiguilles d'or ou d'argent qu'ils enfon-
cent dans les chairs de la longueur d'un
demi-pouce , & rarement d'un pouce,
pour procurer une issue aux vents & aux
vapeurs auxquels ils attribuent presque
toutes leurs maladies. Ils pratiquent encore quantité d'autres ponctions superf-
titieuses qui à ce que dit *Kœmpfer*, sou-
lagent ou guérissent les malades sur le
champ. Ces sortes de brûlures avec le
moxa, sont très en usage dans plusieurs
autres contrées des Indes. Les Japonois
ont un préservatif contre la colique, lequel consiste à faire quatre piqûres sur
l'épigastre distantes d'un pouce l'une
de l'autre , & qui forment un quarré.
Ils pratiquent la même opération sur les
autres parties , & varient ces figures,
suivant la nature des maladies.

11. *Colica mesenterica.* Voyez *Sepulchret. obs.* 2. *de dolore colico ; id. obs.* 7.
22. 28. 30. *nᵒ.* 11, 12, 13, 14, 15, 16,
17. item. *obs.* 34, 35. où il est traité des
obstructions , de l'endurcissement &
du gonflement des glandes du mésen-

tere , *obf.* 37 , 38. où il eft parlé des abcès du méfentere. C.

12. *Colica fchirrofa*, Sepulchret. *obf.* 8. La Motte , *obferv.* 108. *des tumeurs.*

C'eft une douleur caufée par un fquirre dans les inteftins.

La tumeur eft dure , indolente , fituée au deffous des tégumens du bas-ventre ; elle comprime les inteftins , & la douleur vient de ce que les excrémens ni les vents ne trouvent point d'iffue.

Cette obfervation de la *Motte* fert à mettre au jour la faute des Chirurgiens , qui ayant pris cette tumeur pour un phlegmon , l'ouvrirent avec la pierre à cautere , au moyen de quoi ils percerent l'ileum , le pus & les matieres s'épancherent , & la malade mourut trois jours après l'opération.

Ce même Auteur obferve , *obf.* 109. qu'on a réfous ces fortes de tumeurs par l'ufage continué d'un emplâtre de diachylon , de mélilot & de mucilages , & par l'ufage interne des apéritifs, *obf.* 110.

13. *Colica pancreatica.* Voyez. *Sepulchret. pag.* 150. *obf.* 34 , 35. 38. *&c. Ventris dolor ob apoftema pancreatis,* Heurnius, *in Aphor.* 41. S. G. Hippo-

crat. Highmor. *Difquif. anatom. lib.* 1,
part. 2. D.

C'eft une douleur fixe dans le bas-
ventre, autour du pancréas, occafionnée par un fquirre, un ulcere, un abcès
dans ce vifcere, laquelle augmente
après qu'on a mangé, & qui eft affez
fouvent accompagnée de vomiffement
ou de naufées. On peut, lorfque les fujets font maigres, connoître le fiege de
cette maladie, qui eft d'ailleurs très-obf-
cur, en les vifitant de bon matin après
les avoir fait agenouiller.

14. *Colica pulfatilis.* Voyez Sepulcret.
*Ventris dolor pulfativus, obf. 48. 50,
51, 52.* Colique accompagnée de pulfation. L.

Cette maladie confifte moins dans
une douleur aiguë, que dans une pulfation incommode dans l'axe du bas-
ventre, laquelle répond aux battemens
de l'artere, & qui eft fouvent caufée par
un anévrifme. Lorfque cette pulfation
fe fait fentir autour du cartilage xiphoïde, on l'attribue communément à un
anévrifme de la céliaque ; mais elle vient
quelquefois de la pointe du cœur. *Fal-
lope* a vu un anévrifme dans le bas-
ventre de la groffeur du poing, lequel
étoit

étoit couvert d'une croûte offeuse. A
l'égard des pulfations ou des élancemens & des palpitations paffageres du
bas-ventre qui ne répondent point aux
battemens de l'artere, elles viennent
quelquefois des convulfions fpafmodiques de la matrice, comme je l'ai vu
dans une femme qui fit une fauffe couche enfuite d'une perte de fang, ou des
vers, comme le rapporte Marcel Donat,
hiftor. mirab. lib. 4. cap. 26; quelquefois d'un convolvulus, ou d'un globe
hyftérique; mais ces fymptomes appartiennent à d'autres maladies.

15. *Colica calculofa.* Sepulchret. *de
dolore colico, obf.* 14. Chomel, *Mém. de
l'Acad. de Paris.* Colique caufée par le
calcul. A

Outre les fix obfervations rapportées par *Bonet,* on peut en voir quelques autres aux articles du chordapfe
calculeux, de la colique d'eftomac calculeufe, &c.

On peut rapporter ici les coliques
caufées par des corps durs qu'on a avalés, comme les noyaux de prunes, de
cerifes &c. *Voyez* Sepulchret. *obf.* 17.
des pierres, des couteaux, des ferre-
mens, *ibid. obf.* 18. *& obf.* 8.

Tome VI.   **P**

16. *Colica gravidarum*, Puzos *pag.* 79.
Colique des femmes enceintes. A.

Si la douleur forme une efpece de
bande tranfverfale au-deffus du nombril,
& qu'elle foit périodique, & précédée
de conftipation, on doit l'attribuer aux
vents.

Les remedes qui conviennent dans
ce cas font, les lavemens émolliens,
huileux, l'eau de poulet, le thé, l'huile
d'amande douce, dont on donnera trois
ou quatre onces par jour à la malade,
la thériaque récente, le laudanum. Si
ces remedes, joints à la diete, n'operent point, & que la douleur revienne,
il faut la faigner, & après que la douleur fera appaifée, la purger avec une
décoction de manne & de féné, ou lui
faire boire une eau minérale compofée avec le fel polychrefte & un ou
deux grains de tartre ftibié, laquelle
étant bue chaude lâche le ventre fans
caufer de vomiffement.

Si l'on foupçonne que cette maladie
foit occafionnée par un tempérament
bilieux, par le chagrin, les foucis, la
frayeur, la colere, la mauvaife qualité
des alimens; fi la douleur eft poignante,
fi elle affecte l'eftomac & les inteftins

grêles, si elle est accompagnée d'un
vomissement de matiere crue, bilieuse,
verdâtre, & compliquée d'une colique
bilieuse, hépatalgique & de fievre, il
faut sans délai saigner la malade selon
l'exigence du cas, & employer ensuite
les remedes indiqués ci-dessus.

17. *Colica hysterica;* Colique hystérique. A.

Elle consiste dans une douleur aiguë dans les intestins, qui augmente
au plus léger attouchement, qui cesse
par intervalles, & revient ensuite sans
aucune cause évidente, & qui laisse
après qu'elle a cessé une si grande sensibilité dans la partie, qu'on ne sauroit
y toucher. Elle est compliquée de l'obscurcissement de la vue, de syncopes,
& d'un abattement d'esprit exraordi-
naire; la malade rend par le bas, de
même que dans la colique d'estomac
hystérique, quantité de matiere verdâtre. Cette espece a cela de singulier,
que ces douleurs de bas-ventre ne sont
suivies d'aucune déjection, & qu'elles
affectent tour à tour les différentes parties du bas-ventre.

J'ai vu derniérement une jeune fille
cachectique & affoiblie par une longue

maladie, & par les cathartiques qu'elle avoit pris, que ces symptomes avoient mis à deux doigts de la mort. Les Chirurgiens regardoient sa maladie comme une fievre putride ; on lui donna un grain de laudanum, & une potion cordiale, composée avec la thériaque & l'eau de napha, qui la délivrerent presque sur le champ de sa colique & de sa fievre.

La colique de *Sydenham* a beaucoup de rapport avec celle-ci, avec cette différence que la sienne affecte l'estomac, celle-ci les intestins, & qu'elle est compliquée d'un vrai convolvulus hystérique.

18. *Colica accidentalis*, Willis, *tom.* 2. *cap.* 15. *de Colica;* Colique accidentelle. D.

A. *Colique d'indigestion*, Tissot, *Avis au peuple, pag.* 324.

Elle est causée ou par des alimens flatueux, ou pris en trop grande quantité ; & comme elle n'est qu'accidentelle, elle se dissipe en peu de temps d'elle-même. La colique accidentelle provient d'indigestion, elle est accompagnée de tranchées, & se termine par une diarrhée. Dans le cas où elle

eft compliquée de naufée, de cardialgie, de vertige, elle fe guérit fouvent
enfuite d'une cardialgie, par un vomiffement.

B. *Colica à frigore ; Colique caufée par
le froid*, Tiffot, *ibid. pag.* 329, Baglivi,
Prax. pag. 100. *lib. 1.*

Les perfonnes qui marchent nuds
pieds fur un pavé froid, font quelquefois fujettes à cette efpece de colique.
On la guérit en appliquant des briques
chaudes fur la plante des pieds du malade; à mefure que la chaleur s'en empare, la colique diminue.

19. *Colica meconialis ;* Tranchées des
enfans; *Tormina recens natorum.* A.

On la connoît aux cris que l'enfant
jette pendant les fix premieres femaines
qui fuivent fa naiffance, & aux excrémens verdâtres qu'il rend.

Le lait maternel la prévient fouvent,
parce qu'il eft plus délayant & plus
purgatif qu'un lait plus épais, & par
conféquent plus propre à diffoudre le
méconium qui la caufe. On la guérit,
ou du moins on l'appaife, avec de
l'huile d'amande douce, mêlée avec
du firop de capillaire ou de guimauve,
dont on donne deux ou trois drachmes

toutes les trois heures au malade ; ou bien avec une décoction composée de deux drachmes de pulpe de caffe dans quatre onces d'eau, qu'on lui donne en même dofe & dans les mêmes intervalles. On lui appliquera auffi fur le nombril un emplâtre fait avec du jaune d'œuf, du fafran & de l'huile cuite à moitié ; & on y joindra quelques lavemens émolliens.

20. *Colica lactentium ;* Colique des enfans qui tetent.

C'eft celle qui tourmente les enfans pendant les fept premieres femaines & au-delà, & qu'on ne fauroit attribuer au méconium, vu qu'ils l'ont déjà rendu pendant ce temps-là. On la connoît aux cris que l'enfant jette tout-à-coup, à la tenfion & à la fenfibilité du bas-ventre, auquel on ne fauroit toucher, à la couleur verdâtre des déjections, au vomiffement qui les prend, fans qu'on apperçoive aucun figne de dentition. Comme cette colique eft vraifemblablement caufée par un lait épais & acefcent, de même que par la bouillie, il faut tâcher de découvrir les vices du lait & de la nourrice.

On la guérit avec des lavemens émolliens, composés avec une décoction de mauve, de graine de lin, l'huile d'amande douce, que l'on fait avaler une cuillerée après l'autre au malade, avec un cataplasme composé avec du jaune d'œuf, de l'huile de safran, que l'on applique tout chaud sur le nombril; par l'usage du lait seul sans bouillie, l'eau de poulet, l'eau de riz, trois ou quatre grains de thériaque.

Il faut voir si la colique ne seroit point causée par un entérocele imparfait, ou par la dentition.

21. *Colica febricosa*, Morton, *pyret. pag. 33. hist. 17*; Colique fiévreuse.

22. *Colica enterocelica*; Colique causée par un entérocele. *Voyez* la *Passion iliaque*, occasionnée par une hernie.

XXIII. *HEPATALGIA*; Douleur du foie; *Dolor hypochondrii dextri*, Bonet, *Sepulcret. tom.* 2.

C'est une maladie dont le principal symptome est une douleur tensive, gravative, ou de telle autre nature dans la région du foie, laquelle differe de l'inflammation de ce viscere, en ce qu'elle n'est accompagnée d'aucune fievre aiguë.   P iv

1. *Hepatalgia calculosa*, voyez *les Mémoires de l'Acad. de Chirurg. tom. i. pag. 177.* Colique hépatique. C. P.

On la connoît 1°. à la douleur atroce que l'on sent souvent dans l'endroit où le conduit cholédoque s'insère dans le duodenum; 2°. en ce que cette douleur répond aux fausses côtes & à l'épigastre; 3°. en ce qu'elle augmente le plus souvent trois heures après qu'on a mangé; 4°. en ce qu'elle accompagne ou suit l'ictere.

Elle est causée par les efforts que fait la nature pour pousser dans les intestins le calcul bilieux. Ce qui occasionne une dilatation considérable du conduit biliaire.

Le chagrin, la vie sédentaire, en un mot tout ce qui épaissit la bile, contribue à cette maladie.

La cure exige un long usage des émolliens, des délayans, des eccoprotiques, auxquels on doit faire succéder les bains domestiques, dans lesquels le malade doit prendre un purgatif, pour chasser le calcul dehors. M. *Rast*, Médecin à Lyon, a guéri plusieurs malades par cette méthode. Le célèbre Peintre *Lebrun* est mort de cette maladie.

Duhamel, *hist. Acad.* Bianchi, *hist. hepat. tranf. philof. n°. 142.* en rapportent plufieurs exemples. Haller, *phyf. tom. 3. pag. 362.* prétend que les violentes douleurs du foie ceffent quelquefois par un vomiffement ou par une forte expiration. Les lavemens d'urine récente & l'infufion de fleurs de fauge, ont un heureux fuccès. *Varnier*, Journal de Méd. Juillet 1755.

Les principaux fignes de cette maladie fuivant *Tacconi* font, 1°. l'ictere dans le cours de la maladie; 2°. une douleur dans le cartilage xiphoïde & le fternum; 3°. la tenfion fpafmodique de l'hypocondre droit; 4°. une laffitude fpontanée. *Voyez* l'ouvrage de *Cajetan Tacconi*, intitulé *de raris hepatis morbis*, Boulogne 1740.

2. *Hepatalgia fchirrofa*; Squirre au foie, appellé vulgairement *Schirrus hepatis.* C. P.

On le connoît 1°. à l'enflure & à la dureté de l'hypocondre droit; 2°. à la douleur gravative, fourde, tenfive & conftante qu'on y fent; 3°. à la difficulté que trouve le malade à fe coucher fur le côté oppofé; 4°. à la dyfpnée & à la toux feche dont elle eft ac-

compagnée ; 5°. à l'inappétence & à
la fatiété que l'on fent pour peu que
l'on mange, & qui font accompagnées
d'un fentiment de preffion dans l'eftomac & de dyfpnée ; 6°. à la couleur
pâle, cachectique & verdâtre du vifage ; 7°. l'urine eft de couleur d'orange,
épaiffe avec un fédiment gluant ; 8°.
dans la fuite, l'enflure œdémateufe des
pieds, la maigreur des parties fupérieures, l'afcite, la quotidienne continue
hectique.

Ses principes procatartiques font les
fievres intermittentes chroniques, la
fuppreffion des hémorragies, les contufions, la vie fédentaire, les alimens
groffiers.

Si le fujet eft d'un tempérament fec
& bilieux, il faut ufer modérément des
martiaux, & fe borner aux bouillons
& aux apozemes faits avec des herbes
& des racines médiocrement apéritives,
au petit-lait avec les cloportes & le tartre chalybé. S'il eft d'un tempérament
froid & pituiteux, les remedes qui lui
conviennent font les eaux thermales,
les potions chalybées, les groffes racines apéritives, que l'on doit faire précéder & entremêler de cathartiques.

3. *Hepatalgia infarctus* ; *tumor hepatis simplex* , Sennert, *cap. 5. Infarctus hepatis* , Juncker, *tabul. 39. Intemperies hepatis* , Sennert, *lib. 3. pag. 6.* Obſtruction du foie, appellée par les Siléſiens *Riedtkuchen.* C.

Les mêmes ſymptomes que la précédente, mais moins violens ; la région de l'hypocondre droit moins dure, point d'enflure œdémateuſe, ni de fievre lente ; d'ailleurs reſſerrement du diaphragme avec dyſpnée, douleur gravative & ſourde, feux paſſagers au viſage, avec une rougeur & une chaleur paſſageres dans les paumes des mains, ſoif vague, bouche ſeche & amere, toux ſeche, ſalive gluante, inappétence, cardialgie, laſſitude & peſanteur dans les membres, augmentation de douleur par le tact, ſouvent conſtipation.

Cette maladie eſt compliquée de *l'enflure* ou de l'expanſion du foie, comme il arrive dans les jeunes gens, & alors l'enflure de l'hypocondre eſt viſible ; ou bien elle eſt accompagnée de la *contraction ſpaſmodique* de ce viſcere, & par conſéquent d'une réniſtence qui tient de la dureté, la tumeur

P vj

n'est point circonscrite. Ces deux états
font moins dangereux & moins opiniâtres que le squirre au foie. Il faut
commencer par faigner le malade, &
lui donner ensuite des bouillons avec
la chicorée & les chalybés, des apozê-
mes, le petit-lait avec l'acier & les cloportes, les eaux acidules martiales. On
y joindra les emplâtres émolliens &
réfolutifs, pourvu qu'ils n'augmentent
point la douleur, & qu'ils ne caufent
point de fuppuration.

Si le foie peche par trop de chaleur,
ce que l'on connoît à la chaleur de ce
viscere, aux maladies chaudes qui ont
précédé, aux alimens chauds dont on a
ufé, fi le fujet eft jeune, s'il a les paffions vives, s'il eft enclin à la colere,
fi les remedes chauds lui font contraires, s'il a de l'averfion pour la viande,
s'il a des vomiffemens & des déjections bilieufes, fi fon urine eft jaune,
s'il a la fièvre, la paume des mains
chaudes, le vifage de couleur de citron, s'il eft maigre, fec, s'il a la langue rude & feche.

Dans ce cas, les rafraîchiffans hépa-
tiques, tels que la chicorée, le piffenlit, la racine de fraifier, l'ofeille, les

fraifes, les cerifes, les fruits cucurbitacés, le petit-lait, les acidules, les
émulfions, le alimens rafraîchiffans, la
fraîcheur de l'air, le repos d'efprit &
de corps font les remedes qui lui conviennent.

Si, comme difoient les Anciens,
l'intempérie du foie eft froide, je veux
dire, fi l'action des folides eft ralentie,
fi les fluides font vifqueux, épais, ap-
pauvris, ce que l'on conjecture par
l'âge avancé du malade, par l'abus qu'il
a fait des remedes froids tant internes
qu'externes, par les fréquentes faignées qu'on lui a faites, par la petiteffe
& la rareté du pouls, par le foulagement que lui procurent les remedes
chauds & fecs, par les excrétions pi-
tuiteufes, par la pâleur de l'urine & du
vifage, par la difpofition qu'il a à l'œ-
deme, &c.

Dans ce cas on doit lui donner des
remedes propres à atténuer le fang, &
à accélérer la circulation, je veux dire,
qui poffedent une qualité atténuante,
chaude, corroborative, réfolutive. De
ce nombre font, la racine de fenouil,
d'afperge, de céleri, la pimprenelle
blanche, l'aigremoine, l'abfithe, le

houblon, le chamædris, le fumeterre,
l'écorce de citron, la canelle, les martiaux, les ftomachiques amers, le vin
rouge, les eaux thermales, &c.

4. *Hepatalgia intercus*, voyez Bartholin. L.

C'eft celle qui eft caufée par un abcès entre les mufcles des hypocondres.
Elle eft ordinairement précédée d'une
inflammation. *Voyez* à ce fujet *hepati-*
tidem intercutem, que l'on diftingue
aifément de l'ordinaire par la tumeur
& la douleur, qui augmente pour peu
qu'on touche la peau. On la guérit de
même que les autres abcès.

5. *Hepatalgia æruginofa ; Colica fpaf-*
modica Angelimontanorum, Scheuchzer,
Iter Alpinum 1. *pag. 12.* Ne feroit-ce
point la colique de Poitou métallique ?

Douleur opiniâtre dans le colon &
les inteftins grêles, accompagnée d'infomnie, & quelquefois du délire ; vomiffement fréquent de bile, inappétence, conftipation, flatuofités, ardeur
d'entrailles au-deffus & au-deffous du
cartilage xyphoïde, douleurs cruelles
dans les extrémités fupérieures & enfuite dans les inférieures, paréfie dans
les bras, refpiration afthmatique, pe-

lanteur fur la poitrine. Tels font les fymptomes qu'éprouverent les Béné-dictins dont parle *Scheuchzer*, pour avoir enfermé leur lait, leur beurre & leur vin dans des vaiffeaux de cuivre, où il y avoit du verd-de-gris. On trouva dans le corps de ceux qui en moururent le foie engorgé de petits follicules en-taffés les uns fur les autres, de petits corps en forme de pois verdâtres dans les inteftins, & une férofité verdâtre dans le péricarde.

6. *Hepatalgia farcomatofa*, Manget, *Biblioth. med. pract. lib. 8. pag. 784, 785.* Excroiffance du foie. L.

Fuldenreich ayant ouvert un homme qui avoit une douleur gravative & une tumeur dans l'hypocondre droit, accompagnée d'inappétence, d'un vo-miffement bilieux, & de foif, lui trou-va un foie qui pefoit quatorze livres, indépendamment d'une excroiffance charnue dans le méfentere, laquelle étoit auffi groffe que la tête d'un en-fant. Un autre malade avoit les mêmes fymptomes, mais il rendoit fouvent par le nombril une matiere blanche & féreufe. Son foie étoit fort gros fquir-reux, & ulcéré en trente endroits différens. Celui d'une fille qui étoit atteinte de la même maladie, étoit pareillement d'une grosseur extraordinaire, d'une couleur pâle, & occupoit toute la capacité du bas-ventre.

7. *Hepatalgia apostematosa*, Bartholin, *centur*. Abcès au foie. C.

La douleur que cause un abcès au foie, est accompagnée de fievre, de frisson, d'enflure comme celle de *Petit*, laquelle étoit causée par le gonflement de la vésicule du fiel; mais 1°. la douleur au foie causée par un abcès, augmente lorsque le pus commence à se former, au lieu qu'elle s'appaise lorsque la vésicule se gonfle; 2°. la premiere est pulsative, celle que forme la stagnation de la bile ne l'est point; 3°. la douleur que cause l'abcès dure plus long-temps, & abat davantage les forces; 4°. lorsque le foie vient à suppuration, le pouls est petit, le frisson dure plus long-temps, & se termine par des sueurs. Dans le gonflement de la vésicule du fiel dont parle *Petit*, le pouls est plus fort, le frisson plus court & n'est suivi d'aucune sueur; 5°. le gonflement de la vésicule du fiel se manifeste au dehors sous la forme d'une

tumeur enkyſtée, ferme, égale, circonfcrite : l'abcès eſt plus étendu ; 6°. on apperçoit l'abcès dans la région de l'épigaſtre ou dans l'hypocondre droit, mais
non point la tumeur de la véſicule
du fiel ; 7°. la fluctuation ne ſe fait
ſentir que dans le milieu de l'abcès,
ſes bords ſont fermes, & à meſure que
la ſuppuration augmente, l'endroit où
l'on ſent la fluctuation augmente auſſi.

On le guérit en faiſant évacuer le
pus par le moyen d'une inciſion, &
enſuite par des injections déterſives &
balſamiques. *Voyez* la maniere dont Mrs.
Chicoyneau & *Soulier* s'y ſont pris pour
traiter cette maladie, *dans les Mém. de
l'Académie de Paris. Voyez* auſſi les Mém.
de l'Acad. de Chirurgie, *tom.* 1. par
Petit, *Amiand*, &c. L'obſervation
d'Heurnius, *ſur l'aphor.* 45. *ſect.* 7. &
quantité d'autres dans la *Biblioth. de
Méd. lib.* 8. *pag.* 783.

Un jeune homme ictérique, qui avoit
rendu pluſieurs fois du ſang par le nombril, avoit un abcès au foie, qui, au
lieu de pus, étoit rempli d'une matiere
pareille à du jaune d'œuf pilé. Je me
ſouviens de l'avoir vu à Alaïs.

On ne peut mieux faire que de lire

fur cette maladie la differtation de Cajetan Tacconi, *de ráris hepatis morbis*,
imprimée à Boulogne en 1740.

8. *Hepatalgia Petitiana*, Petit, *Mém.
de l'Acad. de Chirurgie*, tom. 1.

Cette maladie confifte dans une douleur & une tumeur dans la région de la
véficule du fiel accompagnée de friffonnement, de fievre, d'un fentiment
de fluctuation, de la circonfcription de
la véficule du fiel qui eft remplie & dif-
tendue par la bile. Elle eft difficile à diftinguer de l'abcès au foie, & l'on ne
peut y réuffir qu'en comparant leurs
fignes les uns avec les autres. Les voici,
1°. la tumeur diminue à mefure que la
douleur augmente; 2°. la douleur n'eft
point pulfative, mais diftenfive; 3°.
les forces font moins abattues, & la
douleur moins continue que dans l'abcès; 4°. le friffon eft court, le pouls
plus grand, le premier n'eft fuivi d'aucune fueur; 5°. la tumeur eft égale,
ferme au commencement, & circonfcrite; 6°. la tumeur eft toujours fituée
au-deffous des cartilages des côtes droi-
tes vers la région de la véficule du fiel;
7°. la fluctuation fe fait fentir dans tout
l'efpace de la tumeur, les bords de l'abcès font fermes & rénitens.

On le guérit au moyen d'une incision , pourvu que la vésicule soit adhérente au péritoine , & que la bile ne
s'épanche point dans la cavité du bas-
ventre, ce qui causeroit bientôt la mort
au malade. Voici les signes auxquels
on juge que la vésicule est adhérente ;
1°. La tumeur est fixe, & ne change
point de place ; 2°. les tégumens sont
rouges & mollasses ; 3°. ils s'enflamment souvent.

9. *Hepatalgia deceptiva* D. Billebault ,
D. M. M. Journ. de Méd. sept. 1762.
p. 247. Douleur trompeuse du foie. C.
Cette espece , qu'on croiroit occasionnée par un abcès au foie , dépend
d'un amas de pus & de petits calculs
dans le rein droit, qui est sorti de sa place.
Une femme étoit attaquée de cette
maladie. *Messieurs Winslow , Gaulard &
Morand* furent d'avis , qu'il falloit lui
faire une incision au foie. La malade
s'y opposa ; elle mourut, l'ouverture
de son cadavre découvrit le vrai siege
de sa maladie. Voici les symptomes
qu'elle avoit éprouvés ; elle se sentoit
suffoquée toutes les fois qu'elle se mou-
voit avec plus de vîtesse , qu'elle se
trouvoit dans une situation imprévue ,

ou qu'on lui preſſoit légérement l'hypocondre droit. Le moindre taƈt excitoit
une douleur très-aiguë dans cette partie
qui étoit tendue & rénitente, & qui
n'éprouvoit d'ailleurs qu'une douleur
obſcure, mais continuelle; elle ſe plaignoit d'un ſentiment de ſtupeur & d'en-
gourdiſſement qui s'étendoit depuis le
même hypocondre juſqu'à la cuiſſe,
ce qui l'empêchoit de ſe mouvoir & de
s'incliner en avant, de ſorte qu'elle
étoit obligée de ſe tenir debout, à moins
qu'elle ne fût accablée de ſommeil; elle
avoit une toux ſeche, quoiquelle cra-
chât de temps en temps des matieres
purulentes, ou ſanglantes; elle étoit
travaillée d'une fievre quotidienne hectique, dont les paroxyſmes ſe termi-
noient par une ſueur huileuſe répandue ſur la poitrine; elle vomiſſoit de
temps en temps une ſi grande quantité
de ſang noir, qu'elle en tomboit en
ſyncope; ce vomiſſement étoit précédé la veille par une déjeƈtion de ſang
noir & fétide, & par un écoulement
abondant d'urine, lequel n'étoit accompagné ni de dyſurie, ni d'ardeur; il n'y
avoit dans les urines ni ſable, ni pus,
ni aucune mucoſité; outre ces ſymp-

tomes, la malade étoit fujette à une diarrhée habituelle, tantôt féreufe, tantôt purulente ; elle étoit d'ailleurs bien réglée ; fon appétit étoit dérangé & bizarre, quelquefois fuivi d'anorexie ; elle mourut enfin dans le dernier degré du marafme.

On l'ouvrit ; le foie & les autres vifceres parurent fains, à l'exception du rein droit & des poumons. Ce rein paroiffoit ample, confumé intérieurement, & rempli de pus & de petites pierres. L'uretere étoit entiérement obftrué ; le poumon gauche confumé, le poumon droit farci d'une matiere fableufe, qui remplifoit chacune de fes véficules.

XXIV. *Splenalgia* ; Douleur de la rate ; *Dolor lateris*, Sennert. *lib. 3. cap. 10. part. 4.*

C'eft une maladie, dont le principal fymptome eft une douleur opiniâtre dans la région de la rate, fans aucune fievre aiguë. On appelle ceux qui en font atteints, *fpleniques, rateleux ; fplenetici, lienofi.*

1. *Splenalgia infarctus* ; Obftruction

de la rate; *Obstructio lienis*, de Sennert, *cap 3. lib. 3. part. 4.* C.

On ne sent au commencement qu'une pesanteur dans l'hypocondre gauche, laquelle est suivie d'une douleur aiguë, lors sur-tout que l'on fait un peu trop d'exercice. Le visage devient livide, on sent une pesanteur ou une lassitude dans tout le corps, accompagnée de dyspnée; lorsqu'on agit, d'une toux seche, quelquefois de palpitation de cœur, de la gale, d'affection hypocondriaque, de boulimie, &c. & la maladie est très-opiniâtre.

Elle exige le même traitement que l'obstruction du foie. Les remedes dont on fait le plus de cas dans cette maladie, sont la poudre de lamium blanc, à la dose d'une drachme tous les matins, la décoction de racine de fougere, l'usage continué de la limaille de fer, dont on prend quelques grains tous les matins, la terre foliée de tartre, dont on donne dix grains deux fois par jour au malade, pendant un mois & plus. La plupart de ceux qui ont eu plusieurs accès de fievre quarte, sont sujets à cette obstruction, & on l'attribue communément au trop fréquent ufage du quinquina ; mais j'ai peine à croire qu'il produife un pareil effet.

2. *Splenalgia fchirrofa* ; fquirre à la rate. C.

On le connoît à une tumeur dure, accompagnée d'un fentiment de pefanteur, laquelle a la même figure & occupe la même place que la rate. Tout engorgement eft bien accompagné d'une tumeur dans l'hypocondre, mais cette tumeur ne reffemble en rien à la rate, elle n'eft ni dure, ni circonfcrite, & la douleur aigue qu'elle caufe, dégénere en gravative, après que le fquirre eft formé. Cette tumeur augmente quelquefois à un point extraordinaire, elle eft rarement couverte d'une croûte cartilagineufe, elle fuccede à la fievre quarte, & dégénere affez fouvent en afcite. Les fpléniques font maigres & ont une couleur plombée, ils ont de la peine à refpirer, ils fentent dans la gorge une pefanteur pareille à celle que cauferoit un poids qui la tireroit en bas vers le côté gauche, ils fentent une oppreffion d'eftomac après avoir mangé, leurs pieds s'enflent, & il leur vient quelquefois des ulceres aux jambes.

Le fang circule très-lentement dans
la rate ; car fi la fection tranfverfale de
ce vifcere eft cent fois plus grande que
celle de l'artere fplénique, le fang doit
circuler cent fois moins vîte dans
la rate, que dans cette artere. Je me
fouviens qu'ayant une fois adapté un
tube plein d'eau dans l'aorte d'un cadavre, il fortit pendant une heure de
fa rate une fi grande quantité d'humeur
noire, que je défefpérai de pouvoir la
vuider entiérement. *Diemerbroeck* a vu
rendre à un fplénique trois pots de
chambre d'encre ; & quoique la veine
fplénique conduife le fang dans la veine
porte, & non dans le couloir des inteftins, je fuis cependant affuré que le
fang peut refluer & engorger les veines méfaraïques, lorfque le foie eft
obftrué, & fe frayer un chemin dans
le conduit inteftinal, ou fe rendre dans
l'eftomac par les rameaux les plus
courts. Je fuis convaincu par quantité
d'obfervations, que le fang reflue dans
les fujets vivans des veines dans leurs
ramifications ; & cela ne répugne point
aux lois de la circulation, vu qu'elles
font les mêmes de l'hydrodynamique,
qui exigent fouvent un pareil reflux.
C'eft

C'est ce reflux qui occasionne le flux hépatique noir, vulgairement appellé *maladie noire* d'Hippocrate, ou *dyssenterie hépatique*, laquelle soulage souvent les spléniques.

On trouvera la cure & l'histoire de cette maladie chez *Manget*, *Biblioth. Med. Pract. lib.* 10.

3. *Splenalgia suppuratoria*, Cornelii Stalpart. *obs. rarior. centur.* 1. chez Manget, *Biblioth. Med. Pract. C.*

Cet Auteur a vu une malade dont la rate formoit un sac membraneux rempli de pus ; elle n'eut pas plutôt percé, qu'elle mourut.

4. *Splenalgia sarcomatosa* ; Rate de grosseur énorme ; *Lien ingens*, Blancard. *Anat. Pract.*

Cet Auteur a vu une rate qui pesoit six livres, & qui étoit remplie d'une humeur noire comme de la poix. *Helviggius*, chez *Riviere*, dit en avoir vu une beaucoup plus grosse. On trouvera quantité d'exemples pareils chez *Bartholin*, *Borrichius*, *Blasius*, *Fabricius*, *Vesale*, *Schenckius*, &c.

A l'égard des maladies qui ressemblent à celle-ci, & qui sont pareillement accompagnées de l'enflure du bas-ventre ; on peut voir ce que j'en dis dans la derniere classe, à l'article de la *Ventrosité*.

XXV. *NEPHRALGIA*, Zwingeri, *Colique rénale ; Dolor nephriticus*, Sennerti, *lib. 3. pag. 7.*

C'est une maladie dont le principal symptome est une douleur fixe dans la région des reins & des ureteres, sans fievre aiguë, en quoi elle differe de l'inflammation des reins.

On l'appelle communément colique néphrétique, (*colica nephritica*) ; mais comme la colique a principalement son siege dans le colon, on ne sauroit donner ce nom aux douleurs des autres parties sans tomber dans une équivoque ; & c'est pour l'éviter que *Zwinger* a fait de la *colique rénale* un genre à part dans une dissertation particuliere qu'il en a donnée.

1. *Nephralgia calculosa*, Zwingeri, *dissert.* 12. Baglivi, *pag.* 419. *Calculus renum*, Sennerti ; *Calcul des reins.* A. P.

On la croit occasionnée par le poids d'un calcul engagé dans les reins ou les ureteres, & on la connoît 1°. à la douleur cruelle qui se fait sentir dans l'une ou l'autre région des lombes, rarement dans toutes deux, laquelle est fixe & permanente. 2°. Cette douleur s'étend le long du conduit de l'uretere, mais obliquement vers la vessie. 3°. Lorsqu'elle est violente, elle est accompagnée, dans les hommes, d'une rétraction douloureuse du testicule du même côté; & dans les femmes, de stupeur & de douleur dans les jambes. 4°. Dans le fort de la douleur, de nausées & de vomissemens fréquens. 5°. Elle s'appaise lorsqu'on est couché sur le côté malade, & augmente lorsqu'on se couche sur le côté opposé. 6°. Les urines varient: au commencement elles sont aqueuses & en petite quantité; dans la suite, troubles, abondantes, souvent enflammées & sanguinolentes.

On la connoît encore à la disposition héréditaire, en ce que la douleur revient lorsqu'on va en voiture; au lieu que la colique rénale hémorroïdale se fait principalement sentir lorsqu'on reste en repos & qu'on est couché.

Dans le mal des reins, la douleur se fait principalement sentir lorsqu'on se redresse, après avoir été quelque temps

courbé; dans la colique, la douleur se
répand dans le bas-ventre, & s'appaise dès qu'on prend un lavement,
ou qu'on va à la selle; ce qui n'arrive
point dans la colique rénale. Cette espece n'est accompagnée d'aucune excrétion de sable ni de mucosité avec
les urines, & on ne sauroit la connoître à ce signe, vu que dans les personnes sujettes au calcul, pourvu qu'il
ne soit point dans la vessie, l'urine ressemble à de l'eau de lessive extrêmement claire.

La colique rénale differe de la néphrétique calculeuse, en ce qu'elle n'est
accompagnée d'aucune fievre, ou du
moins en ce que celle-ci est plus légere. Le calcul des reins ne cause souvent aucune douleur, à moins qu'il ne
soit mis en mouvement par la chaleur
du régime, par une passion véhémente,
un exercice violent, par le cahotement
d'une voiture.

Les remedes propres à calmer cette
douleur, sont 1°. la saignée; 2°. le repos; 3°. les potions délayantes, mucilagineuses, composées avec la graine
de lin, les feuilles de mauve, de violette, la limonade; 4°. les narcotiques;

5°. l'huile d'amande douce , de lin , &c.
6°. les bains; 7°. une diete légere rafraîchiffante. On doit s'abftenir du trop
grand ufage des eaux minérales , des
diurétiques chauds , qui attirent l'urine
dans les reins , mettent le calcul en
mouvement , & occafionnent la néphrétique.

Comme la néphrotomie paffe pour
une opération impoffible , on ne peut
parvenir à une cure radicale qu'au
moyen des lithontriptiques , dont les
plus ufités font 1°. l'eau d'écailles d'huî-
tres réduite en chaux , fuivant la méthode de *Robert Whitt*, dont j'ai éprouvé le bon effet ; mais il faut en boire
des mois & des années entieres. 2°.
Le favon blanc en forme de pilules ,
dont on prend tous les jours demi-
once ; elles calment affez fouvent la
douleur , & diffolvent peu-à-peu le
calcul. 3°. Une légere infufion de l'ar-
bufte , appéllé *raifin d'ours* , vulgairement *buxerola* , laquelle défunit les calculs, & les rompt par petits morceaux;
mais qui étant prife fans précaution ,
occafionne une dyfurie , & un écoulement copieux d'urine , de même que
l'infufion de pariétaire , fans prefque

diminuer le volume du calcul, ainſi que j'ai eu occaſion de l'éprouver.

2. *Nephralgia arenoſa*, *Sepulchret. obſ.* 21, 22, *&c. ad* 27. appellée vulgairement *la gravelle*. C. P.

Les vieillards ſont les ſeuls qui y ſoient ſujets. Elle affeĉte rarement les reins, mais ſouvent les ureteres & l'uretre ; & après que la douleur eſt appaiſée, on rend de temps en temps de petites pierres de la groſſeur d'une lentille, raboteuſes, rouges, & extrêmement dures. Il n'y a jamais de gros calculs. Ces petites pierres ſe forment rarement dans les reins & les ureteres; on ne connoît aucun lithontriptique capable de les diſſoudre, & ils tourmentent les malades juſque dans un âge extrêmement avancé. *Voyez* à ce ſujet l'article de la *Dyſurie*.

3. *Nephralgia arthritica*, Muſgrave, *de arthritide, cap. 9. & cap. 17. pag. 154.* Sydenham, *pag. 485.* D. P.

Cette eſpece eſt cauſée par la matiere arthritique, laquelle ne picote point les reins, mais les membranes & le périoſte des vertebres des lombes, & y cauſe une douleur approchante de celle de la néphrétique ; mais on la diſtingue des autres, en ce qu'elle affecte les sujets goutteux, après que les douleurs des extrémités ont cessé, & qu'elle cesse dès l'inftant qu'elles recommencent. Les perfonnes goutteufes font de plus fujettes à une vraie néphrétique, & leur calcul eft une efpece de tuf femblable à la craie, friable, & plus aifé à diffoudre que les autres. Les eaux de Banieres paffent pour falutaires dans cette maladie. Cette efpece fe termine fouvent par le paroxyfme de la goutte.

4. *Nephralgia rheumatica ; Lumbago rheumatica*, Sydenhami, *de Rheumatifmo*, *cap. 5.* D.

Cette maladie confifte dans une douleur aiguë & fixe autour de la région des lombes, laquelle s'étend quelquefois jufqu'à l'os facrum. On la prendroit volontiers pour une vraie néphrétique, fi elle étoit accompagnée de vomiffement ; car, outre la douleur cruelle & prefque infupportable dont elle eft compliquée, elle caufe dans les reins même & dans les ureteres jufqu'à la veffie, une douleur qui a fait croire à *Sydenham* qu'il y avoit effectivement du fable dans ces parties, au lieu qu'elle eft occafionnée par une matiere rhumatifmale peccante & enflammée, qui s'attache à ces parties, & épargne le reste du corps.

Cette douleur, à moins qu'on ne la calme par les mêmes moyens que le rhumatisme ordinaire, continue avec la même violence, au point que le malade ne peut rester couché; il est obligé de se lever, ou de rester sur son séant, elle lui cause de si grandes inquiétudes, qu'il ne peut demeurer en place, & se panche, tantôt en avant, tantôt en arriere, & se met en peloton. Voilà ce que dit *Sydenham.*

Il paroît par cette description que *Sydenham* veut parler ici de la néphrétique plutôt que du mal des reins, d'autant plus que le siege des maladies étant souvent inconnu, on ne sauroit s'en servir pour déterminer leurs genres. Au reste, cette maladie, de même que le rhumatisme, exige des saignées réitérées, une diete legere, & des potions délayantes.

5. *Nephralgia hysterica* Sydenhami, *de colicâ biliosâ, cap. 7. pag. 132 & dissert. epist. pag. 430.* Colique rénale hystérique. A.

Cette espece attaque quelquefois les

femmes hystériques, & leur cause un vomissement violent accompagné d'une douleur dans les lombes, qui s'étend le long des ureteres, & tient de celle du calcul des reins, qui les tourmente long-temps, & leur cause quelquefois la mort.

Cette maladie a cela de commun avec les symptomes hystériques, qu'elle s'en va aussi promptement qu'elle est venue. Elle augmente par l'usage trop fréquent des lavemens, sur-tout des lithontriptiques & des diurétiques chauds, & s'appaise par les narcotiques. *Voyez* dysurie hystérique.

6. *Nephralgia hæmorrhoidalis* de Nenter, *nephritis spuria*, ou pour mieux dire, *nephralgia plethorica*. A. P.

Cette espece est causée par la trop grande affluence du sang dans les reins, & on la connoît 1°. à la suppression des flux menstruel & hémorroïdal, & au non usage de la saignée ou des scarifications; 2°. en ce qu'elle survient pour l'ordinaire dans le temps que ces écoulemens ont coutume de prendre leur cours; 3°. en ce qu'elle cesse d'elle-même dès qu'ils reviennent; 4°. elle est accompagnée des mêmes signes

Q v

que la pléthore ; 5°. elle ne cause souvent aux malades ni nausée ni vomissement ; 6°. les douleurs sont plus extérieures , & approchent du mal des reins ; 7°. elle augmente lorsqu'on est couché , par l'usage d'alimens échauffans , & elle est accompagnée de constipation.

Elle exige la saignée , les laxatifs, les emménagogues , les nitreux , les délayans , &c.

7. *Nephralgia purulenta*, Bonet, *sepulchret. obs.* 23. où l'on trouve quatorze histoires de cette espece. Colique rénale purulente. C.

L'urine dépose une matiere blanche & fluide comme du lait ; le malade sent une pesanteur continuelle dans la région des lombes , laquelle est accompagnée de stupeur dans les jambes, d'une fievre lente , d'une maigreur extrême , sans aucun paroxysme fébrile. Elle est précédée de néphrétique , ou de colique rénale , d'un pissement de sang , d'un vomissement de bile. *Voyez Biblioth. Med. pract. tom.* 4. *pag.* 993. *Ephem. Natur. Curios. decad.* 1. *ann.* 1679. *observ.* 183.

Voyez aussi l'histoire du Colonel

Townshend chez Cheyne, *the English Malady.*

8. *Nephralgia à Pancreate*, Manget, *Bibl. Med. prac. de nephritide*, *pag.* 545.

Un certain Chirurgien ressentoit des douleurs cruelles dans les lombes & dans le dos, il rendoit avec les urines du sable rougeâtre, ce qui joint à des vomissemens violens, le mit enfin au tombeau.

On lui trouva le pancréas enflé & affecté d'un cancer qui avoit percé le diaphragme & rongé deux vertebres. Ce même cancer avoit aussi affecté les deux reins, & les avoit fait tomber en pourriture. On n'y trouva ni sable, ni calcul. Voilà ce que dit *Hertod*.

9. *Nephralgia verminosa* Zodiaci, Medico-Gallici, Riverii *obs.* 40. *pag.* 103. *centur.* 4. Colique rénale vermineuse.

Un jeune homme, après avoir long-temps ressenti des douleurs dans les reins, rendit enfin avec les urines plusieurs vers noirs, de la grosseur & de la longueur d'une aiguille ordinaire, cornus & friables, dont *Pachecus* envoya deux à *Riviere*.

10. *Nephralgia mesenterica*, Georg. Merchlini Norimbergensis, *Ephemer.*

Natur Curiof. decad. 1. ann. 1677. ob-
ferv. 50.

Douleur violente dans le côté droit
des lombes, jufqu'au fémur, avec difficulté de marcher; l'urine altérée, fouvent trouble & blanchâtre, vomiffement quotidien, naufées continuelles,
infomnie, les extrémités froides. A
l'ouverture du cadavre, nulle altération
dans les reins; mais un abcès dans le
méfentere dans lequel on trouva du
pus & trois calculs, indépendamment
d'un autre calcul plus gros & noirâtre
dans le pancréas.

11. *Nephralgia monftrofa*, Collect.
Academic. *tom. 3. pag. 169. obf. 227.
ex Ephem. Nat. Curiof.* Cabroll. *obf.*

C'eft une colique rénale violente
avec piffement de fang, dans laquelle la
malade rendoit des morceaux de reins en
forme de vermiffeaux. On l'ouvrit après
qu'elle fut morte, & on lui trouva le
rein d'une groffeur monftrueufe; il pefoit dix-fept onces, & étoit ulcéré.

12. *Nephralgia à carie*, Vandermonde, *Journal de Médec. tom. 9. pag. 516.*
par M. *Hazon.* C.

13. *Nephralgia febricofa*, Morton,

Pyrétol. Hiftor. 28. *pag.* 101. Colique rénale fiévreufe.

C'eft une efpece cruelle, accompagnée d'urines rouges, d'une douleur atroce dans les reins, d'un vomiffement, du froid des extrémités, de lipothymie, laquelle met les malades en danger de perdre la vie, & réfifte aux remedes ordinaires les plus approuvés, & même au laudanum. Comme elle eft caufée par le venin d'une fievre intermittente mafquée, on ne peut la guérir efficacement, de même que toutes les autres maladies fébriles, que par le moyen du quinquina.

14. *Nephralgia miliaris*, Hamilton, *de febre miliari.*

C'eft un fymptome qui précede l'éruption du millot, & qui eft accompagné de crampes, d'une fueur univerfelle qui fent l'aigre, &c.

15. *Nephralgia fchirrofa*, Sachs, *mifeell. curiof. à lienis luxatione, fepulchret. obf.* 30. Colique rénale fquirreufe, par la luxation de la rate. C.

Nephralgia fcorbutica d'Eugalenus. Cette colique rénale, à laquelle on donne le nom de fcorbutique, eft plutôt un mal de reins, & je me fonde fur ce que *Lindius* n'a jamais obfervé la premiere dans les différentes efpeces de fcorbut qu'il a traitées, au lieu que le mal des reins en eft prefque inféparable.

Je ne dis rien ici des coliques rénales fympathiques que l'on attribue aux vices des parties éloignées des reins, qui font les feules qu'on ait trouvé affectées après la mort des fujets, tant parce qu'elles font extrêmement rares, que parce qu'on les attribue gratuitement aux vices des parties éloignées, telles par exemple, que le cœur, le poumon, lefquels dépendoient peut-être d'un vice des reins qui difparoiffoit après la mort, d'une phlogofe, par exemple, d'un fpafme, &c. dont il ne refte aucun figne dans les cadavres.

A l'égard des coliques rénales méfentériques, pancréatiques, on ne fauroit les exclure de ce genre, vu que le nom générique de la maladie ne défigne point néceffairement la partie affectée, mais feulement les fymptomes qu'on a coutume d'y rapporter ; mais rien n'empêche que ces fymptomes ne puiffent dépendre du vice d'une partie qui en eft proche, & dont les nerfs font une continuation des fiens.

16. *Nephralgia gravidarum*, Puzos, *pag.* 79. Colique rénale des femmes enceintes. A.

Si la douleur a son siege dans les lombes, & qu'elles s'étendent jusqu'à la vessie, si les urines ont peine à couler, si la malade est affectée d'une dysurie, si elle a des envies fréquentes d'uriner, si les urines sont aqueuses & en petite quantité, c'est une colique rénale.

Les remedes propres à l'appaiser sont, les saignées réitérées, l'huile d'amande douce, les lavemens émolliens, les potions laxatives, adoucissantes. Elle est occasionnée dans les femmes grosses par la pression qu'éprouvent les ureteres de la part de la vessie, par l'engorgement que causent dans les reins des urines épaisses & laiteuses, par la distraction des nerfs. On la calme avec des lavemens dans lesquels il entre deux ou trois drachmes de philonium romain.

17. *Nephralgia hæmaturica*, Tralles, *de opio*, *sect.* 2. *pag.* 36.

Lorsque le sang coule abondamment des reins dans les ureteres, il arrive souvent qu'il se coagule, & alors retenu dans les ureteres, il fait naître les

ſymptomes de la néphralgie calculeuſe ;
les douleurs qu'il excite dans toutes
les voies urinaires, ſont très-aiguës &
accompagnées d'une iſchurie qui met
la vie du malade en danger, à moins
qu'on n'ait promptement recours à l'o-
pium, & aux émolliens qu'on fait prendre intérieurement & qu'on applique
à l'extérieur ; le hoquet ſurvient quelquefois dans cette maladie.

XXVI. *DYSTOCIA* ; Accouche-
ment laborieux ; *Pártus diffi-
cilis* ; de *dys*, difficilement ; &
tokos, accouchement.

On appelle accouchement laborieux,
celui dans lequel l'enfant a de la peine
à ſortir, & qui indépendamment des
douleurs dont il eſt accompagné, eſt
ſuivi d'un écoulement de mucoſité,
de celui de la liqueur de l'amnios, &
d'une perte de ſang.

Il eſt cauſé par la réſiſtance du fœtus
ou des voies qui lui donnent paſſage,
& qui eſt telle que les efforts de la mere
ne ſauroient la ſurmonter en peu de
temps, d'où il ſuit qu'il a pour principes, de la part du fœtus, la réſiſtance

qu'il oppose par sa grosseur démesurée,
par sa mauvaise situation, sa mort, ou
son extrême foiblesse ; de la part de la
mere l'étroitesse des voies, leur sécheresse, la foiblesse & l'irrégularité des
efforts qu'elle fait.

L'accouchement facile arrive, 1°. vers
la fin du neuvieme mois solaire ; 2°. il
est précédé de grands maux de reins ;
3°. la tumeur du bas-ventre s'affaisse du
côté de l'épigastre ; 4°. il est précédé
pendant trois ou quatre jours d'un écoulement de mucosité qui suinte par les
glandes de naboth ; 5°. l'orifice de l'u-
térus commence à se dilater peu à peu.

Les signes qui annoncent l'accouchement sont, 6°. des douleurs plus fortes
dans les lombes, qui reviennent plus
fréquemment, & dans les intervalles
desquelles la femme s'assoupit assez souvent ; 7°. le pouls est plus fréquent &
plus fort qu'à l'ordinaire ; 8°. le visage
est plus chaud & plus haut en couleur,
à cause que la violence des douleurs
empêche la femme de respirer ; 9°. les
levres des parties génitales s'enflent ;
10°. il survient souvent à la femme un
vomissement nuisible ; 11°. à mesure
que la femme redouble ses efforts, &

que l'accouchement approche, elle est saisie d'un tremblement dans les jambes qui n'est suivi d'aucun froid; 12°. il sort de l'utérus une sérosité sanguinolente; 13°. l'orifice de la matrice se dilate de plus en plus, la vessie ovale qui renferme les eaux, se présente, devient de plus en plus tendue à mesure que les douleurs redoublent, & la tête de l'enfant s'avance en même temps dans cette membrane; 14°. les douleurs redoublant, les membranes qui enveloppent le fœtus se rompent, & les eaux contenues dans l'amnios sortent avec violence, & il y en a environ une livre; 15°. Tout d'un temps, ou immédiatement après un effort violent, l'enfant sort la tête premiere, le visage en bas, & peu après le placenta & le reste de la liqueur de l'amnios sortent aussi; 16°. le sang s'écoule en plus grande quantité, le bas-ventre s'affaisse, la femme s'endort, & oublie en peu de temps les douleurs qu'elle a souffertes.

Cure. Du moment que les douleurs commencent à se faire sentir, que l'on s'apperçoit que l'orifice de l'uterus se dilate, & que les membranes sortent, il faut donner à l'accouchée, à moins qu'elle n'ait le ventre libre , un lavement composé avec de l'huile , de l'eau & du catholicon ; si elle est pléthorique , il faut la saigner. On la placera ensuite sur un siege fait de maniere qu'elle puisse s'y reposer. On lui assurera les genoux , on lui soutiendra les reins avec une serviette que l'on passera dessous , & que deux personnes souleveront par les deux bouts dans l'accès des douleurs. On aura soin de relâcher ses jupes & ses habits , pour que rien ne lui presse ni le bas-ventre ni la poitrine. On lui fera avaler un œuf , un morceau de pain trempé dans du vin , on lui fera boire pour la désaltérer de l'eau dans laquelle on aura délayé du sirop de limon , on l'engagera à faire quelques tours dans sa chambre ; la sage-femme aura soin de visiter de temps en temps l'orifice de la matrice , & au cas qu'elle distingue la tête du fœtus à travers les membranes , elle ne se pressera point de le tirer , elle laissera patiemment agir la nature , & mettra en œuvre tout ce qu'elle croira propre à soulager la malade. Au cas que les membranes s'allongent , & qu'elle ne sente point la tête du fœtus , elle appellera sans délai ou le Médecin ou l'Accoucheur.

Accouchement laborieux de la part de la mere.

1. *Dyftocia à debilitate*, Mauriceau, *cap. 10. lib. 2.* Accouchement laborieux à caufe de la foibleffe de la mere. A.

La mere eft ou habituellement infirme, ou ne fait pas des efforts affez puiffants pour fe délivrer. Son infirmité habituelle vient, ou de fa conftitution naturelle, ou des maladies qu'elle a eues précédemment, ou bien d'une mauvaife conformation, de ce quelle eft boffue, déshanchée, boiteufe, furtout fi les organes de la refpiration font foibles, comme cela arrive dans l'afthme, la phthifie. On connoît fa foibleffe actuelle à la petiteffe du pouls, à la pâleur du vifage, à la froideur des extrémités, à l'abattement où elle eft; & dans ce cas on doit la fortifier avec du vin, des cordiaux, des confommés & des drogues aromatiques.

Si elle eft boffue, déshanchée, boiteufe, afthmatique, elle ne peut abfolument fe paffer d'un Accoucheur. Au cas qu'elle foit timide & fujette à s'effrayer, on affectera un air gai & riant, on l'entretiendra d'efpérance, & l'animera par les exemples de celles de fes femblables qui fe font trouvées dans le même cas. Suppofé qu'elle ne faffe point valoir fes efforts, foit parcequ'elle eft affoupie ou dans le délire, & qu'elle ne fente point les aiguillons de la matrice, on emploiera la faignée, les lavemens âcres & les autres fecours qu'on jugera propres à rappeller fes fens. L'accoucheur, ou la fage-femme aura foin en même temps d'introduire fucceffivement fes doigts dans la matrice, de dilater fon orifice, jufqu'à ce qu'il puiffe y introduire la main, faifir l'enfant par les pieds & le tirer. S'il furvient une perte de fang, ou que la malade tombe dans des accès d'épilepfie, ou dans des convulfions, le Chirurgien doit fe hâter d'extraire le fœtus le plus promptement qu'il lui fera poffible. *Voyez* Perte de fang des femmes enceintes.

2. *Dyftocia à colicâ*, Mauriceau, *cap. 10. lib.* 2. Accouchement laborieux occafionné par une colique. A.

Autant les tranchées utérines font néceffaires pour hâter l'accouchement, autant la colique eft-elle nuifible, parce

que loin d'agir fur la matrice & de dilater fon orifice, elle le refferre, & n'eft
propre qu'à caufer une diarrhée. Les
lavemens émolliens & laxatifs, qui appaifent fouvent la colique, font très-
propres à exciter des tranchées, & ce
font là deux raifons qui doivent obli-
ger à s'en fervir. A l'égard de la colique, on l'appaife avec des linges chauds,
avec de l'huile d'amande douce, & au
cas que le pouls le permette, par le
moyen de la faignée.

3. *Dyftocia à pathemate*, Mauriceau,
chap. 10. pag. 258. liv. 2. Accouchement laborieux occafionné par les paffions. A.

Les femmes groffes font fujettes à
des paffions violentes, & elles font
extrêmement nuifibles dans l'accouchement, tant parce qu'elles épuifent les
forces, que parce qu'elles les détour-
nent ailleurs. Je mets de ce nombre la
crainte, le chagrin, la pudeur, la pufil-
lanimité, l'indignation, la colere, &c.
Le médecin & la fage-femme ne doivent rien négliger pour les calmer, &
c'eft dans ces fortes de cas qu'ils doivent faire ufage de leur éloquence; ils
doivent mettre en ufage les promeffes,

les difcours agréables, les exemples
confolans, les contes, les récits, &
même les fables pour détourner leur efprit de l'idée affligeante qui les occupe,
les flatter d'une prompte délivrance,
& leur promettre ce qu'elles fouhaitent.

4. *Dyftocia ab anguftia*, Mauriceau,
chap. 10. liv. 2. Accouchement laborieux
caufé par l'étroiteffe du paffage. A.

Rien n'eft plus propre à rétrécir les
voies & à rendre les efforts de la femme inutiles, que les excrémens contenus dans le bas-ventre, c'eft pourquoi
il convient de les évacuer par le moyen
de quelques lavemens laxatifs, avant
que le fœtus foit engagé dans l'orifice
de la matrice, car alors ils deviennent
inutiles, & il n'eft même pas fûr d'en
faire ufage. A l'égard de l'urine, au cas
que les lavemens, l'exercice & les
autres moyens ne fuffifent point pour
en procurer l'évacuation, il faut avoir
recours à la fonde. Les femmes jeunes
& feches qui accouchent pour la premiere fois, doivent avoir la précaution,
quelque temps avant l'accouchement,
& dans le temps de l'accouchement
même, de s'oindre le vagin & l'orifice
de la matrice avec du beurre fans fel,

de la pommade émolliente, fur-tout fi
l'amnios a percé & que les eaux fe foient
écoulées depuis quelque temps. Au cas
que le vagin fe trouve rétréci par des
tumeurs vénériennes qui s'y font for-
mées, il faut au plutôt & dès les premiers mois de la groffeffe, fans employer les bains, que les femmes enceintes ne peuvent fupporter, les diffoudre par le moyen d'un liniment
mercuriel, ainfi que M. *Barbeyrac* l'a
pratiqué avec fuccès, ce qui demande
cependant des précautions.

Enfin, fi malgré les efforts continués
de la mere, l'orifice de l'utérus ne fe
trouve point fuffifamment dilaté, il
faut l'ouvrir, non point avec l'ongle,
mais avec quelque inftrument tran-
chant, prenant garde de ne point toucher à la partie fupérieure.

Si la membrane qui enveloppe le
fœtus eft hors du vagin, fi elle eft dure,
fi elle ne perce point, fi l'enfant eft fuffifamment forti, & l'orifice de la matrice
affez dilaté pour croire que rien ne s'op-
pofera à fa fortie, dans ce cas, dis-je,
il faut percer avec l'ongle, ou avec
quelque inftrument cette membrane du
chorion.

Les

Les femmes âgées ont beaucoup de peine à accoucher pour la premiere fois, à cause de la rigidité des parties, & de l'immobilité des os.

Lorsque les parties sont serrées au point de ne pouvoir y remédier, il faut, si l'on veut sauver la mere & l'enfant, en venir à l'opération césarienne.

5. *Dystocia ab hysteroloxiâ.* Voyez *la Dissert.* de Benoît Pelisier. *1758.* A.

Accouchement laborieux, par la faute du fœtus.

6. *Dystocia à mole fœtûs,* Mauriceau, *chap.* 29. *& 25. lib.* 2. Accouchement laborieux occasionné par la grosseur du fœtus. A.

L'enfant peut pécher par trop de grosseur, ou en tout ou en partie, mais plus souvent en partie, comme dans les cas où il est affecté d'un hydrocéphale, d'une ascite, ou d'une hydropisie de poitrine, comme aussi lorsqu'il est adhérent à un autre fœtus. Si le Chirurgien, après avoir introduit sa main dans la matrice, juge l'accouchement impossible, comme c'est de lui que dépend la vie de la mere & de l'enfant, qu'on ne peut les fauver tous deux, & que le dernier ne fauroit vivre, vu l'hydropifie dont il eft atteint, il convient de facrifier fa vie pour fauver celle de la mere. Le Chirurgien prendra donc un couteau courbe, qu'il introduira adroitement de la main gauche dans la matrice, & le faififfant de la droite, il coupera la tête du fœtus, & lui percera le bas-ventre pour faire écouler les eaux, après quoi il lui fera facile de le tirer. Lorfque le fœtus eft d'une groffeur & d'une figure monftrueufe, il le coupera par morceaux dans l'endroit des jointures, prenant garde de ne point bleffer la mere dans cette opération.

Lorfqu'il fe trouve plufieurs enfans dans la matrice, il eft plus difficile d'y introduire la main. Dans ce cas, il faut faifir un des fœtus par les deux pieds, on les connoîtra en les comparant enfemble, ou en avançant la main jufqu'aux aînes, & délivrer la mere de celui qui fe préfente le premier. Mais il faut prendre garde de ne point extraire le placenta que l'autre ne foit forti, de peur d'occafionner une hémorragie, vu qu'il arrive fouvent que les jumeaux n'ont qu'un feul & même placenta. C'eſt en vain qu'on s'en rapporteroit aux efforts de la nature pour la ſortie du ſecond fœtus; car comme la mere eſt foible, & qu'il n'y a pas d'apparence que les douleurs redoublent, il vaut mieux, à moins que la mere ne ſoit forte & courageuſe, le tirer avec la main, que de différer l'accouchement.

Lorſque l'enfant eſt bien ſitué, & ne peche que par ſa groſſeur, je penſe que ce ſeroit un crime de le tuer, & dans ce cas il faut avoir recours à l'opération céſarienne, afin de ſauveur tout à la fois & la mere & l'enfant.

7. *Dyſtocia à fœtu mortuo*, Juncker, *Tabul. Medic.* 112. *Chirurg.* 102. Mauriceau, *liv.* 2. *chap.* 30. 12. 14. Accouchement laborieux occaſionné par la mort du fœtus. A.

On a lieu de ſoupçonner que le fœtus eſt mort; 1°. lorſque la femme a été bleſſée; 2°. lorſqu'elle a eu une perte de ſang abondante; 3°. lorſque le fœtus n'a point encore atteint ſa maturité; 4°. lorſque la liqueur de l'amnios s'eſt écoulée depuis quatre jours ou plus; 5°. lorſque les mamelles ſont flaſques; 6°. que la mere a le teint plombé ; 7°. les yeux creux, le regard languiffant, l'haleine puante, & que la matrice fe gonfle par intervalles.

Mais on eft affuré qu'il l'eft ; 1°. lorf-qu'il eft plufieurs jours fans remuer ; 2°. qu'il fort de la matrice une grande quantité de matiere fétide & cadave-reufe ; 3°. lorfque la mere fent une douleur & un poids dans la matrice ; 4°. lorfque l'enfant, femblable à une mole, roule par fon propre poids du côté où la mere fe tourne ; 5°. lorfque celle-ci a des fyncopes & des convul-fions fréquentes ; 6°. lorfque le cor-don ombilical ou le placenta font de-puis long-temps hors de la matrice ; 7°. lorfque mettant la main dans celle-ci on trouve le fœtus froid, & qu'on ne fent aucun battement dans la fon-taine, ni dans le cordon, ni dans le carpe ; qu'on trouve la tête molle, les fûtures ouvertes, & les os croifés les uns fur les autres. Lorfque le fœtus eft mort, & que les eaux viennent à s'é-couler, il fe corrompt beaucoup plus en deux jours, qu'il ne le feroit en qua-tre hors de la matrice ou dans l'amnios.

Conduite qu'il faut tenir dans pareil cas. On doit laiffer agir les douleurs, d'autant plus , fi l'on en croit *Mauriceau,* que les remedes qu'on emploieroit pour hâter l'accouchement font nuifibles , ou du moins inutiles. On doit fe hâter d'extraire le fœtus ; & comme cette opération eft extrêmement laborieufe, dans le cas même où il éft bien fitué , on ne doit employer les crochets que dans le cas où l'on a des fignes infaillibles de fa mort ; & pour lors , au cas qu'on le tire par les pieds , on doit prendre garde de ne point féparer la tête du corps , & de la laiffer dans la matrice. Si elle fe préfente la premiere, on la tirera à diverfes reprifes avec les crochets , ou avec le tire-tête, & l'on difféquera le tronc pour le tirer plus aifément.

8. *Dyftocia à fœtus fitu ,* Moriceau, *chap. 13. jufqu'au 27.* Accouchement contre nature. A.

L'enfant peut fe trouver dans plufieurs fituations également vicieufes; 1º. il peut fe préfenter par les deux pieds, ou par un feulement : cette fituation eft vicieufe , mais moins cependant que les autres.

2º. Lorfqu'il préfente les feffes, il

meurt pour l'ordinaire dans l'accouchement.

3°. La situation est encore plus dangereuse lorsqu'il présente un bras. Dans toutes ces circonstances, on doit 1°. chercher les deux pieds, saisir le fœtus par ces parties, & le tirer dehors. 2°. On doit le retourner de façon que son visage regarde le coccix de la mere, de peur que son menton ne s'engage dans les os pubis. Le fœtus s'étant avancé jusqu'à la poitrine, il faut que la sage-femme écarte les levres de l'orifice de la matrice, & que la mere redouble ses efforts pour faire sortir la tête, de peur qu'il ne soit pris par le cou, & qu'il ne puisse plus sortir. 4°. Mais il faut auparavant chercher les deux mains, & les amener dehors.

9. *Dystocia à secundinis elapsis*, Moriceau, *chap.* 26 *&* 27. *liv.* 2. Accouchement laborieux, occasionné par la sortie des secondines. A.

Lorsque le cordon ombilical sort le premier, il se trouve tellement pressé par l'orifice de la matrice, que la circulation ne se fait plus, & l'enfant meurt dans l'espace de demi-heure, plus ou moins.

Dans le cas où le placenta fe préfente, ce n'eft pas l'enfant feul qui
court rifque de la vie ; la mere court
aufi rifque de la perdre, à caufe de
l'hémorragie qui furvient.

Dans l'un & l'autre cas, le Chirurgien doit au plutôt retourner l'enfant,
quand même il feroit bien fitué, le faifir par les pieds, & délivrer la femme,
avant que de lier le cordon ; c'eft le
moyen d'arrêter incontinent l'hémorragie. On baptifera l'enfant, on l'en-
veloppera dans des langes chauds, &
on lui fera flairer du vin, dans lequel
on aura fait bouillir de la canelle, ou
telle autre drogue femblable.

10. *Dyftocia à molâ*, Moriceau, *chap.*
31. *liv.* 2. Heifter, *Chirurg. cap.* 156.
Juncker ; *Accouchement laborieux, occafionné par une mole.* A.

La *mole* ou le *faux germe*, lorfqu'elle
a deux ou trois mois, n'eft autre chofe
qu'une maffe charnue lymphatique,
fouvent hydatideufe, formée du placenta, en place du fœtus, qui n'a pu
fe développer dans l'amnios. Voici les
fignes auxquels on la connoît : 1°. La
femme qui la porte, éprouve jufqu'au
quatrieme ou au cinquieme mois les

mêmes symptomes que celle qui porte
un embryon. 2°. Ce temps expiré, on
ne sent aucun mouvement total ou partiel dans la matrice, à moins qu'elle ne
soit affectée d'un spasme. 3°. Cette
masse roule, par son propre poids, du
côté où la femme se tourne. 4°. Elle
cause de plus grandes incommodités
que l'embryon ; la femme sent une
lassitude dans les cuisses & les jambes, une pesanteur dans le bassin, elle
a peine à uriner. 5°. Les mamelles
sont moins enflées, & ne contiennent
point de lait. 6°. L'enflure du bas-
ventre est uniforme; au lieu que dans
la vraie grossesse, elle est plus forte
vers le nombril. La mole s'engendre
seule, elle sort souvent vers le second
ou le troisieme mois, & sa sortie est
précédée des mêmes douleurs que l'accouchement ordinaire.

Il y a des moles qui sont plus adhérentes que d'autres à la matrice; il s'en
trouve même qui restent dedans plusieurs années.

Il y a deux moyens de procurer la
sortie de la mole ; savoir, les remedes
& l'art. Dans le premier cas, on commencera par oindre le vagin à plusieurs

reprifes, on fera prendre à la malade un demi-bain, on la faignera du pied, on la purgera, & au bout de quelques heures on lui donnera un lavement âcre, pour lui caufer des tranchées, pourvu qu'on n'ait point d'hémorragie à craindre.

Si ces moyens ne réuffiffent point, fi la mole eft adhérente à l'uterus, & que l'orifice de la matrice foit ouvert, la fage-femme y introduira fa main, & l'extraira, ou avec les doigts ou avec un crochet.

XXVII. *HYSTERALGIA*; Mal de mere, Fortraiture, Colique utérine ; *Hyftralgia*, Haffel-quift, *Voyage de la Paleftine*, appellée par les Auteurs *Douleur de matrice*; Dolor uteri.

Montalte eft le premier qui fe foit fervi de ce nom d'*hyftéralgie* dans fon Abrégé des maladies : il eft formé d'*hyf-teros*, matrice; & d'*algeia*, douleur.

1. *Hyfteralgia ab hyfteroptofi, claff.* 1. *genre* 49. Defcente de matrice. L.

C'eft une douleur occafionnée par

R v

une defcente de matrice. *Voyez* le mot
hyfteroptofis, *claff.* 1. *genre* 49. & Aftruc,
tom. 3. *cap.* 10. Vous trouverez fa cure
chez *Sydenham*, *tom.* 1. *pag.* 435.

2. *Hyfteralgia ab hyfterocele*, Hippo-
crât. *de morbis mulierum*, *lib.* 3, 4, & 5.
Ab Hyfteroloxia, *claff.* 1. *genre.* 55. D.

C'eft celle qui eft caufée par le déplacement de la matrice, qu'*Hippocrate*
regarde comme la fource de quantité
de maladies. Ces fortes de déplacemens
font ordinairement une fuite de la groffeffe ; mais les douleurs qu'ils occafionnent appartiennent aux accouchemens
laborieux, ou aux fymptomes de la groffeffe, de celle, par exemple, où l'enfant
fe forme dans les trompes, dans le bas-
ventre, &c. *Voyez* la derniere claffe.

3. *Hyfteralgia à menoftafiâ*; Colique
des mois; *Colicus dolor in purgatione
menftrua*, Riviere, *cent.* 4. *obf.* 85. D. P.

C'eft cette douleur que les femmes
reffentent tous les mois dans la matrice,
dans les lombes, dans les cuiffes, lorfqu'elles tardent à avoir leurs ordinaires. Elle affecte principalement les filles
d'un tempérament fanguin, elle les
tourmente tous les mois pendant plufieurs jours, & leur caufe même des

convulsions. On attribue communément ces douleurs à la distraction que
cause aux vaisseaux de la matrice le
sang épais & visqueux qui s'y amasse,
aussi bien qu'au resserrement, à la sécheresse & à la rigidité de ces vaisseaux,
laquelle retarde cet écoulement; & en
effet, il est rare qu'elles ayent lieu dans
les femmes qui ont déjà accouché, ou
qui ont eu plusieurs fois leurs ordinaires, à moins qu'elles ne se les attirent
par quelque refroidissement.

Les remedes qui conviennent dans
cette maladie, sont la saignée, dans le
temps que la douleur se fait sentir, les
lavemens oléagineux, les anodins,
sur-tout les demi-bains tiedes, l'infusion de safran d'Orient, de fleurs de
souci, de cheiri, les feuilles de pied
d'oie du Mexique en guise de thé, &
quelques autres que l'on peut voir dans
le *Traité des maladies des femmes,* par
Astruc, *tom.* 1.

4. *Hysteralgia cancrosa;* Cancer de
la matrice; *Cancer uteri,* Astruc, *cap.* 7.
tom. 3. C.

Cette douleur est causée par un cancer caché dans la matrice, lequel venant à s'ulcérer, est suivi de fleurs

R vj

blanches très douloureuses. *Voyez* Fleurs blanches.

Le cancer de la matrice se manifeste par une douleur dans les aines, le bas-ventre, la région hypogastrique, les lombes, aussi bien que par une tumeur dure, inégale, rénitente dans la région de l'utérus, laquelle cause par intervalles des douleurs lancinantes, & qui est précédée d'une dureté squirreuse, simple & constante. Ce squirre forme dans la suite quantité de tubercules inégaux, durs, que l'on sent au tact, lorsqu'ils affectent le col de la matrice ou le vagin. Cette douleur s'irrite par l'attouchement, de même que par l'exercice.

On la calme au moyen d'une diete rafraîchissante, telle que les soupes faites avec la crême d'orge, de riz, le lait pris deux ou trois fois par jour, en s'abstenant de vin, des épiceries, du coït, avec une légere décoction de racine de guimauve, ou une infusion de fleurs de mauve, de graine de lin, avec des bains aqueux ou des demi-bains, des bouillons de grenouilles, de poulet, avec du laudanum solide ou liquide, que l'on prend tous les soirs.

On peut auffi injecter dans le vagin du lait, de la décoction d'orge mondé, une infusion de mauve, de fleurs de violette, de graine de lin, du mucilage d'herbe aux puces, du fuc de *folanum hortenfe*, &c. *Voyez* Fleurs blanches caufées par un cancer.

5. *Hyfteralgia ulcerofa*; *Ulcere de la matrice*, Aftruc, *des maladies des femmes*, *tom. 3. chap. 4. C.*

Cette efpece eft prefque toujours compliquée d'un ulcere dans la matrice, & par conféquent d'un écoulement fétide, fanieux, fanguinolent par le vagin; d'où vient que cette maladie appartient à la perte du fang, ou aux fleurs blanches caufée par un ulcere. Au refte, elle eft la fuite de l'inflammation de la matrice, & demande le même traitement que le cancer de ce vifcere, vu que les ulceres qui s'y forment dégénerent fouvent en cancer.

On a lieu de croire qu'il y a un apofteme dans la matrice, lorfque l'inflammation ne s'eft point réfoute, que la fievre a été violente, que la malade fent une tumeur & une douleur fourde dans la matrice, qu'elle eft fujette à des lueurs, &c.

6. *Hysteralgia schirrosa; Squirre de la matrice*, Astruc, *tom. 3. chap. 5.* Puzos, *du squirre de la matrice*, C.

Il se manifeste par une pesanteur incommode dans la région de la matrice, par une tumeur dure, rénitente, qui souffre le tact, lors sur-tout qu'on peut le toucher en introduisant le doigt dans le vagin, ou en repoussant la matrice avec le doigt, après avoir fait coucher la femme sur le dos, & lui avoir fait plier les jambes. On peut cependant le confondre avec la véritable grossesse, lorsqu'il occupe toute la matrice, à moins qu'on ne fasse une attention particuliere aux signes; de même qu'avec l'hydropisie de matrice, lorsque le squirre a acquis un certain volume, la matrice descend alors par son propre poids, cause à la femme une douleur gravative qui l'empêche de demeurer debout, & qui la menace d'une chute de matrice; & la tumeur panche du côté où elle s'incline. Les squirres invétérés sont suivis de fleurs blanches, d'enflure œdémateuse, de fievres intermittentes, &c. Vous trouverez dans les Auteurs le traitement qu'il exige.

La femme sent une douleur grava-

tive dans le fondement ; & une douleur diftenfive dans la matrice, les aines & les lombes. On fent dans la
région de l'hypogaftre une dureté qui
caufe de la douleur à la malade lorfqu'on la preffe légérement ; mais lorfqu'on appuie plus fortement, la matrice cede , & fe remet auffi-tôt en
place. Lorfqu'on introduit le doigt dans
le vagin , on trouve le col de la matrice plus épais, plus court, plus rude,
& plus dur dans fon pourtour, & la
femme y fent même quelque douleur.

Les douleurs des aines & des lombes augmentent lorfque la femme eft
debout ; elle a de la peine à uriner ; &
à ces fymptomes fe joignent la fievre,
l'inappétence, &c.

La matrice devient fouvent fquirreufe vers l'âge de quarante-cinq ans,
qui eft le temps où les ordinaires ceffent, enfuite de la fuppreffion du lait,
d'un coup à la matrice, d'une frayeur
fubite, qui fait ceffer tout-à-coup l'é-
coulement des menftrues.

Le fquirre eft extrêmement difficile
à connoître au commencement, & ne
caufe de la douleur qu'après qu'il a acquis un certain volume.

7. *Hyſteralgia pruriginoſa*; Le prurit de l'uterus; *Pruritus uteri*, Rodrigue de Caſtro, *lib.* 2. *cap.* 9. **L.**

Cette maladie, à ce que dit l'Auteur, conſiſte dans une démangeaiſon incommode & dans un déſir violent du coït accompagné de douleur, ce qui rend cette affection beaucoup plus cruelle; mais ce déſir violent n'eſt à proprement parler qu'une fureur utérine, ce qui fait qu'on doit le rapporter à cette claſſe. Le prurit, proprement dit, n'eſt autre choſe qu'une douleur dans le vagin, occaſionnée par une matiere âcre, ſouvent herpétique, ou par des puſtules, qui obligent la malade à ſe gratter ſans ceſſe, à cauſe de la démangeaiſon qu'elles cauſent; indépendamment de la rougeur, de l'ardeur & de la phlogoſe qu'elles cauſent dans la partie. Cette maladie eſt cauſée par une matiere ſéreuſe, âcre, ſaline, quelquefois herpétique, ou vénérienne, qui ne cauſe pas toujours des puſtules.

On la guérit avec des rafraîchiſſans, tels que les bains réitérés, que l'on fait précéder des bouillons faits avec la laitue, la citrouille, les ſemences froides,

dont on farcit le ventre d'un poulet,
& auxquels on ajoute des diurétiques
propres à purifier le fang, tels que le
fyfimbrium aquatique, le cochlearia,
l'ofeille, auffi bien que des fubftances
mucilagineufes, comme les grenouilles,
les colimaçons, les fleurs de mauve, la
racine de guimauve. On doit commencer par la faignée & la purgation,
& donner le foir à la malade des juleps, des émulfions ; en été les eaux
acidules de Valls, d'Alais. Les meilleurs topiques que l'on connoiffe font
les feuilles de plantain, de vigne, de
rofe, les préparations faturnines, &c.

8. *Hyfteralgia ab offe ,* Edward Hody,
tranfact. philofoph. vol. 9. pag. 191.

Une femme étoit affligée depuis long-
temps d'une douleur gravative dans la
région de l'uterus, de la toux, de la
dyfpnée, d'une rétention d'urine, d'un
tenefme & d'un afthme occafionné par
un fquirre dans le poumon. On lui
trouva dans la matrice une fubftance
offeufe dont on peut voir la figure dans
l'ouvrage cité, *tab. 8. fig. 113.*

9. *Hyfteralgia febricofa ,* Morton *Py-*
retol. pag. 92. fievre intermittente qui
tient des douleurs de l'accouchement,
hiftor. 19, 20, &c. A. P.

C'est un concours de douleurs, de spasmes, de syncopes, tel qu'on l'obferve dans les femmes qui accouchent, mais qui est caufé par le venin de la fievre intermittente, & qui revient par conféquent tous les jours, ou de deux jours l'un. Les femmes enceintes font fujettes à des douleurs dans les lombes & la matrice, au vomiffement, à des fpafmes qui leur font jeter les hauts cris; mais on connoît cette efpece à fon retour périodique, à la couleur briquetée de l'urine, au pouls fébrile, à la faleté de la langue, & à l'abfence des fignes qui précedent l'accouchement.

On la guérit avec des potions fébrifuges, que l'on fait précéder de la faignée, de la purgation & des narcotiques, felon l'exigence des cas.

10. *Hyfteralgia vaporofa* ; Colique hyftérique de l'uterus. L. P.

Ce font des douleurs utérines, caufées, à ce qu'on prétend, par la paffion hyftérique, & que *Sydenham* attribue à deux principes, favoir aux pertes de fang, ou au flux immodéré des menftrues ou des lochies, que caufent les accouchemens laborieux, ou tel que celui qui furvient vers l'âge de quarante trois ans, avant que les menftrues ceffent, & aux defcentes de matrice. On diftingue cette efpece à un écoulement copieux d'urine limpide, au froid des extrémités, à l'abattement de la malade, aux pleurs & aux éclats de rire qui fe fuccedent tour à tour, & aux autres fymptomes des vapeurs. Cette maladie eft principalement caufée dans les femmes en couche par le défaut ou la fuppreffion des lochies, laquelle a lieu lorfqu'elles s'expofent inconfidérément au froid ; fur quoi l'on peut confulter la differtation de *Sydenham*, adreffée en forme de lettre à M. *Cole*.

11. *Hyfteralgia ex abfceffu*, La Motte, *obf. 57. des tumeurs*. Colique utérine caufée par un abcès. C.

Une femme reffentoit des douleurs violentes depuis l'os facrum jufqu'au pubis, qu'elle prétendoit avoir leur fiege dans le fond du vagin. Le Chirurgien l'ayant vifitée, trouva au deffous de l'os facrum & à côté du coccix un endroit douloureux d'un pouce de large dans laquelle il fentit quelque fluctuation. Il le perça, il en fortit une palette de pus, & la malade fut parfaitement guérie.

12. *Hysteralgia imprægnatarum*; Colique utérine des femmes enceintes. L.

Dans les grosseffes heureufes, la fensibilité de la matrice, & les autres symptomes occafionnés par fon extenfion & par la rétention des menftrues, ceffent ou diminuent pour l'ordinaire dans les trois ou quatre premiers mois, ce qui eft un figne d'une bonne groffeffe, parce que la capacité de la matrice, lorfque fon diametre devient double ou triple, eft à fa diftenfion, dans le rapport des mêmes diametres. Or la capacité qu'elle acquiert dans le premier cas, eft à celle qu'elle acquiert dans le fecond, comme les cubes des diametres, ou comme 27 à 8; fa capacité dans ces deux cas eft à fa diftenfion à peu près comme 5 à 2, & par conféquent elle augmente deux ou trois fois plus que les douleurs, de forte que dans la fuite le moindre allongement des fibres fuffit pour lui procurer un volume confidérable. Sa fenfibilité diminue auffi à proportion qu'elle met plus de tems à fe diftendre, & que cette diftenfion eft moindre; la nature s'y habitue, & cette habitude fait qu'elle ne fe reffent point de ces changemens.

Les fymptomes auxquels les femmes font fujettes après avoir conçu, fe manifeftent d'autant plutôt, que le terme auquel elles ont coutume d'être réglées eft plus court ; & ces fymptomes qu'occafionnent la fenfibilité de l'uterus, la pléthore, & l'épaiffiffement du fang font la cacofitie, la malacie, les naufées, les vomiffemens pituiteux, le ptyalifme vifqueux, la crémafon acide, la laffitude, les phénomenes hyftériques.

Dans le cas où ces fymptomes continuent trois ou quatre mois, ou augmentent, on y remédie par la faignée, les lavemens, une nourriture choifie.

La colique utérine à laquelle les femmes font fujettes vers les derniers mois de leur groffeffe, exige un tout autre traitement.

On diftingue la colique utérine des femmes groffes de la colique ordinaire, en ce que 1°. la douleur a principalement fon fiege dans l'hypogaftre ; 2°. en ce qu'elle eft compliquée de douleurs néphrétiques, ou de maux de reins ; 3°. de vomiffement ; 4°. en ce que les lavemens n'apportent aucun foulagement, après même qu'on les a

rendus, ce qu'on doit attribuer à la
diſtenſion de la matrice, à la preſſion
des nerfs qui ſont dans le voiſinage,
de même que dans la colique des mois.

Les remedes qui conviennent dans
pareil cas ſont, 1°. la ſaignée ; 2°. le
régime ; 3°. un exercice modéré ; 4°.
la liberté du ventre.

Les femmes enceintes ſont ſujettes
vers le quatrieme mois à des douleurs
dans les aines, qui reviennent par intervalle dans la nuit, & qui les font
boiter ; elles ſont occaſionnées par la
diſtraction des ligamens ronds, & elles
ſe diſſipent d'elles-mêmes.

13. *Hyſteralgia lactea ;* Infiltrations
laiteuſes, Vandermonde, *Journal de
Médec. Juillet 1759.* par Levret. L.

Les femmes en couche y ſont ſujettes lorſque le lait vient à leur man-
quer, ou qu'elles ſe refroidiſſent ; mais
les nourrices ſont rarement affectées
de cette maladie.

Elle commence par une douleur gravative dans le baſſin & dans les aines,
par des foibleſſes dans les cuiſſes, des
douleurs dans les ligamens ronds.

A meſure que la maladie fait des
progrès, il ſe forme dans la cuiſſe une

tumeur de même couleur que la peau, presque indolente, peu élevée. Cette tumeur grossit & est suivie d'une autre semblable dans la jambe, & la douleur s'appaise. Les pieds s'enflent ensuite, & la douleur diminue à proportion que l'enflure augmente.

L'état de la maladie est fixé au bout de huit ou dix jours, mais lorsqu'elle est sur son déclin, les cuisses se désenflent, ensuite les jambes, & enfin les pieds, de même que dans la résolution de l'œdeme.

L'infiltration laiteuse differe de la lymphatique, en ce que 1°. la lymphatique est transparente, & la laiteuse opaque; 2°. en ce que la lymphatique commence par les extrémités inférieures, & remonte vers les supérieures, au lieu que la laiteuse se jette des cuisses sur les jambes, & de celles-ci sur les pieds; 3°. l'infiltration laiteuse a son siege près de la matrice, & se répand de là dans les extrémités inférieures.

Cure. Du moment que la maladie commence, on doit employer les sudorifiques & les cathartiques doux pour résoudre le lait qui se trouve mêlé avec le sang, avant qu'il ait formé un dépôt;

mais après que celui-ci eſt formé, il n'y a point de meilleur remede que le ſavon. On peut auſſi, pour réſoudre ces dépôts laiteux, ſe ſervir d'un cataplaſme compoſé avec des herbes émollientes, de la mie de pain & du ſavon. On peut auſſi faire entrer ce dernier dans les lavemens & dans les demi-bains, en le faiſant diſſoudre dans l'eau.

14. *Hyſteralgia lochialis*; Tranchées naturelles des accouchées, Puzos, *traité des dépôts laiteux, pag. 368. A.*

L'accouchement naturel eſt ſuivi de tranchées périodiques qui durent pendant quelques jours, & dans les intervalles deſquelles l'accouchée jouit d'un parfait repos. Chaque accès de tranchées eſt ſuivi d'un écoulement de lochies, ou de quelques grumeaux de ſang par la matrice. Ce viſcere qui ſe diſtend dans le fort de la douleur, ſe ramollit dès qu'elle ceſſe. Dans les intervalles qu'elle laiſſe, ſur-tout s'ils ſont un peu longs, la malade eſt ſujette à des ſueurs légeres, elle a bon appétit, & dort paiſiblement.

Cette colique utérine differe de l'inflammation de matrice ou de bas-ventre cauſée

causée par le lait, en ce que 1°. les tranchées hystériques sont plus fréquentes ; 2°. accompagnées d'une chaleur brûlante, de céphalalgie, de soif, de fievre, de douleurs vagues dans le bas-ventre & dans les lombes ; 3°. les lochies sont plus ichoreuses ou plus fluides, séreuses, plus abondantes, bien plus à cause de l'irritation que souffre la matrice, qu'à cause de sa contraction naturelle ; 4°. l'écoulement des lochies n'appaise ni les symptomes, ni ne procure aucun soulagement à la malade. *Voyez* inflammation de matrice causée par le lait.

Baglivi recommande comme un spécifique dans cette maladie la teinture de safran extraite avec l'eau de cinnamome, & une petite dose de sirop de cinnamome. Baglivi, *pag.* 224.

15. *Hysteralgia ab sparganosi* ; Dépôt laiteux dans l'hypogastre, Puzos, *traité des accouchemens, pag.* 356. L.

Voici les signes qui l'annoncent ; 1°. il se forme quelques jours après l'accouchement ; 2°. il est précédé de tranchées extraordinaires, vagues, importunes dans tout le bas-ventre, mais qui ont un siege fixe ; 3°. ce siege est dans les aines, savoir dans le tissu cellulaire du péritoine, dans les ligamens larges, ou dans l'ovaire; 4°. ces tranchées ne causent aucune dureté dans la matrice, & n'excitent point l'écoulement des lochies, comme celles qui surviennent après l'accouchement ordinaire; 5°. il est suivi d'anorexie, d'insomnie, d'une fievre ou synoque ou intermittente, dont l'accès revient plusieurs fois par jour; 6°. environ dix ou quatorze jours après l'accouchement, on peut découvrir la tumeur au tact; 7°. lorsqu'on néglige ces tumeurs, ou qu'on les traite mal, il en résulte des abcès dans ces endroits, dont l'issue est toujours funeste.

On l'appelle *hystéralgie*, quoiqu'elle n'affecte point l'uterus, parce que ces tranchées ressemblent si fort aux coliques utérines, qu'on la confond aisément avec la vraie colique utérine; il n'y a point de genre de maladie dont les commencemens se ressemblent si fort, & c'est ce qui fait qu'on doit s'attacher à la connoître.

On la guérit par des saignées réitérées, & ensuite avec des bouillons faits avec la chicorée, le pissenlit, le cerfeuil, le cresson de fontaine & le sel de *Glauber*, qui procurent une évacuation copieuse d'urine. On doit y joindre quelques lavemens, & terminer l'usage des bouillons par des cathartiques. On donnera de temps en temps à la malade des bols composés avec la poudre de vipere, le cinabre, les cloportes & l'antimoine diaphorétique.

16. *Hysteralgia calculosa*, Puzos, *Traité des accouchemens*, pag. 139. Mémoires de l'Académie de Chirurgie, *tom*. 2. *pag*. 130. Colique utérine causée par le calcul.

Les calculs de la matrice sont ordinairement gypseux, légers, raboteux, blancs; on les connoît au tact par le moyen de la sonde, de l'excrétion, & au sentiment de pesanteur qu'ils causent. Il survient dans certaines circonstances des douleurs gravatives dans les lombes, les cuisses, lesquelles font boiter la malade, lors sur-tout qu'elle a une descente de matrice; elles sont accompagnées d'une démangeaison férine dans le vagin & les aines, & de douleurs fébriles aiguës. Marc Donat, *hist. mirab. lib*. 4. *cap*. 30. Schenckius, *observ*. 4.

Inflammation de la matrice accompagnée de fleurs blanches, fétides, purulentes , *Act. de Leipfick , Août 1712.* On trouva, tant dans la matrice que dans les trompes, trente-deux calculs, lefquels avoient une qualité diaphorétique comme le bézoard.

Fleurs blanches compliquées de douleurs lancinantes , à l'occafion d'un ulcere formé dans la matrice par le calcul. Louis *ibid , pag. 134 ;* Fleurs blanches, purulentes & marafme.

Dyftocie , douleurs pareilles à celles de l'accouchement, Paré , *de generat. lib. 24. cap. 9.* Hippocrat. de epidem. *lib. 5. fect. 2.*

La ftérilité eft inféparable de la colique utérine que caufe le calcul.

Dyfurie de Blancard , *anat. pract. obf. 74. tranf. philof.* Hody 1736.

Ifchurie caufée par un calcul dans la matrice. *Ephem. nat. cur. dec. 1. ann. 4. obf. 65.*

Hémorroïdes caufées par un calcul dans la matrice, Duncan. *Pathol. lib. 2.* par la pétrification de la matrice.

On la guérit par le moyen de l'extraction que la nature ou l'art peuvent effectuer, lorfque l'orifice de la matrice est ouvert, ou qu'il descend dans le vagin.

C'est celle qui est causée par un calcul formé dans le vagin lorsque la vessie étant percée, l'urine dépose son tartre dans le fond du conduit qui est fermé de tous côtés par des fibres & des membranes, d'où s'ensuivent des douleurs, des tranchées dans le vagin & la difficulté de marcher. *Puzos* prétend que l'opération est absolument nécessaire. On prévient les excroissances & les carnosités au moyen des tentes qu'on introduit dans le vagin, lorsqu'ensuite d'un accouchement laborieux, on craint que le col de la vessie ne vienne à suppuration.

Voyez touchant cette maladie *les Mém. de l'Acad.* de Harlem, *part. 3.*
pag. 603.

L'extraction est le remede que la nature & l'art prescrivent, lorsque l'orifice de l'uterus est ouvert, ou qu'il descend dans le vagin.

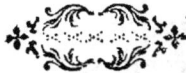

ORDRE CINQUIEME.

DOULEURS EXTERNES,

Parmi lesquelles sont comprises celles des membres.

JE mets de ce nombre les douleurs des mamelles, du tronc, des lombes, des jambes, des parties génitales, &c. que je n'ai pu comprendre dans les ordres précédens.

XXVIII. *MASTODYNIA ; Douleur des mamelles.*

C'est une douleur notable & constante, soit périodique ou continue dans les deux mamelles, ou dans l'une des deux. Ce mot est dérivé de *mastos* mamelle, & *odyne* douleur.

1. *Mastodynia phlegmonodes*, Rod. à Castro, *de mammillarum inflammatione, lib. 1. cap. 16.* Douleur phlegmoneuse des mamelles. B.

Cette douleur est accompagnée d'enflure, de rougeur, d'élancemens & de

rénitence. Elle est causée par la trop
grande affluence du sang dans les artè-
res mammaires & par la force avec laquelle il agit sur leurs vaisseaux sanguins, ainsi qu'il est aisé d'en juger par
la dureté, la plénitude, la vîtesse ou
la fréquence du pouls, & c'est ce qui
occasionne la distension, la rougeur,
la douleur & la rénitence qu'on apperçoit dans les mamelles.

La raison pour laquelle le sang agit
avec tant de force sur les mamelles, est
qu'il ne peut circuler dans les vaisseaux
capillaires, ce qui arrive toutes les fois
qu'elles sont pressées par un corps ferré
ou baleiné, car le sang agit alors avec
plus de force sur les parois des vaisseaux
qu'il ne le feroit s'il circuloit avec facilité dans les veines. Cette maladie est
ordinairement la suite d'une pression
externe, d'un coup de la pléthore, de
la suppression des menstrues.

On la guérit 1°. par une diete ténue,
avec des bouillons, des crêmes, des
potions délayantes, rafraîchissantes,
telles que la tisane d'orge, de riz; 2°. par
des saignées réitérées du bras & du
pied, des lavemens émolliens, des
cathartiques antiphlogistiques, après

S iv

que l'inflammation eft calmée; 3°. avec
des topiques émolliens, anodins &
réfolutifs; des linges trempés dans de
l'oxycrat froid ou dans une décoction
de feuilles & de graine de lin. Je mets
au nombre des réfolutifs les cataplafmes
légers compofés avec la graine de lin,
le mélilot, la farine de feves, le miel,
le vinaigre, le fafran, la moelle de
bœuf, le beurre, l'huile d'olive, &c.

2. *Maſtodynia puberum*, Krameri,
Commerc. Norimberg. 1735. hebdom. 30.
§. 2. B.

Tous les enfans qui ont atteint l'âge
de 12 ou 14 ans, fe plaignent d'une
douleur dans les mamelles, accompagnée d'enflure & de démangeaifon. Les
mamelles, de même que leurs aréoles,
s'enflamment, deviennent douloureufes, & fouvent même leurs vaiffeaux
laiteux s'excorient & fuintent.

La cure fe réduit à les preffer, pour
en faire fortir la férofité blanchâtre qui
s'y eft amaffée, & à appliquer un emplâtre deffus. *Effai d'Edimbourg, tom.*
7. pag. 122.

3. *Maſtodynia pilaris*, Roder. à Caftro, *lib. 4. cap. 26. Lactis concretio, fe-*
bris lactea, du même; en François *le*

poil, en Languedocien *arcouſſel*, en Grec *tromboſis* & *trichiaſis*, en Eſpagnol *pelo*. B.

Alſaharavius prétend que cette maladie eſt cauſée par un poil, que la femme a avalé par haſard en buvant, mais c'eſt une pure rêverie. Elle cauſe dans le mamellon une douleur aiguë, accompagnée de rougeur & de tenſion ; le lait ne ſort que goutte à goutte & avec douleur, les petites glandes des mamelles, de même que celles des aréoles s'enflent, deviennent noires, & on y ſent une douleur poignante, de maniere que la mere ne peut donner à teter à ſon nourriſſon. Ces petites grappes noirâtres, que les Languedociens appellent *Cats négres*, tourmentent prodigieuſement les accouchées. Les mamellons ſe gercent, s'enflamment, deviennent extrêmement douloureux, & cet accident eſt ſuivi d'une fievre de lait éphémere accompagnée de friſſon, de céphalalgie & de ſueurs qui ſentent le fromage aigre.

On attribue tous ces accidens à un lait caillé & grumelé dans les mamelles des nourrices, mais je croirois plutôt qu'ils ſont occaſionnés par l'inflamma-

S v

tion de vaisseaux laiteux & des glandes, & celle-ci par leur engorgement & par la violence avec laquelle le lait & le sang se portent dans les mamelles.

Elle demande le même traitement que le dépôt laiteux ; mais il faut de plus oindre les ragades avec de l'huile de cire, d'œuf, du mucilage de graine de coing, & les saupoudrer avec de la gomme arabique. On peut encore employer le traitement de l'éphémere de lait, *Classe* 2, & celui de la douleur phlegmoneuse des mamelles.

4. *Mastodynia cancrosa* ; *Cancer mammarum*. Roder. à Castro, *lib. 1. cap. 22.* Cancer aux mamelles.

On le connoît à une douleur lancinante qui se fait sentir par intervalles sous les aisselles, ou dans le voisinage, qui se fixe dans la mamelle, & qui est aussi vive que si on la perçoit avec une alêne. Elle est accompagnée d'une tumeur en forme de verrue, dure, profonde au commencement, à laquelle il succede une tubérosité inégale, des varices, & plusieurs autres symptomes qu'on peut voir dans la dixieme Classe, au mot *Carcinome*.

5. *Mastodynia polygala* ; *Dépôt lai-*

teux aux mamelles, Puzos. *Lactis redun-*
dantia, Roder. à Caſtro, *lib. 4. cap. 25.*
Sparganoſis de Dioſcoride. B.

Les femmes qui accouchent , ont
quelquefois une ſi grande quantité de
lait, que les mamelles ne peuvent plus
le contenir, & de là vient qu'elles ſe
diſtendent & deviennent extrêmement
douloureuſes. Elles ſe gonflent, ſe tendent, deviennent d'une ſenſibilité ſi
grande, que la mere ne ſauroit donner
à teter à ſon nourriſſon, & à moins
que le lait ne s'écoule de lui-même,
il s'y amaſſe de plus en plus, & cauſe
une inflammation dans les mamelles,
dont j'ai parlé ci-deſſus.

La cure devient très-difficile lorſque
l'accouchée veut faire paſſer ſon lait;
elle l'eſt moins lorſqu'elle veut ou
qu'elle peut nourrir, ou ſe faire teter
par un petit chien ou par une femme
prépoſée pour cet effet. Il eſt vrai que
cela eſt difficile & douloureux, mais
elle ne ſauroit s'en diſpenſer pendant
quelques jours, juſqu'à ce que le lait
ait diminué. Elle vivra de maniere à ne
point l'augmenter; elle uſera d'une boiſſon délayante, diurétique, telle que la
décoction de racine de perſil, pour

évacuer le lait superflu par les voies urinaires, observant d'entretenir & de faciliter l'écoulement des lochies. On réitérera les lavemens, & on ne négligera point la saignée. On empêchera la coagulation du lait, on le rendra fluide & on en procurera l'excrétion, au moyen des linges chauds & des cataplasmes résolutifs qu'on appliquera sur les mamelles. Les remedes les plus propres à produire cet effet, sont, le miel, dont on oindra les mamelles, les cataplasmes faits avec les feuilles de persil, de cigue ; les quatre farines résolutives, la décoction de menthe, de sauge, de fenouil, d'ache, dont on fait des embrocations, &c.

6. *Maftodynia butyrofa*, Vandermonde, *Novembre 1758. p. 431.* Fuun, Méd. d'Harlem. D.

Une femme âgée de 40 ans, ensuite d'une frayeur qu'elle eut, ressentit pendant long-temps des douleurs très-vives dans les deux mamelles, qu'elle ne vint à bout de calmer qu'en les frottant auprès du feu, ce qui en faisoit sortir une humeur jaune & épaisse, mais elle étoit obligée de réitérer cette opération plusieurs fois par jour. On la gué-

rit enfin avec un liniment compofé
d'huiles aromatiques & d'efprit de vin,
d'un emplâtre de bafilicon, & par l'u-
fage réitéré de l'éthiops minéral, de la
gomme adragant, & de la racine de
gayac, reduits en forme de pilules.

Cette humeur jaune, épaiffe & femblable à du beurre, a fait donner à cette
efpece le nom qu'elle porte.

7. *Maftodynia ex terrore*, Mém. de
l'Acad. de Harlem, *part. 3. pag. 31.*

Une femme s'étant effrayée, fut attaquée de douleurs violentes dans les
mamelles, qui, après avoir réfifté à tous
les remedes, s'appaiferent enfin dès
qu'elle les eut frottées devant le feu,
la chaleur en ayant fait fortir une efpece
d'humeur gluante. Elles n'étoient que
médiocrement gonflées & tendues. La
douleur ceffa tout-à-fait dès qu'on eut
appliqué deffus des liqueurs fpiritueufes
& un emplâtre de bafilicon.

8. *Maftodynia emphyfematofa*, Roder.
à Caftro, *de flatuofo mammaram tumo-
re, lib. 1. cap. 17.* L.

La partie eft blanche, élaftique, tendue, douloureufe, fans que les glandes
foient tuméfiées, & fi l'on on croit les
Auteurs, elle réfonne lorfqu'on frappe

deffus. On la diftingue de la premiere
efpece par la blancheur de la mamelle ;
du cancer, par l'uniformité & l'égalité
de la tumeur ; il n'y a aucune dureté
dans les glandes , & la rénitence eft
égale dans toute l'étendue de la mamelle. La douleur augmente dans le
temps des ordinaires , & s'appaife fouvent après qu'ils ont ceffé.

On la guérit avec des emmenagogues
& des topiques réfolutifs , tels que la
décoction des feuilles d'aneth , de mélilot, de camomille , de fleurs de fureau.
Voyez la cure de l'Emphyfeme, Claffe I.
& celle de la Pneumatofe , Claffe X.

9. *Maftodynia apoftematofa* ; *Abfcef-
fus mammarum* , Roder. à Caftro, *lib.* 1.
cap. 16. *pag.* 111. Abcès aux mamelles. L.

Cet abcès eft la fuite d'un phlegmon
qui n'a pu venir à fuppuration ; il eft
accompagné de pulfation , de douleur
& de tenfion. La tumeur s'affaiffe enfuite , fe ramollit , fa pointe blanchit ,
on y fent de la fluctuation , & la fievre
ceffe dès que le pus eft formé. Il faut
appliquer deffus des cataplafmes matu-
ratifs & émolliens , ouvrir la tumeur,
en faire fortir le pus , déterger l'ulcere & le cicatrifer. *Voyez* le mot *Apofteme* , Claffe I.

10. *Maſtodynia portentoſa. Act. Soc. Lond. n°. 52. L.*

Cette eſpece étoit occaſionée par le poids énorme des mamelles, dont l'une peſoit 40 livres, & l'autre 64. Cette excroiſſance s'étoit formée tout-à-coup preſque dans l'eſpace d'une nuit. Les mamelles d'une femme de Touloufe, dont les regles étoient ſupprimées, devinrent d'un volume prodigieux ; on lui fit prendre des emménagogues, & elle eut des hémorragies de nez, qui tinrent lieu de regles.

XXIX. *RACHIALGIA* ; Colique de Poitou ; *Dolor colicus Pictonum*, de Citois ; *Pictorum & Figulorum*, de quelques-uns ; *Colica ſaturnina*, de Juncker ; *Damnonienſis*, d'Huxham ; en Eſpagnol, *Énirpado* ; *Plumbariorum*, de Ramazzini ; *Colica figula*, de Dubois, année *1751*.

Nous devons ce nouveau genre au célebre *Aſtruc*, lequel lui donne le nom de *rachialgie*, qui eſt un mot compoſé de *algeia* douleur, & *rachis*, l'épine du dos , parce qu'il prétend que les douleurs ont leur fiege dans les nerfs de la moelle de l'épine.

Quoique la théorie de M. *Aftruc* ne foit pas encore fuffifamment confirmée, cela n'empêche pas qu'on ne doive retenir ce nom , vu qu'il eft propre à ce genre , & qu'il fert à le diftinguer des autres.

Le caractere de cette maladie confifte dans des douleurs atroces dans le bas-ventre , lefquelles répondent aux reins & au dos , & qui n'augmentent point par la preffion. Elles font ordinairement accompagnées de la retraction du nombril , d'une conftipation opiniâtre , d'un engourdiffement dans les mains , & de paralyfie, ou bien elles fe terminent par des contractures chroniques.

Elle a cela de commun avec la colique du foie caufée par le calcul, qu'elle affecte principalement l'hypogaftre, & s'étend jufqu'au thorax ; elle eft de plus chronique & revient par accès. Il eft bon cependant de remarquer que la colique du foie occafionne fouvent l'ictère , & affecte principalement la région de ce vifcere. Elle a beaucoup de rapport avec la colique fpafmodique, & plufieurs la regardent comme une colique bilieufe & fpafmodique.

1. *Rachialgia Pictonum* ; Colique de Poitou , Maladie bilieufe qui a régné depuis 1572 jufqu'en 1606.

Cette efpece eft caufée par l'ufage du vin & des liqueurs aufteres qui ont fermenté , de même que par celui des acides.

Morbus Damnonienfis , Huxham , Londres 1739. *Tranf. Philofoph. tom. 9.* pag. 242. Mufgrave & Huxham ont vu cette maladie devenir endemique par l'ufage du cidre. Vandermonde , *Journal* , *1758. pag. 133.*

Citois obferve qu'elle a été autrefois très-commune dans le Poitou, à caufe de l'ufage qu'on y faifoit des vins acides & qui n'avoient pas acquis leur maturité.

Pifon , Sennert , Citois , Craton , Cardan , Wepfer rapportent que plufieurs Religieux en furent attaqués , pour avoir bu du vin blanc qui n'avoit pas affez fermenté.

Tronchin dit avoir connu des gens qui en ont été attaqués pour avoir bu du jus de citron, de l'efprit de vitriol,

du *Ponch* ; il admet une troisieme espece de rachialgie.

Ses symptomes sont une angoisse extrême & une douleur atroce dans l'épigaftre, un pouls foible & inégal, des
fueurs froides, une langue fale, une
haleine puante, un vomissement de matiere verdâtre, noire, pituiteufe, acide ; dans la fuite une conftipation opiniâtre, des vomissemens moins fréquens, une efpece de douleur néphral-
gique dans le nombril, les lombes & le
dos, avec un fentiment de pefanteur
dans le périnée, des urines épaisses,
la contraction fpafmodique du bas-
ventre. Les bras & les mains perdent
leur mouvement, le malade fent des
douleurs dans les cuisses, les jambes,
les membranes & les inteftins ; la maladie fe termine par une paralyfie & des
puftules rouges.

Sa cure eft la même que celle de
l'efpece fuivante. Après que la douleur
eft calmée, rien n'eft plus utile au malade que les eaux acidules de *Seltz*, les
eaux martiales de *Glauber*, & l'exercice
du cheval. Lorfqu'elle eft fuivie de l'ictere, c'eft un figne que la colique de
Poitou eft compliquée d'une douleur

de foie, à caufe que la bile eft coagulée par un acide, & le malade s'en trouve mieux.

2. *Rachialgia febricofa ; Colica ab intermittenti febre*, Burlet, *de Hifpanorum morbis 1714.* En Efpagnol *dolor de tripas y entripado.* Tronchin, *Colica Piƈtonum à caufâ ramotâ primâ, pag.* 45. Riviere, *Prax. Med. lib. 10. cap. 1.* Colique de Poitou fébrile.

Cette efpece accompagne ou fuit les fievres intermittentes ou rémittentes qui ont été mal traitées. Elles a été obfervée par Fernel, *Patholog. lib. 6. cap. 10.* par Balloni, *conf. 5.* Spigel *de femitertiana, lib. 4. cap. 13.* Charles Pifon, *conf. 3. 4. cap. 2;* & *Tronchin* l'a vue épidémique à Amfterdam en 1727. Les anciens l'attribuent à une bile érugineufe, & les modernes à un venin fébrile, principalement à celui de la tierce & de l'hémitritée.

Elle caufe des douleurs cruelles dans l'eftomac & les inteftins grêles, accompagnées de la conftipation, de l'enflure du bas-ventre, & fur-tout de l'épigaftre, de rapports & de vomiffement. Cette douleur eft continuelle, revient à la plus légere occafion, ne cede pas aisément aux remedes, & dégénere en contractures & en paralysies. Ceux qui échapperent à la colique épidémique qui régna à Amsterdam, & qui fit infiniment plus de ravage que la peste, ressembloient à des spectres automates; ils étoient pâles, défaits, ils avoient les mains retirées & pendantes, la voix glapissante, foible; & il s'en trouva même qui perdirent l'usage de la parole.

La saignée, de même que les émétiques & les cathartiques violens, sont absolument contraires à cette maladie. On doit donc se borner à ramollir le ventre par des fomentations & des bains, & avec des alimens & des remedes doux, tels que les substances oléagineuses, mucilagineuses & farineuses, auxquelles on joindra les purgatifs avec la manne, la pulpe de casse, l'huile d'amande douce, le petit lait tiede, que l'on donnera toutes les trois heures au malade en petite dose. *Citois* abandonna les cathartiques cholagogues, & leur en substitua de plus doux. Les narcotiques ne valent absolument rien. On dissipera le reste de la maladie avec le petit lait, cuit avec du chiendent, les bouillons de chicorée, de beccabunga, de piffenlit ; & on rétablira le ton des parties avec les eaux acidules.

3. *Rachialgia metallica;* Coliques des Peintres, de plomb, des Potiers, des Barbouilleurs, &c. *Colica Pictonum à veneno,* Tronchin, *fpec.* 2. *Colica pictonum, vulgò Saturnina,* Junckeri; *Colica plumbariorum,* Ramazzini, *de morb. artific. Dolor cardialgicus fpafmodicus à veneno,* Frid. Hoffmann, *tom.* 2. *pag.* 257. *Mil-reech* en Anglois, c'est-à-dire, vapeur qui s'éleve des moulins. *Mémoires de la Société Royale de Londres.*

Cette efpece eft caufée 1º. par des vins acides, édulcorés avec la litharge: on découvre la fraude au moyen d'une leffive alkaline, dans laquelle on fait bouillir de l'orpiment; 2º. par l'ufage interne des préparations de plomb, telles que le fucre de faturne, qu'on emploie pour amortir les aiguillons de la chair, pour guérir la gonorrhée; 3º. par les alimens qu'on a fait cuire dans des vaiffeaux de cuiyre mal étamés, & remplis de vert-de-gris; 4º. par les fumées arfénicales qui s'élevent des métaux que l'on travaille au feu; d'où vient que les Métallurgistes, & ceux qui blanchissent les cuirs des souliers avec la céruse, y sont sujets; 5°. de même que les Peintres, les Barbouilleurs, ceux qui broient & préparent les différentes couleurs; 6°. les Potiers qui vernissent leurs poteries; 7°. par l'usage interne de l'antimoine crud, trop souvent réitéré, à ce que dit *Tronchin, pag. 65*, & même par le cinabre, le vert-de-gris, l'outremer, & autres couleurs métalliques.

Les exemples de cette maladie sont très-fréquens, & j'ai eu occasion de l'observer à Montpellier, à Nîmes, à Alais, &c.

Cette espece a cela de particulier, que la paralysie & la stupeur n'affectent que les membres supérieurs, & jamais les inférieurs. Le nombril se retire souvent, les excrémens s'endurcissent, les malades sont pâles, foibles, & sujets à des tremblemens fréquens.

Il y a deux méthodes de la guérir: la premiere est celle dont *Dubois* s'est servi à l'Hôpital de la Charité de Paris, & dont, à ce que dit *Bouvart*, on a éprouvé depuis long-temps le succès, au point que de soixante malades, on en a guéri cinquante-neuf. C'eſt celle qui emploie les draſtiques.

On commence par donner au malade un lavement compoſé d'une décoction de deux drachmes de ſéné & de pulpe de coloquinte, auxquelles on ajoute ſix drachmes de diaphœnic, & demi-once de benedicta laxativa, deux onces de miel mercuriel, & ſouvent auſſi deux onces de vin émétique. Sept heures après, on lui en donne un ſecond d'huile de noix & de vin rouge, de chacun ſix onces; le lendemain, on lui donne quatre grains de tartre ſtibié, & auſſi-tôt après que le remede a fait ſon opération, demi-drachme de thériaque récente, avec un grain de laudanum. On réitere les lavemens le troiſieme jour; après quoi on le purge avec demi-once de diaphœnic, deux drachmes de diaprunum, une once de ſirop de baies de nerprun, & ſix onces de l'apozeme ſuivant.

Prenez de cuſcute, de polypode & de ſéné, de chacun une once; de ſemence d'anis & de crême de tartre, de chacun deux drachmes : faites bouillir le tout dans deux livres d'eau, juſqu'à ce qu'elle ſoit réduite à vingt onces.

Après avoir donné ce purgatif au malade, on lui donnera le soir un narcotique; on hâtera l'effet de ces remedes au moyen d'une tifanne fudorifique, & d'une potion cardiaque, avec le lilium de *Paracelfe*, fur-tout fi les douleurs fubfiftent ou font à la veille de revenir, ou qu'il furvienne une paralyfie.

Cette méthode guérit radicalement les malades au bout d'une femaine, & prévient l'épilepfie & la paralyfie, au cas qu'elles ne fe foient pas encore manifeftées. Au cas que la cure foit imparfaite, on la réitérera en tout ou en partie, & l'on emploiera les draftiques dans le fort de la colique. Le Dr. *Burette* a guéri par cette méthode 1200 malades dans l'efpage de vingt-trois ans, à l'exception de vingt.

2°. La feconde méthode eft *lénitive*. C'eft celle dont M. *Bordeu* fe fert à l'Hôpital de la Charité, dont M. *Haen* fait ufage à Vienne, & dont les Médecins de Montpellier fe fervent auffi lorfque l'occafion s'en préfente, ce qui eft affez rare. Elle confifte à donner plufieurs onces d'huile d'amande douce au malade, des lavemens avec

l'huile,

l'huile, à employer les fomentations émollientes, les narcotiques, les purgatifs doux, le petit-lait; & après que la douleur est appaisée, les eaux sulfureuses, soit thermales ou acidules. Ceux qui emploient la méthode drastique, veulent qu'on s'abstienne de la saignée, ou du moins qu'on n'y revienne pas à deux fois.

Les Auteurs ne s'accordent ni sur la cause de cette maladie, ni sur la méthode qu'on doit employer pour la guérir. Quelque méthode qu'on emploie dans les autres maladies, du moins dans les aiguës, la nature seule fait souvent tous les frais de la guérison; il n'en est pas de même dans celle-ci, elle n'a pas assez de forces pour la surmonter, & elle cede à des méthodes quelquefois opposées. Ce seroit ici un beau sujet de triomphe pour *Montagne*, lequel prétend que la méthode que les Médecins combattent le plus, est ordinairement celle qui réussit.

Une de ses variétés est :

A. *Rachialgia saturnina*; la Colique de plomb; *Colica saturnina*, d'Ilseman, 1752. Zeller, *Docimasia vini lithargyra mangonisati*, Tubinge, 1707.

Tome VI. T

Tous ceux qui eurent le malheur de boire de ce vin, furent faifis d'un refferrement de gorge, & de douleurs dans l'eftomac & les inteftins, lefquelles furent fuivies d'une colique dans la région du ventricule & du nombril, & d'une conftipation opiniâtre. Ils étoient fouvent tourmentés par des vents qui ne fortoieut ni par haut ni par bas, d'une ftrangurie & d'un tenefme. Leur urine n'étoit prefque point teinte, & fe troubloit d'un moment à l'autre; leur pouls étoit dur & tardif, mais pourtant égal; ils avoient le blanc des yeux jaunes, & à la réferve des joues, le vifage de couleur verdâtre, la bouche feche, des vomiffemens fréquens, & des anxiétés accompagnées d'une palpitation de cœur violente.

Du moment que la maladie commence, & que les fymptomes fe manifeftent, il faut recourir aux vomitifs & aux purgatifs, donner au malade de l'huile, du lait, des fubftances terreufes, telles que le bol d'Arménie, la terre figillée, les yeux d'écreviffes, du baume du Pérou, des vulnéraires.

Prenez de la leffive de chaux vive & d'orpiment, mettez-en fix gouttes dans une once de vin frélaté, il fe troublera, & deviendra auſſi noir que de l'encre.

Ou bien, verſez dix gouttes d'huile de vitriol ſur trois onces de vin; s'il y a de la litharge, il deviendra auſſi blanc que du petit-lait. *Voyez* la Pharmacopée de *Willis*, pag. 471.

4. *Rachialgia arthritica*, Aſtruc, *theſ. de Rachialgiâ*, pag. 9. Quatrieme eſpece de colique de Poitou, de Tronchin. Zelſt, *de podagrâ*, 1738.

C'eſt celle qui revient tour à tour avec les accès de la goutte; je veux dire qu'elle ſuccede à celle-ci, & ceſſe du moment que la goutte revient. *Hippocrate*, *lib. 6. epidem.* a le premier obſervé cette alternative de la goutte & de la colique, & après lui *André du Laurent*, *quæſt. anatom. lib. 4. quæſt. 8. Roder. à Fonſeca, Mercurialis, Muſgrave*, &c. On peut en dire autant du rhumatiſme que de la goutte.

Si le malade eſt fort & pléthorique, on commencera par la ſaignée; mais gardez-vous des cathartiques âcres, & ſur-tout des émétiques. Appliquez-lui des véſicatoires ſur les mollets, des ventouſes ſeches ſur la plante des pieds, & enſuite un emplâtre de galbanum,

T ij

auquel vous joindrez des fomentations
tiedes fur les jambes & les cuiffes, pour
attirer la matiere arthritique au dehors.
Appliquez-lui auffi fur le bas-ventre un
fachet rempli de fleurs de camomille &
de fureau, après l'avoir fait chauffer;
donnez-lui un lavement d'eau & de
lait, ou faites-lui boire fouvent du lait
pur; & comptez fur fa guérifon. Après
que les douleurs feront appaifées, donnez-lui du vin pour rétablir fes forces;
recommandez-lui de monter fouvent à
cheval, & de fe tenir chaudement.
Voilà ce que dit *Tronchin*.

A. Cette maladie, qui régna dans le
Monaftere de Savigny, commençoit
par une cardialgie gravative qui augmentoit après le repas, & qui étoit
accompagnée d'une digeftion lente &
fatigante; il furvenoit enfuite une conftipation, les matieres fécales étoient
dures, feches, & noires; les malades
fe plaignoient d'un fentiment d'ardeur
extrême à l'eftomac, accompagnée
d'un tic cynique, c'eft-à-dire d'un défir
de rire occafionné par le chatouillement
du cardia; il leur fembloit enfuite qu'on
leur tiroit l'eftomac avec violence vers
les parties fupérieures; de-là cette dou-

leur aiguë qu'ils ressentoient à l'épigastre, comme si on leur eût tordu
l'estomac ; les intestins sembloient
s'être portés vers le haut du bas-ventre
qui étoit dur, tendu, aussi plat que
s'il eût été adhérent aux vertebres ;
tous les muscles souffroient, comme
si on les eût arrachées ; les douleurs
les plus aiguës se faisoient sentir ensuite
dans les extrémités, aux coudes, aux
genoux, aux jambes ; il sembloit aux
malades qu'on leur brisoit ces parties :
à ces symptomes succédoit l'impuis-
sance de mouvoir les extrémités, accompagnée de l'affoiblissement du tact,
& d'une douleur qui se faisoit sentir
de nouveau à l'estomac ; la poitrine
souffroit aussi au point qu'il sembloit aux
malades qu'on leur rompoit le sternum ;
la douleur étoit plus vive dans cet endroit que celle d'une brûlure, elle augmentoit au moindre tact ; les urines
des malades étoient peu abondantes,
leur ventre constipé, leur pouls paroiſ-
foit sain, à moins qu'il ne leur survînt
une fievre maligne.

Ne peut-t-on point attribuer cette
maladie aux matieres tartareuses du
cidre que boivent les Normands, ou

T iij

aux fruits peu mûrs qu'ils conservent dans des souterrains abondans en sal-pêtre ?

On guérit cette espece de rachialgie par le moyen des lavemens émolliens, des juleps anti-spasmodiques & ano-dins, & enfin par l'usage des bains; mais on parvient rarement à dissiper les douleurs arthritiques qui sont pé-riodiques, & à rétablir la force de l'es-tomac & des extrémités. M. Marteau, *Journal de Méd.* *1763*, *juill.* *1764*, *janv. pag. 45. Voyez nov. 1761, pag.* *415.*

B. *Rachialgia arthritica*, D. Strack, *Rachialgie arthritique.* C.

C'est une douleur aiguë de l'abdo-men & des autres parties du tronc, occasionnée par une goutte vague, ou par un rhumatisme arthritique, & tout-à-fait semblable à la rachialgie métalli-que, avec cette différence cependant, qu'elle produit plus rarement l'épilep-sie & l'espece de paralysie appellée *paresis*, dans laquelle les extrémités privées de tout mouvement, conser-vent un sentiment douloureux.

On connoît la goutte vague par les douleurs & les tumeurs qu'elle excite

dans différentes parties qu'elle attaque
succeſſivement ; le venin arthritique ſe
jette ſur preſque toutes les parties du
corps, tant internes qu'externes ; de
là le carus, la péripneumonie, la pleuréſie, l'aſthme arthritiques. S'il attaque
les viſceres de l'abdomen, il en réſulte
la rachialgie arthritique dont voici les
ſignes.

Douleur aiguë ſans fievre & ſans inflammation, pouls petit & lent, ou petit
& fréquent à la fois, viſage jaune ou
de couleur d'olive, abattement des
yeux ; ces ſymptomes ſont précédés
par des douleurs ſourdes aux extrémités, ou par des laſſitudes qui ſe font
ſentir après un léger exercice, par un
ſommeil inquiet, qui ne ſoulage pas,
par des ſueurs accompagnées d'un ſentiment de brûlure & d'un picotement,
pour ainſi dire, électrique. D'autres
fois ces ſymptomes ſont précédés par
l'éruption d'un grand nombre de petites puſtules prurigineuſes, qui tombent en écailles, par une ſtrangurie
qui ſurvient ſans aucune cauſe manifeſte, & par un écoulement d'urines
limpides, quelquefois blanchâtres,
comme du petit-lait, dans leſquelles

on obfervera des raies fébacées; ce font là les fignes les plus certains de la rachialgie arthritique.

La cure exige l'ufage des bains domeftiques, ou des eaux thermales fulfureufes, de même que l'ufage interne de l'antimoine crud réduit en poudre très fine à la dofe de deux ou trois grains, & d'une décoction de bois fudorifiques; mais les bains pour foulager, doivent être pris en grand nombre, comme cinquante ou foixante, qu'on doit réitérer tous les ans.

5. *Rachialgia ab adiapneuftiâ* ; Colique de Poitou par le défaut de tranfpiration, Tronchin, *efpece cinquieme; Colica Surinamenfis*, Herbert chez Tronchin. Foreft, *obf. lib. 21. obf. 15.* Colique de Surinam. C.

C'eft celle qui eft caufée par le défaut de tranfpiration, ou par le froid, & qui dégénere en épilepfie ou en paralyfie. Elle eft fort commune à Surinam, ce qui vient de ce que les jours font extrêmement chauds, & les nuits trèsfroides. Il faut s'en tenir aux eccoprotiques doux & oléagineux, & y joindre les lavemens compofés avec l'infufion de camomille, l'opium mêlé avec une égale quantité de cinabre, si les douleurs continuent, & faire boire au malade par-dessus de l'infusion de bois de saffafras. On terminera la cure par les eaux thermales fulfureufes.

6. *Rachialgia fcorbutica*, *fixieme efpece de* Tronchin. Eugalen. *de fcorbuto*, *art.* 17. 24. Comme la bonne foi de ce dernier eft fufpecte, il faut s'en tenir aux obfervations de M. Tronchin *Colique de Poitou fcorbutique.* C.

Lindius ne fait aucune mention de cette efpece. *Fréderic Hoffmann* parle d'une colique fcorbutique, mais il emploie ce nom plutôt pour défigner la colique de Poitou en général, qu'une efpece diftincte. Les Anciens ont donné à cette maladie le nom de colique bilieufe.

Dans cette efpece, indépendamment des douleurs cruelles que l'on fent dans le bas-ventre, il en furvient d'autres dans les bras & dans les autres membres, lefquelles font périodiques & dégénerent fuivant *Eugalenus* en paralyfie, ou en fpafmes. Mais j'ajoute plus de foi à ce que dit M. *Tronchin*, favoir, que les extrémités inférieures, fur-tout les pieds & les jambes, devien-

nent auffi noires, & auffi dures que
du poiffon féché au foleil, & c'eft ce
que j'ai vu moi-même. Il furvient une
fueur faline, laquelle forme des criftaux
qui fe brifent fous les doigts, ainfi que
l'Auteur l'a obfervé dans un homme
qui mangeoit beaucoup de fel.

La faignée ne vaut rien dans cette
maladie, & il faut s'en tenir aux laxatifs oléagineux, aux antifcorbutiques,
& aux eaux chalybées.

7. *Rachialgia traumatica.* Voyez la
differtation de M. *Aftruc* & l'hiftoire
qui eft à la fin, auffi bien que le Journal de Médecine, Juillet 1760, où l'on
trouve deux obfervations fur cette efpece. D.

C'eft celle qui eft caufée par un
coup dans l'épine du dos: il confte par
quantité d'obfervations, que des gens
qui avoient été bleffés dans l'épine ont
été attaqués d'une colique de Poitou,
je veux dire, de douleurs dans le bas-
ventre & dans l'épigaftre, de paralyfie, de conftipation & de quantité d'autres fymptomes rachialgiques, dont on
peut voir le détail dans M. *Aftruc.* Cet
Auteur prétend que le vice eft dans la
moelle de l'épine, dont la compreffion

& l'obſtruction occaſionnent la paralyſie des autres membres. Les douleurs
que l'on ſent dans les inteſtins viennent de ce que les nerfs ſont affectés
dans leur origine, qui eſt dans la moelle
de l'épine; & à l'égard de la ſenſation
que l'on rapporte aux extrémités des
nerfs, il arrive à cet égard la même
choſe qu'à ceux qui ſentent de la douleur dans la main ou dans le pied qu'on
leur a coupé depuis long-temps, ce
qui vient de la pulſation de l'artere voi-
ſine qui a été coupée, & qui agit ſur
le nerf. Il n'eſt pas étonnant, continue-
t-il, que dans le temps même que la
colique eſt dans toute ſa force, on
puiſſe ſe preſſer & ſe toucher le bas-
ventre ſans que la douleur augmente,
vu que les inteſtins ont perdu leur ton
& leur mouvement périſtaltique, &
que les excrémens ne peuvent ſortir.
C'eſt-là ce qui a fait donner à cette
maladie le nom de rachialgie, de *rachis* épine du dos, & *algeia* douleur.
Voyez la queſtion de Médecine de M.
Aſtruc, dans laquelle il examine ſi la
ſaignée convient ou non dans la colique de Poitou, ou plutôt dans la rachialgie, imprimée en 1750.

T vj

M. *Privat*, Médecin à Alais, traitoit une jeune fille, qui enfuite d'une colique d'eftomac violente, fut affectée tout-à-coup pendant trois heures d'une paraplégie & d'une privation totale de fentiment & de mouvement dans les parties fituées au-deffous du cou: ayant examiné cette partie, il apperçut une éminence dans la derniere vertebre du cou, & au-deffous un creux, qui lui firent juger qu'elle étoit luxée. La fille ne furvécut que deux mois à cet accident. La colique d'eftomac eft accompagnée d'efforts violens pour vomir, & M. *Privat* ne douta point que ces efforts n'euffent occafionné la luxation de la vertebre. La douleur ceffa du moment que la paraplégie furvint, & la même chofe arrive dans la rachialgie.

8. *Rachialgia ofteofarcofis*, Benjamin Gooch; *Cafes of Surgery, pag. 178. ann. 1758.*

C'eft une maladie dont le principal fymptome confifte dans des douleurs violentes dans tout le corps, fur-tout dans les vertebres des lombes, lefquelles font fuivies de la diflocation, de la flexibilité des os, du raccourciffement du corps.

Une femme bien portante & bien réglée, fut attaquée à l'âge de trente ans de douleurs dans tout le corps accompagnées de fievre, dont la violence se faisoit sur-tout sentir dans les extrémités. Neuf mois après, elle perdit entiérement l'usage des jambes, & l'on apperçut en elles des signes de scorbut. Pendant les quatre années qui suivirent, les autres os se ramollirent; elle devint asthmatique, bossue, elle ressentit des douleurs dans les vertebres, & son corps se rapetissa.

On lui trouva les visceres sains à l'exception du poumon & du cœur, qui étoient flasques; tous ses os, si l'on en excepte les dents, étoient ramollis; la dissolution dans les os cylindriques avoit commencé par l'intérieur des os, & ceux-ci ne résistoient pas plus au scalpel que les muscles. On employa inutilement différens remedes; les chalybés même ne produisirent aucun effet. Son corps se raccourcit de vingt-six pouces.

XXX. *LUMBAGO; Mal des reins.*

C'eſt un genre de maladie douloureuſe, dont le principal ſymptome conſiſte dans une douleur dans les reins, qui empêche de ſe redreſſer.

Les malades ſont appellés *lumbaginoſi, elumbes*, en François *éreintés ou érenés*; la maladie par les Grecs *lordoſis, oſphialgia, &c. Aſphialſia*, par Riolan, *Iſchias* par Archigene.

Elle diffère de la colique rénale, en ce qu'elle n'eſt accompagnée ni de nauſée, ni de douleur dans les ureteres & les teſticules, ni de ſtupeur dans les cuiſſes, ni de ſtrangurie; de la colique, en ce que la douleur ſe fait ſentir dans le dos, & qu'elle ne ceſſe ni ne s'appaiſe point par l'évacuation des excrémens. Elle eſt ſouvent compliquée de la ſciatique, de maniere qu'elle empêche qu'on ne puiſſe ſe redreſſer, ce qui lui a fait donner par quelques-uns le nom de *courbature des lombes.*

1. *Lumbago rheumatica* de Sydenham, *pag. 170.* Juncker, *tab. 19.* L.

Cette maladie conſiſte dans une douleur violente dans les lombes, qui fait qu'on ne peut se redresser ; elle n'augmente ni par le tact, comme celle qui accompagne les plaies, ni par la chaleur du lit, comme la vérolique & la scorbutique, & le sang que l'on tire au malade est couvert d'une croûte blanche. Ajoutez à cela que les membres sont ordinairement affectés d'une douleur vague.

On la guérit par des saignées réitérées, par une diete légere au commencement, & ensuite émolliente, rafraîchissante & légérement diaphorétique. Cette maladie affecte les muscles extenseurs du dos.

2. *Lumbago arthritica ;* Goutte aux lombes, appellée *osphialgia* par Hippocrate.

Cette espece est familiere aux personnes goutteuses ; elle provient d'une matiere tartareuse qui irrite les ligamens & le périoste des vertebres, & s'aigrit par la pression.

Elle affecte l'épine du dos, & le plus souvent l'os sacrum, & demande les mêmes remedes que la goutte.

3. *Lumbago plethorica,* Fréd. Hoffmann, tom. 2. pag. 297. *Lumbago hæmorrhoi-*

dalis de Juncker; *Catamenialis* d'Hippocrate. *A fluore albo*, Fred. Hoffmann.

On la croit occasionnée par la suppression des évacuations sanguines auxquelles on est accoutumé, par exemple, des menstrues, du flux hémorroïdal, des fleurs blanches. Il y a même
des gens qui prétendent qu'une trop
grande continence peut l'occasionner.

4. *Lumbago febrilis*, Moron, *Direct.*
Mal des reins fébrile.

Celle-ci est pour l'ordinaire un symptome qui annonce les maladies fébriles
& les phlegmasies, & quoique passager, il sert à désigner plus distincte-
ment les maladies auxquelles il succede.
Par exemple, la petite vérole dans les
adultes, est accompagnée au commencement d'une douleur de reins & d'efforts pour vomir; dans les enfans,
d'assoupissement.

5. *Lumbago scorbutica*, Eugalenus
chez Sennert, *de scorbuto*, Lind. *de
scorbuto*; Mal des reins scorbutique. A.

C'est une douleur dans les lombes,
qui revient pour peu qu'on fasse de
l'exercice, qui augmente la nuit, qui
survient dans le second, & sur-tout dans
le troisieme période du scorbut, qui

eſt moins vague que celle des autres parties, & qui eſt accompagnée d'urines peu abondantes, troubles, fétides, ſouvent de l'enflure œdémateuſe des jambes, de laſſitude, de la pâleur du viſage, &c.

La ſaignée lui eſt contraire ; mais il n'en eſt pas de même des anti-ſcorbutiques, du lait, &c. Rien ne ſoulage plus le malade, que de lui donner tous les jours une once d'oxymel ſcillitique, & de fomenter la partie douloureuſe avec de la leſſive de cendres ordinaires, dans laquelle on a fait cuire des fleurs de camomille, de ſureau, de l'abſinthe, de la rhue & de l'écorce de citron.

6. *Lumbago pſoadica*, obſervée par *Lamothe*, Chirurgien à Valogne en Normandie. A.

Cet Auteur a obſervé quelquefois ce mal des reins ſingulier, lequel eſt cauſé par l'inflammation & la ſuppuration du muſcle appellé *pſoas*. Le grand *Pſoas* a ſon origine dans les vertebres des lombes, & s'inſere dans la cuiſſe. Le petit *Pſoas* a la ſienne à côté de la vertebre ſupérieure des lombes, & s'inſere dans l'os pubis. Le grand, qui ſert à fléchir la cuiſſe, eſt ſouvent affecté dans cette maladie, & c'eſt ce qui fait que les malades ne peuvent point étendre la cuiſſe, ce qui eſt un ſigne pathognomónique de cette eſpece. Indépendamment des remedes généraux, *Lamothe* eſt d'avis qu'on inciſe le bas-ventre, & qu'on enfonce le biſtouri juſqu'à ce muſcle qui s'eſt abcédé enſuite d'une inflammation, cette voie étant la plus courte pour faire écouler le pus, lequel ne manqueroit de cauſer tôt ou tard la mort au malade, s'il ſéjournoit dans le bas-ventre.

7. *Lumbago partûs ;* Douleur de l'accouchement. A.

Quoique cette douleur ſe faſſe principalement ſentir dans les lombes, elle ne laiſſe pas que d'appartenir à la colique utérine, vu qu'elle eſt cauſée par la diſtraction des ligamens larges qui tiennent de part & d'autre au baſſin, & tiraillent le péritoine qui eſt adhérent aux lombes, lorſque la matrice ſe contracte pour chaſſer le fœtus dehors. Ces douleurs deviennent ſucceſſivement plus fréquentes, & laiſſent quelques intervalles lucides qui permettent à l'accouchée de dormir; à chaque renouvellement de douleur , & à chaque effort que la femme fait, l'orifice de la matrice se dilate. Cette douleur a cela de singulier, qu'elle s'appaise lorsqu'on comprime les lombes de la malade avec un bandage , ou avec les poings. Il lui prend enfin un tremblement dans les genoux , le chorion perce , les eaux s'écoulent , l'enfant sort & les douleurs s'appaisent tout à coup d'elles-mêmes, après avoir résisté à tous les moyens dont on s'est servi pour les faire cesser.

8. *Lumbago à saburrâ*, Baglivi, *de fibr. motric. lib.* 1. *cap.* 10. *pag.* 345. Mal de reins causé par des saburres.

Elle est causée , à ce que dit l'Auteur, par un amas de saburres crues & indigestes dans le mésentere. Les Médecins du commun admettent cette espece & quantité d'autres sans examen, se fondant sur leur possibilité ; mais ce motif ne me paroît pas suffisant, & je ne puis les admettre qu'après que leur existence aura été constatée par des observations à la certitude desquelles on ne puisse se refuser.

On la connoît aux symptomes suivans. Le malade est constipé depuis long-temps, il ne trouve plus le même

goût aux alimens. Il se plaint d'un sentiment de pesanteur dans tout le corps,
de chaleur & de douleur aux reins.
Baglivi l'attribue à une cacochylie putride amassée dans le mésentere & à
des humeurs crues qui engorgent les
glandes de ce viscere. Cette affection
du mésentere présente les symptomes
du lumbago.

On combat à Rome cette maladie,
par l'usage des rafraîchissans & des
émulsions, qui loin de diminuer le mal,
ne font que l'augmenter. *Baglivi* commence la cure par les lavemens & les
fomentations, & la termine par les purgatifs.

9. *Lumbago Miliaris*, Allione *de Miliari.*

Cette douleur est souvent un symptome qui précede l'éruption de la mi-
liare, elle l'annonce même lorsqu'elle
est compliquée de crampe, de fievre,
& d'une odeur acide, & elle cesse dès
que l'éruption est faite.

10. *Lumbago à nisu; Effort des reins.
Reins entr'ouverts.*

Le trop grand usage des femmes,
lors sur-tout qu'on les voit debout, est
souvent suivi de maux de reins vio-

lens, de l'atrophie & de paraplégie des cuisses, & le malade s'alite pour ne jamais plus se relever. Tissot, *de manu-stupratione*, pag. 212.

Ces sortes de maux de reins sont quelquefois la suite des efforts que l'on fait pour porter ou soulever des far-deaux, mais le plus souvent ils sont occasionnés par un rhumatisme, sans que ces efforts y ayent aucune part.

Ceux qui ne sont point accoutumés à aller à cheval, & qui viennent à en monter un qui a le pas rude, sont ordi-nairement attaqués de douleurs de reins qui sont plus violentes le second jour que le premier, & qui s'irritent par la pression ou par le tact. Ces sortes de douleurs exigent rarement la saignée, & pour l'ordinaire elles s'appaisent à l'aide du repos & de la chaleur, ce qui n'empêche pas qu'on ne puisse em-ployer les fomentations résolutives & anodines avec une décoction de fleurs de mélilot & de camomille. Les exten-seurs des lombes, savoir, le sacrolum-baire, le très-long du dos, & le demi-épi-neux sont ordinairement affectés par ces sortes d'efforts, & on peut le con-noître par leur situation, leur origine & leur insertion.

Balloni & *Baglivi* ont quelquefois observé que ces fortes de maux de reins caufés par un effort violent, font fuivis d'un épanchement de fang entre les mufcles, ce que l'on connoît par la fluctuation, quand même elle ne feroit précédée d'aucun figne de fuppuration. Dans ce cas, il faut percer la tumeur avec une lancette pour lui procurer une iffue.

11. *Lumbago ab anevrifmate*, Aubert, *in fepulcret. Tom. 2. pag. 573. obf. 35. Mal des reins caufé par un anévrifme.* C.

Ces fortes d'anévrifmes corrodent ordinairement les vertebres, & leur rupture eft fuivie d'une mort fubite. On connoît cette efpece à la douleur pulfative qui répond au battement des arteres, fans aucun figne d'inflammation.

12. *Lumbago apoftematofa*, Riviere, *obferv. 2.* communiquée par M. *François Chomel.* C'eft celle qui eft caufée par un abcès dans les reins.

13. *Lumbago fympathica*, Bonet, *obf.* 41. 42. &c. Mal des reins fympathique.

C'eft celui qui eft caufé par la léfion de quelque vifcere voifin, & qui fe communique aux reins par l'entremife des nerfs. On le conçoit avant même que le malade soit mort. Tels sont les suivans.

Par la squirrosité de glandes du mésentere, Warthon *adenograph.*

Par une tumeur, un abcès, un squirre dans le pancréas.

Par un squirre dans le pylore, la veine cave & le pancréas.

Par un squirre dans les reins, suivi de leur putréfaction, sepulchret. 42.

Par un abcès près de la bifurcation de la veine cave, obs. 43.

Par des vers dans les reins, addit. observ. 2.

14. *Lumbago ab hydrothorace,* Morgagni, *Epist.* 16. 38. 41. Bonet, *sepulch.* tom. 2. *obser.* 60. §. 3.

C'est une douleur qui se fait sentir aux lombes, & que *Morgagni* attribue à la pression des eaux renfermées dans la poitrine, & principalement dans le péricarde. La maladie ne présentoit d'autres signes d'hydropisie de poitrine, que le rhume, la fievre & un pouls foible. Le malade rapportoit la douleur à la partie de l'épine du dos qui répond aux lombes.

15. *Lumbago à satyriasi.* D. Hatté, *Journ. de Méd. Fév.* 1755. *pag.* 110. Satyriasme.

Un homme qui se livroit aux plaisirs de l'amour trois ou quatre fois chaque jour, devint si maigre & si foible, qu'il fut dans la nécessité de recourir aux secours de la médecine. Le principal symptome dont il se plaignoit, étoit une douleur extrêmement aiguë, qui s'étendoit le long de l'épine, depuis le milieu du dos jusqu'au coccyx; cette douleur étoit accompagnée de gonflement dans cette partie; le malade étoit obligé, pour appaiser cette douleur, de marcher, les genoux entiérement fléchis, en appuyant ses mains sur ses gras de jambes. Au reste point de gonorrhée, point de dysurie, point de tremblement de mains, ni de céphalalgie gravative. Cette maladie avoit succédé au satyriase, c'est-à-dire, à un désir insatiable du coït, auquel il s'étoit livré, & lorsqu'on guérissoit la douleur des reins, le satyriase revenoit.

La cure exige la saignée, des fomentations émollientes, & des émulsions. Cette

Cette espece est appellée *lumbago*, & *Ronsæus* dans *Sennert* la désigne sous le nom de *quatrieme espece d'étisie dorsale.*

16. *Lumbago pseudoischuria.* Voyez *l'ischurie néphrétique.*

17. *Lumbago ab arthrocace*, Perrault, *Journ. de Méd.* May 1767. pag. 389. C'est une douleur continuelle du dos, accompagnée de l'inflexion du tronc & de gibbosité ; on découvrit dans le cadavre quelques vertebres dorsales putréfiées, le périoste rempli d'un pus inodore, les cartilages séparés, & la moelle de l'épine en suppuration.

XXXI. *Ischias* ; Sciatique ; *Dolor ischiaticus*, de Sennert ; *Ischiagra*, de Schneider ; *Malum ischiadicum*, de Nenter ; *Dolor coxendicus*, de Bonet ; *Morbus coxarius*, de Haen ; *Sciatica*, en Latin barbare.

C'est une maladie dont le principal symptome est une douleur constante souvent continue dans le coccyx, l'os sacrum & les os du bassin, l'articula-

Tome VI.   V

tion de la cuiſſe avec ces os, dans les
muſcles du jarret & de la jambe, laquelle s'étend très ſouvent le long du
faſcialata, & empêche le malade de marcher, de reſter debout & le rend boi-
teux. On a ſouvent peine à la diſtinguer
de la fortraiture.

1. *Iſchias intermittens*, Eſſai d'Edimbourg, *tom. 6. articl. 49. pag.* 143.
Sciatique intermittente. L.

Cette eſpece eſt cauſée par le levain
fébrile des fievres intermittentes, par
exemple, de la quotidienne, de la
tierce. Elle revient tous les jours,
ou tous les trois ou quatre jours à la
même heure avec la fievre, & ſe termine par des ſueurs. Une accouchée,
qui habitoit un lieu marécageux, fut
attaquée d'une douleur autour de l'os
iſchion, qui s'étendoit juſqu'au vaſte
externe, & revenoit tous les jours à
une heure fixe avec une forte fievre,
& ſe terminoit par des ſueurs. La douleur paſſée, elle ſe portoit bien, & pa-
roiſſoit n'avoir aucune autre maladie.
Après lui avoir donné l'émétique &
l'avoir purgée, on en vint au quinquina, auquel on joignit l'elixir de vitriol,

les anti-fpafmodiques & un emplâtre véficatoire fur la cuiffe. Elle guérit parfaitement. *Duncan Baine.*

2. *Ifchias fanguineum*, Bonet, *fepulchret. obf. 13. A fanguine*, Moroni, *director.* L.

La fciatique eft fouvent caufée dans les femmes, par la fuppreffion des menftues & des lochies, & dans les hommes, par celle du flux hémorroïdal, & c'eft à ce principe que les difciples de *Stahl* l'attribuent.

Cette efpece differe de la rhumatique, en ce que le fang n'eft point couvert d'une coeunne blanche, lorfqu'elle eft fimplement caufée par la pléthore. *Bonet* prétend qu'on la guérit par la faignée & par une diete légere.

3. *Ifchias hyftericum*, Raulin *de morbis vaporofis, cap. 8.* Sydenham, *p. 132. tom. 1. de colicâ biliofa.* Sciatique hyftérique. L.

On la diftingue des autres 1°. par la connoiffance que l'on a de la difpofition hyftérique de la malade; 2°. En ce qu'elle eft paffagere, & qu'elle s'en va auffi promptement qu'elle eft venue. 3°. par la fenfibilité de la partie, qui

V ij

est telle, qu'on ne peut y toucher, même après que la douleur a cessé.

On l'appaise en appliquant sur la partie des linges chauds parfumés avec du succin, en faisant prendre à la malade des narcotiques mêlés avec de la teinture de castoreum. L'électrisation la calme sur le champ.

4. *Ischias gravidarum*, Mauriceau, *lib. 1. cap. 17. Douleur des cuisses & des jambes.* L.

Cette maladie consiste dans une douleur aux cuisses & aux jambes, accompagnée de l'enflure œdémateuse de ces parties & de varices, laquelle augmente dans les derniers mois de la grossesse, & est plus violente le soir que le matin, lorsqu'on est debout que lorsqu'on est couché. Elle est causée par le défaut de circulation dans les veines iliaques.

On ne doit point ouvrir les varices sans une extrême nécessité, mais les comprimer légérement avec un bandage oblique. La femme ne doit point marcher, mais se tenir couchée le plus long-temps qu'elle pourra, & bassiner les parties affectées avec du vin aro-

matique. Cette enflure fe diffipe fouvent avant l'accouchement, & eft fur-
tout familiere à celles qui font enceintes
de jumeaux. *Voyez* ce que j'ai dit de la
colique utérine des femmes groffes,
laquelle eft compliquée de douleur &
de ftupeur dans les jambes, à caufe de
la diftraction des ligamens ronds. On
remédie à ces maladies par la faignée,
& en faifant prendre à la femme une
fituation commode.

5. *Ifchias ab fparganofi; Dépôt laiteux dans la cuiffe.* Puzos, *Mém. fur les
dépôts laiteux, pag. 350.* L.

Le *fparganofis,* fuivant *Diofcoride,*
eft une furabondance de lait, qui oblige ce fluide à fe jeter fur les autres
parties.

Cette maladie attaque les femmes qui
ont beaucoup de lait, & qui ne nour-
riffent point, environ quatorze jours
après qu'elles ont accouché; & fe manifefte par une douleur dans l'aine, laquelle s'étend tout le long des vaiffeaux cruraux, & qui les fait enfler.
Elle eft fuivie de la difficulté de marcher, d'une douleur dans la cuiffe &
dans le jarret, qui s'étend quelquefois

jusqu'à l'extrémité du pied. La tumeur
œdémateuse croît quelquefois au point,
que les extrémités inférieures deviennent deux fois plus grosses que dans
leur état ordinaire.

On distingue le dépôt séreux du laiteux, en ce que le premier se forme
dans les pieds, & remonte insensible-
ment sans causer aucune douleur ; au
lieu que le laiteux se forme. dans les
cuisses, d'où il descend ensuite en cau-
sant au commencement, de la douleur à la malade. Il n'y a que les femmes grosses ou les accouchées qui y
soient sujettes.

On dissipe cette douleur, 1°. par une
ou deux saignées ; 2°. par la purgation ;
3°. en appliquant continuellement des
linges chauds sur la partie affectée ;
4°. avec des topiques résolutifs, tels
qu'une décoction d'herbes émollientes
& résolutives, auxquelles on ajoute
le vin blanc, l'eau de vie, le sel ammoniac ; avec des embrocations de savon
& du beurre, l'huile d'amande amere
avec l'esprit de vin, le baume de *Fiora-*
venti, des frictions seches réitérées, &c.
Si après qu'une cuisse est guérie, l'au-

tre vient à s'enfler , comme cela arrive
souvent , on réitere les mêmes remedes.

6. *Ischias ex abscessu*, Riviere, *obs. 53.
centur. 2.* Fabric. Hildanus , *observ. 71.
cent. 1.* Lamotte *observ. Chirurg. 110. 111.
&c.* Chifflot , *obs. 47. fol. 41.* Sciatique
causée par un abcès. C.

Une femme eut un abcès au-dessus
de l'articulation du fémur avec l'ischion,
qui la tourmenta pendant un an entier,
& qui la faisoit boiter. On l'ouvrit , il
en sortit quantité de pus , & elle fut
parfaitement guérie au bout d'un mois.
Une autre en eut un dans le même
endroit pendant plusieurs mois , on
appliqua dessus des cataplasmes matu-
ratifs , on l'ouvrit cinq jours après. Il
suppura beaucoup & la malade guérit.
J'ai eu occasion d'observer la même espece dans un Capitaine d'infanterie
appellé M. du Billard.

Ischias à carie, Beniveni, *de abditis
cap. 79.* C'est une suite de la premiere.

7. *Ischias syphiliticum* , Baglivi, *pag.
206. lib. 2. §. 2. Ischias Gallica* , Moroni, *Director.* Sciatique vénérienne. C.

Je traitai derniérement un homme
attaqué d'une sciatique violente , & je

V iv

défefpérois de fa guérifon, lorfqu'il
me fit entendre qu'il avoit eu il y avoit
vingt ans des bubons vénériens qui l'a-
voient extrêmement tourmenté; ce qui
me fit foupçonner que fa fciatique étoit
caufée par un virus vénérien. Je lui
prefcrivis une décoction de falfepa-
réille, l'antimoine crud, le brou de
noix &c. & fa fciatique fe diffipa au
bout de quelques jours, au grand éton-
nement des affiftans. *Baglivi*, à qui
nous devons cette hiftoire, prend occafion de là d'invectiver contre les
Médecins qui fe mettent peu en peine
de connoître les efpeces dans la pratique, & traitent toutes les maladies,
par exemple la fciatique, de la même
maniere.

8. *Ifchias verminofum*, Delii *amœnit.*
pag. 349. Zacutus, *prax. pag. 398.*
Sciatique vermineufe. B.

Un enfant d'une habitude de corps
extrêmement ferrée, pâle, & qui avoit
le bas-ventre un peu dur, étoit fujet à
des douleurs dans le bas-ventre, compliquées de fievre, ce qui donnoit lieu
de croire qu'il étoit atteint d'une atrophie. Il chanceloit fur fes genoux, il

portoit le pied droit en dedans , il avoit des douleurs dans le fémur , surtout dans le côté droit de l'os des iles, ce que ses parens attribuoient à la luxation du fémur. Le Chirurgien tenta de la réduire , mais l'enfant continua de boiter. Le fameux *Delius* s'étant apperçu qu'il avoit des démangeaisons dans le nez , les yeux abattus , qu'il crachoit souvent , que son urine ressembloit à du petit lait , & qu'il avoit des douleurs dans le bas-ventre , soupçonna qu'il avoit des vers dans les intestins , ce qui l'obligea à lui donner des anthelmintiques. Il rendit plusieurs vers vivans , & la sciatique , de même que les autres symptomes se dissiperent.

Zacutus rapporte qu'un homme sujet depuis un an à une sciatique violente , ayant été saigné du pied , il sortit avec le sang un ver mince long d'une palme , & que la douleur cessa aussi-tôt; mais le crédit de cet Auteur n'est pas assez bien établi pour qu'on puisse ajouter foi à son récit.

9. *Ischias à subluxatione* , Petit, *Mém. de l'Acad. des Sciences 1718.* Sciatique

V v

caufée par une luxation imparfaite. **D.**

La diftorfion violente des ligamens, de la capfule articulaire, des tendons qui affurent l'articulation du fémur, par une chute, un coup, un effort, eft fuivie d'une douleur aiguë & opiniâtre qui s'appaife au moyen de la faignée, du repos, d'une diete médiocre & d'une boiffon délayante. Il n'y a point de luxation parfaite fans fracture, à moins qu'elle ne foit occafionnée par le relâchement fucceffif des tendons, & on la connoît à la longueur inégale des jambes. *Voyez* Heifter, *Chirurg. part. 1. lib. 3. cap. 10.*

10. *Ifchias rheumaticum. Dolor ifchiadicus* de Sennert, *cap. 6.* Sciatique rhumatique. **L.**

Elle differe de la fciatique arthritique 1°. en ce qu'elle ne fe fixe point dans les articles, mais dans les mufcles fitués entre l'os facrum & le genou, même dans ceux de la jambe, je veux dire, dans la large aponévrofe qui les enveloppe tous; 2°. en ce que ceux qui en font affectés, ne reffentent point comme les perfonnes goutteufes des douleurs ni dans les pieds ni dans les mains;

3º. dans le cas où la douleur est externe, elle n'est point compliquée d'enflure comme dans la goutte. Cette douleur est extrêmement opiniâtre, elle est suivie de boitement & de l'atrophie des membres.

Il faut changer la crase du sang, qui est âcre & visqueuse par des potions délayantes, qu'il faut faire précéder des remèdes généraux, tels que la saignée & la purgation. Si le malade est d'un tempérament chaud & sec, il faut y joindre les bains domestiques chauds, le petit lait, les eaux thermales sulfureuses. S'il est froid & pituiteux, les discussifs, les attractifs, les sudorifiques. Par exemple, les fomentations avec les feuilles de sureau, de lierre chauffées au feu, ou avec leur décoction, le bain de sable de mer chauffé au feu ou au soleil, l'immersion dans les eaux de Balaruc, les linimens chauds avec du savon délayé dans de l'eau de vie, &c. produisent souvent un bon effet. Dans les cas où ces remèdes ne réussissent point, j'ai éprouvé qu'une électrisation un peu forte & réitérée guérit quelquefois la sciatique.

. 11. *Ischias arthriticum*, Sennert ;
cap. 6. *Premiere espece de douleur sciati-*
que; De Haen, *de dolore coxario, tom.* 4.
Goutte sciatique ; Malum ischiadicum,
Nenteri, *tabul.* 32. *cap.* 5. L.

Elle attaque les personnes gouteuses,
principalement celles qui sont âgées;
elle se fixe dans l'os sacrum, ou dans
l'articulation de la cuisse, & elle est infiniment plus violente dans ce second
cas que dans le premier. La douleur
est profonde, véhémente, elle s'aigrit
par le mouvement, elle s'étend jusqu'aux pieds & y cause une tumeur
rougeâtre & unie. Elle revient par intervalles, & n'est point fixe comme
la sciatique rhumatique invétérée. Elle
attaque souvent les personnes sanguines, gloutonnes, adonnées aux femmes & à la bonne chere.

Elle exige en général le même traitement que la podagre.

XXXII. *PROCTALGIA ;* Douleur du fondement; *Dolor ani*, Tulpii.

C'est une douleur dans le fondement ou l'extrémité du rectum, & dans les environs, dont les diverses espèces dépendent de tout autant de principes différens.

1. *Proctalgia inflammatoria ; inflammation du fondement*, Sennert, *de inflammatione ani, cap.* 10. B.

Elle se manifeste par une tumeur chaude & une douleur aiguë, qui augmente lorsqu'on la presse, & qui est accompagnée de la constipation & de la fievre. Cette maladie doit son origine au trop fréquent exercice du cheval, à un coup violent, à la suppression du flux hémorroïdal, à des topiques âcres, &c.

Elle est extrêmement difficile à guérir, & dégénere souvent en fistule. Les remedes qui lui conviennent sont la saignée, une nourriture légere, les fomentations émollientes & anodines au commencement, les cataplasmes avec de la mie de pain blanc, le lait, le fafran, les feuilles de *folanum hortenfe*, l'huile rofat, d'amandes douces, la décoction de mauve, de racine d'althæa, de fleurs de camomille, de mélilot, &c. Au cas qu'il fe forme un abcès, il faut l'ouvrir de bonne heure & le déterger, de peur que le pus ne caufe une fiftule.

2. *Proctalgia cancrofa ;* Chancre au fondement. C.

Il eft occafionné par des fics, des thymus, des ulceres chancreux & des rhagades malins ; car les fics, les crêtes, les condylomes benins, quand même ils feroient vénériens, ne caufent prefque point de douleur, mais font fouvent d'un très-mauvais caractere, & deviennent carcinomateux ; d'où s'enfuivent des douleurs poignantes, prurigineufes, lancinantes, accompagnées de dureté, d'âpreté, d'un écoulement âcre & ichoreux, de rhagades corrofifs, dont l'effet fe fait principalement fentir lorfqu'on va à la felle.

Dans le cas où ces maux font occafionnés par un virus vénérien, il faut, après plufieurs bains réitérés, en-venir

aux frictions mercurielles , & couper
avec le biftouri les crêtes , les porreaux,
les verrues , ou les confumer avec un
cauftique, & panfer la plaie à l'ordinaire. Lorfque le cancer eft vérolique,
il eft plus dangereux , & prefque incurable. Il faut le confumer comme les
autres , & calmer la douleur avec du
beurre, ou de l'onguent compofé avec
la ceruſe & la litharge , fans oublier les
narcotiques.

3. *Proctalgia fiftuloſa ;* Fiftule à
l'anus. C.

La fiftule à l'anus eft ordinairement
précédée de phlegmons, ou de marifca
qui font venus à fuppuration. Elle confifte dans un ulcere finueux, calleux au
fondement, qui, lorſqu'il forme des
finus, des clapiers dans le rectum, la
veffie, & les parties voifines, eft extrêmement difficile à guérir.

On divife les fiftules en complettes &
incomplettes. On les guérit par une opération de Chirurgie, dont le but eft de
convertir un ulcere calleux en une plaie
fimple. Les anciens, à ce que dit *Sennert,*
ont regardé la cure des fiftules comme
impoffible, & l'on ne doit point les

confulter. L'on fera mieux de lire ce qu'*Heifter* & les autres Chirurgiens modernes ont écrit là-deffus.

4. *Proctalgia intertriginofa ; intertrigo ani.* Sennert, *Ecorchure à l'anus.* L.

C'eft une douleur compliquée de l'excoriation & de la rougeur des parties. Lorfque l'excoriation provient de caufes mécaniques, par exemple, de ce qu'on a refté trop long-temps à cheval, on la guérit en appliquant deffus du fuif, de la graiffe, de l'huile rofat, de l'eau rofe, &c. Les petits enfans font extrêmement fujets à ces fortes d'écorchures, & elle eft occafionnée chez eux par l'acrimonie de l'urine qui féjourne dans les plis & dans les rides de ces parties, & qui s'y échauffe, & le moyen de les en garantir eft de les tenir proprement, & de les laver fouvent avec du vin & de l'eau. Les nourrices ont coutume de les faupoudrer matin & foir avec de la cérufe pulvérifée, & les pauvres gens avec la poudre que l'on tire du faule carié.

Lorfque l'écorchure tient de la dartre, foit qu'elle foit fimple ou vénérienne, ce qui arrive affez fréquemment aux adultes, elle demande une autre méthode curative, & entr'autres celle qu'on emploie pour le prurit de l'u-terus.

5. *Proctalgia ex rhagadibus*, Sennert, *loc. citat.* Gerçures du fondement. L.

Les rhagades font certaines crevaffes qui viennent autour de l'anus fans tu-meur & fans fuppuration, pareilles à celles qui fe forment aux levres, aux doigts des gens de la campagne qui voyagent dans le fort de l'hiver. Ces ulceres font fecs, douloureux & in-commodes; ils caufent un tenefme, & s'irritent tous les jours par la néceffité où l'on eft d'aller à la felle. Ils font cau-fés par l'acrimonie du fang, & par con-féquent il convient d'abord d'y remé-dier par des remedes internes & par le régime, & enfuite par les moyens que la Chirurgie prefcrit.

6. *Proctalgia Brafilienfis* de Zacutus Lufitanus, *prax. pag. 396.* Maladie du Bréfil, appellée *le ver*; par les Portugais, *Bicho*; par les habitans du Bréfil *Mal-hundo*; par les Hollandois *Worm*; par les habitans d'Angola *Bittos*. Hiftoire des voyages. A.

Le principal fymptome de cette maladie eft une douleur brûlante dans le fondement, accompagnée au commencement de conftipation, d'une laffitude fpontanée, & dans la fuite, du moins chez les habitans d'Angola, d'une trifteffe profonde, de céphalalgie, de la débilité des jambes, de douleurs aiguës & d'une efpece d'exophtalmie. Il fuffit affez fouvent lorfqu'elle commence, de fe laver le fondement, & d'y introduire un fuppofitoire fait avec le fuc de citron auffi long-temps qu'on peut l'endurer; car il aigrit la douleur, mais il la guérit.

Lorfqu'on emploie trop tard ce fuppofitoire, l'ardeur & la démangeaifon augmentent, le fondement s'enfle, s'ulcere, & rend quantité de mucofité blanche & putride, ou de pus. Dans ce cas, outre le jus de limon, il faut encore laver la partie avec du fuc de tabac. On emploie auffi avec fuccès les feuilles de tabac que l'on arrofe avec du vinaigre, & que l'on faupoudre avec du fel marin; mais la douleur qu'elles caufent eft fi violente, qu'on eft obligé de tenir le malade par force.

Les lavemens avec la décoction de rofes & de jaunes d'œufs, de même que
les linimens avec l'huile rofat & la cérufe, produifent auffi un très-bon effet.
Lorfqu'on néglige ces fecours, l'ulcere
fait des progrès, le fphacele s'y met,
les forces du malade s'épuifent, quoiqu'il n'ait point la fievre, & qu'il ne
foit point altéré, & il meurt.

7. *Proctalgia ab exaniá* ; Chute du
fondement, voyez *exaniam*, *claff.* 1.
genr. 47. D.

Cette maladie eft affez familiere aux
enfans & aux jeunes gens qui font fujets à la diarrhée, & d'un tempérament
foible. Il faut à chaque fois qu'ils vont
à la felle, remettre doucement l'inteftin en place, après l'avoir lavé avec du
vin dans lequel on a fait bouillir des
feuilles de bouillon blanc. Au cas que
l'inteftin foit dur & douloureux, on
ne peut le réduire, qu'après l'avoir oint
avec de l'huile ou du beurre.

8. *Proctalgia ex marifcis*, Riviere,
cent. 3. *obferv.* 7. Douleur des hémorroïdes. L.

Après avoir faigné le malade, on lui
donnera avec une petite feringue des

lavemens d'huile, après avoir envelop-
pé la canule avec un boyau de poule.
Il se nourrira de crême de seigle, &
d'émulsions hypnotiques.

On appliquera sur les hémorroïdes
du suc de joubarbe mêlé avec du jaune
d'œuf, & un grain d'opium. On peut
encore appliquer dessus les feuilles du
sedum telephium de *Linnæus*, ou un
collyre composé avec du blanc d'œuf
pêtri avec de l'alun, après l'avoir en-
veloppé dans un linge.

Les personnes sujettes à ces sortes
de douleurs, peuvent encore se servir
d'un cataplasme fait avec de la mie de
pain, du lait & du safran, le bouillon,
la mauve, la racine de guimauve, la
graine de lin, la fleur de camomille, les
feuilles de jusquiame, ou plonger leur
derriere dans la décoction de ces plantes. Rien n'est meilleur pour se garantir
des marisca, que de se laver fréquemm-
ment avec de l'eau froide ou tiede, &
de boire le matin une pinte d'eau dans
laquelle on met un verre de lait.

9. *Proctalgia diarrhoica;* Douleur du
fondement causée par la diarrhée. B.

Ceux qui ont une diarrhée violente,

fur-tout bilieufe, ou qui boivent pendant plufieurs jours des eaux minérales
cathartiques, font fouvent fujets à une
douleur vive, brûlante & poignante au
fondement, que l'on calme aifément
après que la diarrhée a ceffé, en le lavant avec ces mêmes eaux. Cette douleur, qui eft occafionnée par la diftraction violente des inteftins, n'a point
fon fiege dans ces derniers, vu que
leur fentiment eft émouffé, mais dans
la peau qui forme le bord de l'anus, laquelle eft extrêmement fenfible. De là
vient encore que ceux qui ont le calcul, ne fentent point la douleur qu'il
caufe dans le col de la veffie où il eft,
mais dans l'extrémité du gland, dont le
tégument eft extrêmement nerveux.

10. *Proctalgia tenefmodes.* Voyez les
différentes efpeces de tenefmes, &
touchant la douleur du fondement,
Tulpius, *obf. lib. 3.* Cet Auteur dit avoir
connu un homme qui y étoit fujet quatre heures après avoir été à la felle,
& qui en fut guéri par la fimple application des fangfues.

11. *Proctalgia equina.*
C'eft une douleur aiguë & inflamma-

toire qui a son siege au fondement des chevaux; elle est occasionnée par de grosses mouches qui s'insinuent dans cette partie, à laquelle elles sont aussi adhérentes que des tumeurs hémorroïdales. Voyez *les aménités académiques de* Linnæus, *tom. 8. pag. 357.*

XXXIII. *PUDENDAGRA; Douleur des parties génitales.*

C'est une douleur dans les parties génitales, à laquelle les hommes & les femmes sont sujets. *Gaspard Torella* lui a donné le nom de *Pudendagra*, & *Wendelin Hockius* celui de *Mentulagra.*

1. *Pudendagra à parorchidio;* Douleur des testicules retirés, déplacés.

Voyez *la classe 1. genre 59. sur-tout la seconde & la troisieme espece,* dont l'une est la compagne de la colique rénale causée par le calcul.

2. *Pudendagra ex phymosi;* Douleur du gland provenant du phymosis, paraphymosis, &c.

Voyez *le genre 22. de la premiere classe,* où vous trouverez les différentes especes de phymosis, dont l'une est vaginale.

3. *Pudendagra herniofa ;* Douleur de hernie.

C'eſt une douleur cauſée par une hernie, comme par l'entérocele, l'épiplocele, la cyſtocele, dont les unes, eu égard au lieu qu'elles occupent, ſont inguinales, les autres crurales, périnéales, vaginales, hypogaſtriques.

4. *Pudendagra ulcuſculoſa ;* Chancres aux génitoires.

Ce ſont des ulceres ronds de la groſſeur d'une lentille, rouges autour, griſâtres dans le milieu, preſque de niveau avec l'épiderme, leſquels gagnent les parties voiſines. Ils ſont cauſés par un virus vénérien, & viennent dans la matrice & le vagin des femmes, ſur le gland & dans l'intérieur du prépuce des hommes. Ils ſont moins douloureux qu'incommodes, & le pire eſt qu'ils annoncent une vérole confirmée. Lorſqu'on les néglige, ils ſont ſuivis d'un phymoſis, d'une gonorrhée du prépuce avec dyſurie, & quelquefois même de l'exéſion du gland. On les guérit radicalement par les frictions mercurielles & les remedes qui en dépendent.

5. *Pudendagra pruriens ;* Prurit des

parties naturelles ; *Impetigo scroti*, Fon-
seca, *conf. 68. tom. 2.*

Voyez ce que j'ai dit ci-dessus du prurit & de celui de l'uterus. Cette espece
n'a rien de commun avec celle qu'excitent les ascarides de la vulve, & les
dartres de ces parties.

6. *Pudendagra à gonorrhœa* ; *Dysuria
venerea sicca*, Astruc, *lib. 3. cap. 3. de
gonorrhœâ siccâ.*

C'est une douleur brûlante dans le
conduit de l'uretre, sans aucun écoulement notable de pus ni de semence,
occasionnée par une phlogose érysipé-
lateuse de l'uretre, à laquelle le virus
âcre & volatil de la vérole donne lieu
dans les sujets sensibles, accompagnée
d'une dysurie âcre, & quelquefois
même de strangurie. Cette maladie se
manifeste peu de jours après qu'on a eu
commerce avec une femme gâtée, &
on la guérit 1°. par la saignée ; 2°. en
plongeant le gland découvert dans du
lait tiede, ou dans de la décoction de
racine de guimauve, de graine de lin ;
3°. en appliquant dessus le cérat de
Galien, ou un cataplasme de mie de
pain, de lait & de safran ; 4°. par des
potions

potions délayantes, anodines, des émulſions légérement narcotiques. La douleur appaiſée, il faut procéder à la cure du virus vénérien.

7. *Pudendagra arſura*, Aſtruc, *lib. 1. pag. 49. Incendium virgæ.*

C'eſt une douleur âcre dans le gland, accompagnée d'une rougeur éryſipéla-teuſe, que l'on contractoit ancienne--ment par un commerce impur avec une femme lépreuſe. A cette douleur brûlante & poignante ſe joignent des picotemens entre cuir & chair, & un grand échauffement dans le corps. *Jean Ardern* conſeille les injections avec le lait, le ſucre, l'huile & la décoction d'orge, à quoi l'on peut joindre ſi l'on veut, l'émulſion d'amande douce.

8. *Pudendagra cancroſa* ; Douleur des cancers aux parties génitales. Can-cers vénériens, Aſtruc, *des maladies vénériennes, liv. 4. chap. 2, 5, 7, & liv. 3, chap. 6.* du poulain carcinomateux.

C'eſt une douleur cauſée par un cancer occulte ou ulcéré aux parties génitales des hommes & des femmes, ſoit dans un poulain, dans le gland, la verge, la vulve, le vagin, &c. On peut voir les fignes, les caufes & la cure de ces différentes affections aux endroits cités.

9. *Pudendagra ab afcaridibus*, Delius, *amænit. Medic. tom. 1. pag. 341.* Collection Académique, *tom. 3. pag. 366.* par Benjamin Scharf.

C'eft une douleur prurigineufe dans la vulve & le vagin, caufée par des afcarides, & accompagnée d'une ardeur incroyable, & d'une éruption de petits vers pareils à ceux qui fe forment dans le fromage.

10. *Pudendagra teftium;* Douleur des tefticules.

Cette douleur eft ordinairement caufée par une tumeur phlegmoneufe, enfuite d'une gonorrhée fupprimée, & on l'appelle vulgairement *gonorrhée tombée dans les bourfes*, fur quoi l'on peut confulter les Chirurgiens qui ont traité des maladies du fcrotum.

Les douleurs que nous renvoyons aux autres claffes, appartiennent à beaucoup de genres différens. Ces genres font dans la premiere claffe, les entorfes, les fractures, l'entérocele, le phlegmon, le panaris, la piqûre des nerfs, la coupure des tendons; dans la seconde classe, la pleurésie, l'inflammation du cerveau, de l'estomac, des reins; dans la quatrieme classe, le tic, la crampe convulsive; dans la cinquieme, la douleur de poitrine, ou fausse pleurésie; dans la sixieme, l'affection hypocondriaque, l'affection hystérique, l'hydrophobie; dans la neuvieme, le flux hémorroïdal, la dyssenterie, la passion iliaque, le cholera morbus, le tenesme, la dysurie; enfin dans la dixieme classe, la tympanite, le météorisme, l'ischurie, la vérole, le scorbut & la gangrene; les douleurs qui accompagnent ces derniers genres, sont insupportables.

Fin du sixieme Volume.

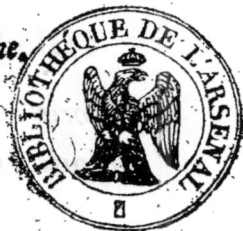

X ij

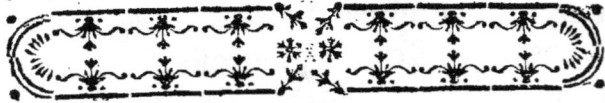

TABLE

DES ORDRES

ET GENRES DE MALADIES

Qui font contenus dans ce fixieme Volume.

ORDRE SECOND.

ORDRE TROISIEME.

TABLE. 487

Fin de la Table du sixieme Volume.

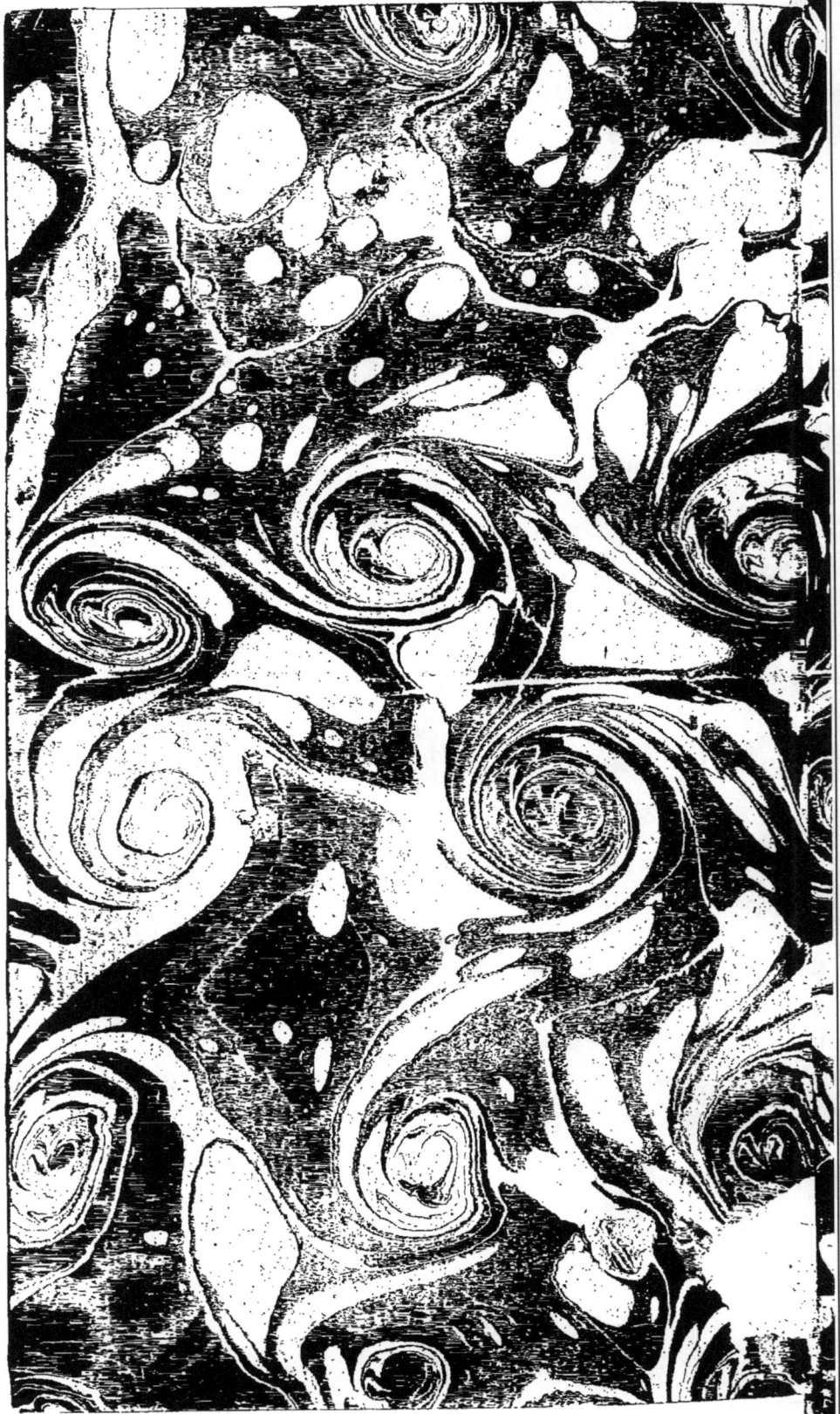

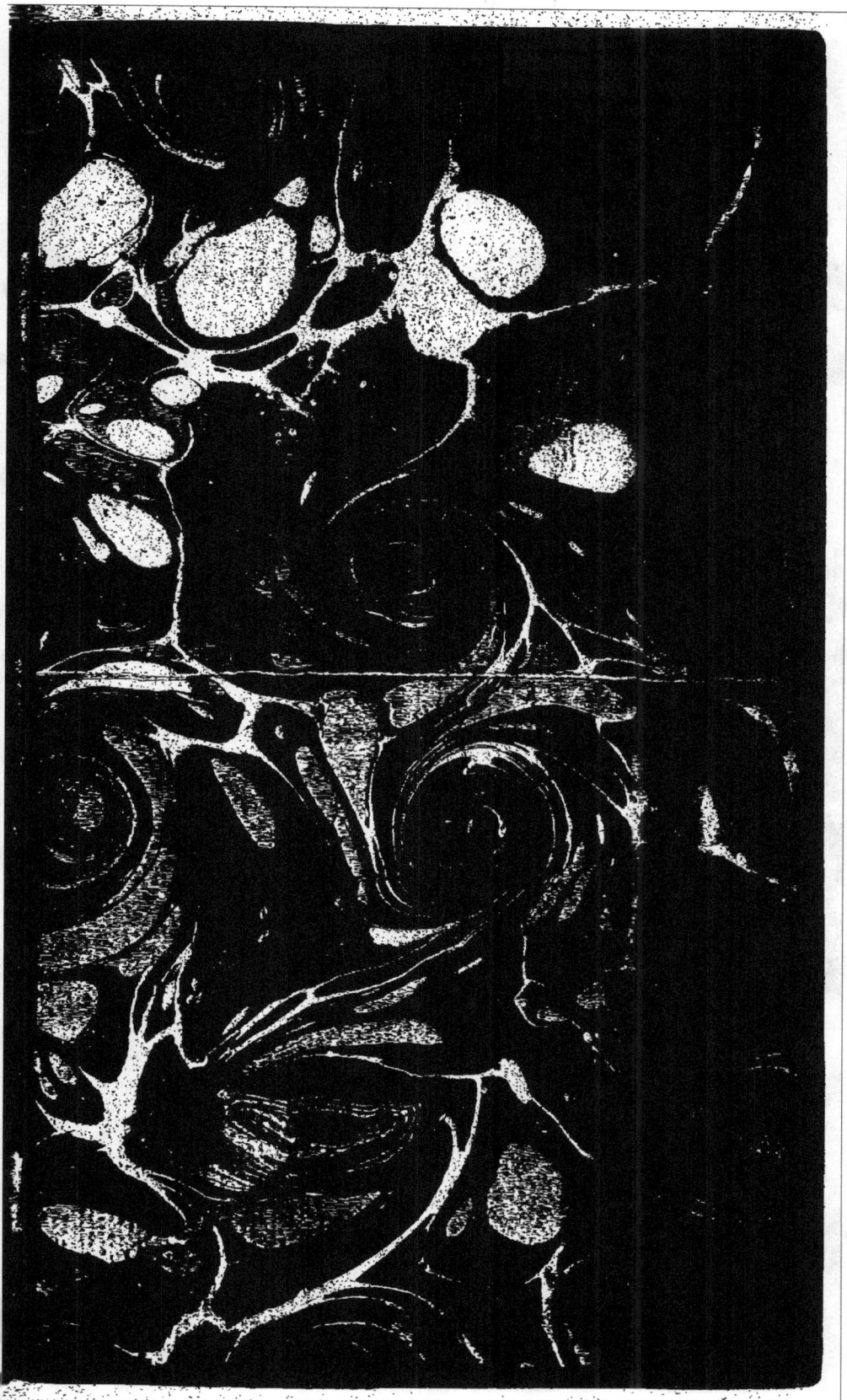

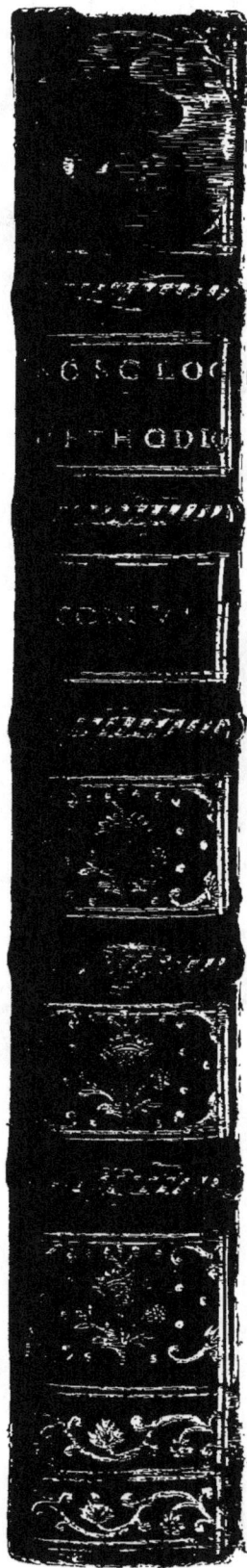

www.ingramcontent.com/pod-product-compliance
Lightning Source LLC
Chambersburg PA
CBHW031609210326
41599CB00021B/3108